肩関節手術のすべて

編　集　菅谷啓之　船橋整形外科病院スポーツ医学・関節センター長
編集協力　秋田恵一　東京医科歯科大学臨床解剖学分野教授
　　　　　二村昭元　東京医科歯科大学運動器機能形態学講座准教授

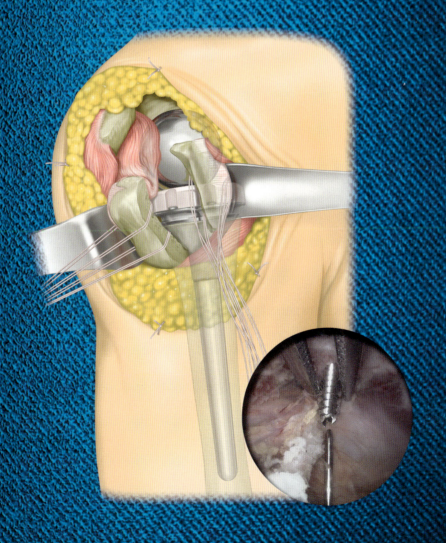

MEDICAL VIEW

本書では，厳密な指示・副作用・投薬スケジュール等について記載されていますが，これらは変更される可能性があります。本書で言及されている薬品については，製品に添付されている製造者による情報を十分にご参照ください。

Master Techniques in Shoulder Surgery
（ISBN978-4-7583-1377-3 C3047）

Editors : Hiroyuki Sugaya
　　　　　Keiichi Akita
　　　　　Akimoto Nimura

2018. 5. 1　1st ed.

©MEDICAL VIEW, 2018
Printed and Bound in Japan

Medical View Co., Ltd.
2-30 Ichigayahonmuracho, Shinjuku-ku, Tokyo, 162-0845, Japan
E-mail　ed@medicalview.co.jp

❖ 序 文 ❖

　このたび，『肩関節手術のすべて』が刊行の運びとなった。肩関節疾患の治療は理学療法を中心とした保存療法から手術療法まで多岐にわたるが，本書は敢えて手術療法のみにフォーカスを絞った肩関節専門の手術書である。肩関節手術は，不安定症に対する安定化手術，一次修復可能な腱板断裂に対する修復術，一次修復不能な広範囲腱板断裂に対する手術，変形性肩関節症に対する人工肩関節置換術，上腕骨近位端骨折など肩関節周辺骨折に対する手術，肩鎖関節疾患に対する手術などが柱となるが，本書ではさらに術後感染症と神経麻痺にもフォーカスをあてて解説している。不安定症では鏡視下Bankart法の基本から烏口突起移植術を，腱板手術では基本的な鏡視下手術から上腕二頭筋長頭腱の処置法，広範囲断裂では上方関節包形成術をはじめ，わが国オリジナルのユニークな鏡視下法から筋腱移行術までを詳細に解説している。

　一方，2014年4月からわが国にも待望のリバース型人工肩関節が導入され，2017年末までで少なくとも3,000例以上の手術が行われていると推察される。リバース型人工肩関節置換術は，一次修復不能な腱板広範囲断裂やcuff tear arthropathyのほか，上腕骨近端骨折，変形性肩関節症やリウマチ肩にも応用される。本書では，これらの疾患群に対して解剖学的人工肩関節とリバース型人工肩関節の使い分けも含めて，そのアプローチから術式まで詳細に解説している。

　さらに，本書の特徴として，東京医科歯科大学臨床解剖学分野の秋田恵一先生と同大運動器機能形態学講座の二村昭元先生のご協力を頂いて，手術内容が理解しやすいようにイラストをふんだんに用いていることと，"Anatomical Key Shot"としてポイントとなる箇所では詳細な解剖のイラストを用いて解説している点が挙げられる。

　著者は経験豊富な先生方から気鋭の若手の先生方まで多くの先生方に執筆して頂いた。執筆の労を快く快諾して頂いた著者の先生方にこの場をお借りして御礼を申し上げるとともに，筆の進まない私を我慢強く叱咤督励して頂いたメジカルビュー社の松原かおるさんと矢部涼子さんの両名に深謝と御礼を申し上げる。

　本書が，肩関節専門医はもちろん，これから肩関節専門医を目指そうとする若手の先生方，肩関節手術の経験があまりない先生方にとっても，臨床の現場で大いに役立つものと確信している。

2018年4月

船橋整形外科病院スポーツ医学・関節センター長

菅谷啓之

肩関節手術のすべて
目　次

I　不安定症

鏡視下soft tissue Bankart法 ･･･････････････････････････････ 菊川和彦　2
　Anatomical Key Shot ･･･ 9

鏡視下Bony Bankart法 ･････････････････････････････････････ 菅谷啓之　10

直視下烏口突起移行術（Latarjet法） ･･･････････････････････ 水野直子　18

鏡視下烏口突起移行術（Bristow-Bankart法） ･･･････････････ 鈴木一秀　31
　Anatomical Key Shot ･･･ 41

鏡視下腸骨移植術 ･･･ 菅谷啓之　42

肩関節後方不安定症に対する鏡視下手術 ･････････････････････ 高橋憲正　52

MDIおよび非外傷性肩不安定症に対する鏡視下手術 ･･･････････ 高橋憲正　58

II　一次修復可能な腱板断裂

鏡視下後上方腱板修復術 ･･･････････････････････････････････ 小林尚史　66
　Anatomical Key Shot ･･･ 79

鏡視下前上方腱板修復術 ･･･････････････････････････････････ 永澤雷太　80

腱板断裂におけるdelaminationの解剖学的修復法
　－関節包と棘下筋に注目した修復法－ ･･････････････････ 望月智之ほか　92

上腕二頭筋長頭腱の切離・固定術 ･･･････････････････････････ 高橋憲正　98

III 一次修復不能な腱板広範囲断裂

鏡視下大腿筋膜パッチ法 ……………………………………………… 森　大祐 108

鏡視下肩上方関節包再建術 …………………………………………… 三幡輝久 117

Debeyre-Patte変法併用鏡視下腱板修復術 …………………………… 平田正純 126

鏡視下広背筋移行術 …………………………………………………… 山門浩太郎 133
　Anatomical Key Shot … 139

大胸筋移行術 …………………………………………………………… 山門浩太郎 140
　Anatomical Key Shot … 148

IV 肩鎖関節疾患，ほか

変形性肩鎖関節症に対する鏡視下Mumford法 …………………… 中根康博 152
　Anatomical Key Shot … 160

肩鎖関節脱臼に対する鏡視下ZipTight法 ………………………… 渡海守人ほか 162

難治性肩関節拘縮に対する鏡視下関節包全周性切離術 ………… 山本宗一郎 170

V 変形性肩関節症

人工肩関節に必要なアプローチ ……………………………………… 二村昭元 182

変形性肩関節症に対する解剖学的人工肩関節全置換術 ………… 山口　浩ほか 192
　Anatomical Key Shot … 204

腱板断裂性関節症(CTA)に対するリバース型人工肩関節置換術
………………………………………………………………………………… 笹沼秀幸 205

VI リバース型人工肩関節置換術の応用

L'Episcopo法を併用したリバース型人工肩関節置換術 ····· 菅谷啓之 216

リウマチ肩に対するリバース型人工肩関節全置換術 ········ 池上博泰 228

急性期・陳旧性上腕骨近位端骨折に対する上方アプローチを用いた
　リバース型人工肩関節置換術 ······················· 菅谷啓之 242

人工肩関節全置換術のインプラント周囲骨折 ············ 松村　昇 252

VII 感染症

鏡視下手術術後感染および注射後感染に対する対応法 ······ 安井謙二 264

人工肩関節感染に対する対応法 ························ 山本敦史 274

VIII 神経麻痺

肩甲上神経麻痺に対する鏡視下横靱帯剥離術 ············ 田﨑　篤 280
　Anatomical Key Shot ··· 284

鏡視下手術における腋窩神経麻痺のリスクとその対策
　······································ 濱田博成ほか 286

Ⅸ 肩関節周辺骨折

N分類2-part以上の上腕骨近位端骨折（成人例）に対する骨接合術

……………………………………………………………高橋正明 294

Anatomical Key Shot …300

上腕骨近位端骨折に対する人工骨頭置換術……………………落合信靖 302

索引 ………………………………………………………………… 314

◆◆ 執筆者一覧 ◆◆

■編　集　菅谷　啓之　船橋整形外科病院スポーツ医学・関節センター長

■編集協力　秋田　恵一　東京医科歯科大学臨床解剖学分野教授
二村　昭元　東京医科歯科大学運動器機能形態学講座准教授

■執筆者
（掲載順）

菊川　和彦　マツダ病院整形外科部長
菅谷　啓之　船橋整形外科病院スポーツ医学・関節センター長
水野　直子　市立豊中病院整形外科医長
鈴木　一秀　麻生総合病院スポーツ整形外科部長
高橋　憲正　船橋整形外科病院スポーツ医学・関節センター肩関節・肘関節部門部長
小林　尚史　KKR 北陸病院整形外科部長
永澤　雷太　医療法人社団ながさわ整形外科院長
望月　智之　日産厚生会玉川病院整形外科副部長
二村　昭元　東京医科歯科大学運動器機能形態学講座准教授
森　　大祐　京都下鴨病院整形外科, 烏丸御池整形外科クリニック
三幡　輝久　大阪医科大学整形外科学講師
平田　正純　AR-Ex 尾山台整形外科東京関節鏡センター副院長
山門浩太郎　福井総合病院スポーツ整形外科部長
中根　康博　角谷整形外科病院関節整形外科部長
渡海　守人　船橋整形外科病院スポーツ医学・関節センター肩関節・肘関節部門医長
竹内　康剛　船橋整形外科病院スポーツ医学・関節センター肩関節・肘関節部門
山本宗一郎　島根大学医学部整形外科学講師
山口　　浩　リハビリテーションクリニックやまぐち, 琉球大学整形外科非常勤講師
末永　直樹　整形外科北新病院上肢人工関節・内視鏡センター長
笹沼　秀幸　とちぎメディカルセンターしもつが整形外科医長, 自治医大整形外科特任准教授
池上　博泰　東邦大学医学部整形外科学教授
松村　　昇　慶應義塾大学医学部整形外科
安井　謙二　東京女子医科大学整形外科
山本　敦史　群馬大学大学院医学系研究科整形外科学
田﨑　　篤　聖路加国際病院整形外科・スポーツ総合医療センター医長
濱田　博成　船橋整形外科病院スポーツ医学・関節センター肩関節・肘関節部門
高橋　正明　元 国立病院機構東京医療センター整形外科
落合　信靖　千葉大学大学院医学研究院整形外科学講師

不安定症 I

I 不安定症

鏡視下soft tissue Bankart法

マツダ病院整形外科　**菊川和彦**

　肩関節は人体のなかで最も脱臼しやすく，外傷性脱臼の40％を占めるとされる。若年者では，初回脱臼により肩関節前方安定化機構が破綻すると，大多数が反復性前方脱臼・亜脱臼に移行し，脱臼への不安感からQOL低下やスポーツ活動に支障が生じる。反復性前方脱臼の治療は，保存療法では効果が少なく，手術療法が選択されてきた。損傷した下関節上腕靱帯（inferior glenohumeral ligament；IGHL）-関節唇複合体を修復する手術は，以前より行われているが，なかでもスーチャーアンカーを使用した鏡視下Bankart修復術は，低侵襲で術後成績が安定しており，近年のgold standardな術式となっている。**関節窩の骨欠損やHill-Sachs病変が大きい症例，コリジョンアスリート，再脱臼例，IGHL-関節唇複合体が菲薄，瘢痕化した症例を除くほとんどの反復性肩関節前方脱臼は，スーチャーアンカーを使用した標準的なsoft tissue Bankart法で対応できる。**本項では，鏡視下soft tissue Bankart法の基本につき，詳細に解説する。

術前準備

問診および理学所見

　まず，病歴と症状を詳細に聴取する。脱臼に関する病歴（初回脱臼はいつか，脱臼の回数，脱臼か亜脱臼か，脱臼時に外固定をしたか否かなど），痛みを伴うか，不安感が強い肢位は？　などについて把握する。スポーツ選手では，種目（オーバーヘッド，コリジョン，コンタクト，など），競技レベル，ポジション，利き手側か否か，具体的にどのプレーで支障が出るか，試合復帰の予定，将来いつまでスポーツ活動をするか，などを問診し，それらを手術時期や手術方法，手技の選択の参考にする。

　理学所見としては，関節可動域を確認し，apprehension sign，ant drawer sign，relocation test，fruclum testなどの不安定性に関する検査を行う。さらに，全身弛緩性（Carter 5徴）についても調査する。これらの所見はすべて両側の所見をとることが大切である。

画像検査

　画像検査は，単純X線に加え，CT，MRIを施行する。CTでは，3D-CTにより関節窩の形態，骨欠損[1]，Bony Bankart病変の有無，Hill-Sachs病変（**図1a，b**）を確認し，評価する。MRIではBankart病変のほかSLAP（superior labrum anterior and posterior）病変，関節包断裂，HAGL（humeral avulsion of the glenohumeral ligament）病変など軟部組織の状況を評価するが，MR関節造影の外転外旋位（abduction and external rotation；ABER）撮影が病変部の描出に最も優れている（**図1c，d**）。

図1 反復性肩関節前方脱臼の画像検査

a, b：3D-CTにより関節窩の形態，骨欠損，Bony Bankart病変の有無，Hill-Sachs病変を評価する。
c：下垂位
d：ABER
MR関節造影でBankart病変など軟部組織の状況を評価する。ABER（外転外旋位）撮影が病変部を描出しやすい。

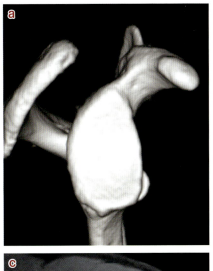
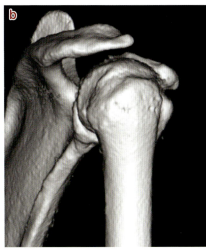
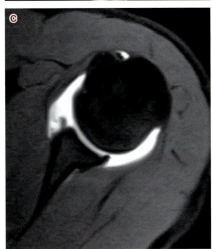
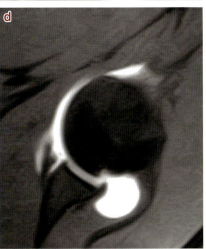

プランニング，手術適応

まず，標準的な鏡視下soft tissue Bankart法で対応できるかどうかを判断する。関節窩の骨欠損（25％以上）やHill-Sachs病変が大きい症例，コリジョンアスリート，再脱臼例は鏡視下soft tissue Bankart法のみでは再発率が高い。鏡視下soft tissue Bankart法に加え，Remplissage法[2]や腱板疎部縫合などの補強措置を行うか，烏口突起移行術，腸骨移植術など別の術式を選択する。関節包実質部断裂やHAGL病変[3]は鏡視下に対応できるが，手技に工夫を要するため，関節窩欠損がほぼ正常で，関節唇の剥離がはっきりしない症例では，これらの病変を疑ったプランニングをする必要がある。

手術のタイミング

反復性脱臼に移行し，不安定感や脱臼への不安感があれば，手術適応である。初回脱臼に対して手術を行うか否かは意見が分かれるが，関節窩前縁骨折（Bony Bankart病変）を生じ，転位や骨片の大きさから不安定性の残存が予想される場合は，積極的に手術を行う[4]。

麻酔・体位

麻酔は全身麻酔で，体位はビーチチェア位でも側臥位でもよい。当科では両者の経験があり，優劣はないが，ビーチチェア位のほうが下方の操作がしやすく，好んで用いている。麻酔下で不安定性を健側も含めて徒手的に評価する。ABERのほか中間位，下垂位でload and shift testを行う。体躯が大きい患者や，脱臼への不安感から筋性防御の強い患者では，麻酔下で初めて多方向の不安定性が確認される場合もあり，注意が必要である[5]。

手術手技

ポータル

ポータルは後方，前方，前上方ポータルを使用する。後方ポータルは肩甲上腕関節後方のsoft spot（肩峰後角の1横指内側，1横指下方）に作製する（図2a）。後方関節包の処置やRemplissageを行う可能性が高い症例ではやや外側（肩峰後角の1横指下方）にしたほうが後の操作がしやすい。前方ポータルは下方，後下方に対する操作を容易にするため，通常よりやや下方の肩甲下筋との境界部に作製する（図2b）。前上方ポータルは上腕二頭筋長頭腱（long head of biceps；LHB）直上に作製するが，SLAP病変の処置が必要な場合はやや後方に作製する（図2a）。関節鏡は通常30°斜視鏡で十分であるが，HAGL病変が存在する場合など，70°斜視鏡が有用な場合がある。

IGHL-関節唇複合体の評価，剥離

後方ポータル，続いて前方ポータルより関節内を鏡視し，IGHL-関節唇複合体の状態（図3a），Bony Bankart病変の有無，Hill-Sachs病変の大きさと深さ，SLAP病変の有無，関節包断裂，HAGL病変の有無について評価する。

ラスプとハンマーを用いて，IGHL-関節唇複合体を2時から7時（右肩表示）まで，関節窩から十分に剥離する。ラスプは先端の形状が直，曲り，弯曲したものなど各種あり，剥離する場所により使い分ける（図3b）。ALPSA（anterior labral periosteal sleeve avulsion）病変など，組織が肩甲骨頚部に落ち込み癒着している場合は，前上方鏡視を併用しながら剥離してもよい（図3c, d）。5時から7時の下方部分は，関節唇と関節窩が付着していることが多く，鏡視下用の剪刀や鋭利なラスプで切離したうえ（図3e），**関節包全体をシフトできるように剥離する**。IGHL-関節唇複合体を含む関節包を至適部位まで持ち上げることができない場合は，剥離が不十分なことが多い。**肩甲下筋の筋線維が確認できるまで，肩甲骨頚部より剥離することが重要である**。

図2 ポータル

A：前方ポータル，P：後方ポータル（①通常，②後方関節包の処置やRemplissageを行う場合），
AS：前上方ポータル（①通常，②SLAP病変の処置が必要な場合）

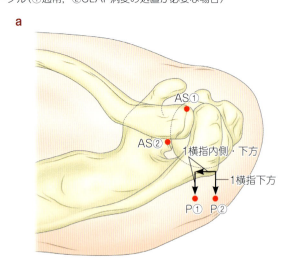
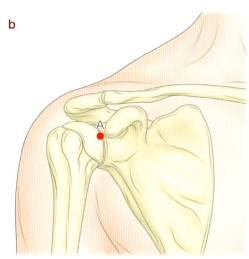

図3 IGHL-関節唇複合体の評価，剥離

a：Bankart病変（剥離型）
b：各種ラスプ
c，d：ALPSA病変．肩甲骨頸部に落ち込み癒着している場合は前上方鏡視を併用しながら剥離してもよい．
e：5時から7時の下方部分を鋭利なラスプで切離．

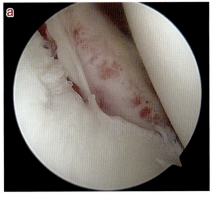
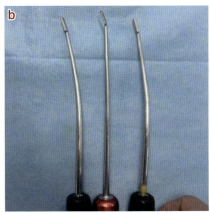
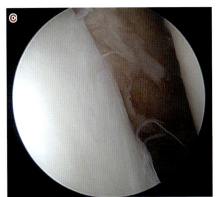
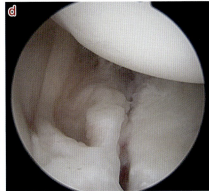
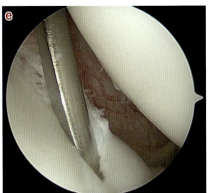

関節窩縁の新鮮化，アンカー挿入，縫合糸の導入，knot tying

　関節窩縁の軟骨をリング鋭匙，VAPR® system（DePuy Mitek社）などの高周波電気メスやシェーバーなどにより切除，新鮮化する（**図4a**）．切除範囲は3時から6時にかけ，3mm程度とするが（**図4b**），関節窩の骨形態や辺縁の骨棘の状態によって調整する．

　続いて，臼蓋面にアンカーを挿入する（当科では5～6本使用することが多い）．アンカーは，材質（吸収素材，PEEK，金属製，糸），ドリル径のほか，knotless typeや増し締め可能なものなど多種類存在するが，症例に応じて適宜選択する．当科でも各種の使用経験があるが，6時に挿入するアンカーはドリル径やアンカーが大きいと関節窩を貫通し，骨折を生じる可能性があるため，小径の糸性アンカーに統一している．

　まず，6時の位置で関節窩縁から3mm程度関節窩面上にアンカーを挿入する（**図4c**）．続いて糸をかけるが，**前方，下方の関節包全体を持ち上げることを意識し，可能な限り後下方の関節唇（PIGHLを含む）に導入することが重要である**（**Anatomical Key Shot**，p.9参照）．後方鏡視で前方よりカスパリパンチを用いて糸をかける方法（**図4d**）と，前上方鏡視で後方よりスーチャーフックを用いて糸をかける方法（**図4e**）があるが，当科では後者を用いることが多い．

　その後，5時，4時，3時，2時，1時と下方から順に修復する．アンカーの挿入位置は，5時，4時は関節窩縁から3mm程度関節窩面上であるが，2時，1時は関節窩縁上に挿入する．縫合糸の導入は，すべてグラスパーでIGHL-関節唇複合体を上方へ引き上げながらスーチャーフックなどを用いて行う（**図4f**）．4時から6時の部分は糸をすべて通した後に縫合するほうが，IGHL-関節唇複合体の至適部位（深い部分）に糸をかけやすい．縫合はスライディングノットで行うが，knot tyingの種類は各自の慣れたものでよい．縫合もグラスパーでIGHL-関節唇複合体を上方へ引き上げながら**組織が緊張した状態で行うことが肝要である．**

　MGHLは外旋制限が生じるため，基本的に縫合糸をかけないが，12時から1時の関節窩付着部が損傷している場合は，元の位置に修復している（**図4g**）．

図4 関節窩縁の新鮮化，アンカー挿入，縫合糸の導入，knot tying

a：関節窩縁の新鮮化（矢印）を確認する（前上方鏡視）。
b：新鮮化の範囲とアンカーの挿入位置。
c：6時の位置で関節窩縁から3mm程度関節窩面上にアンカーを挿入する。
d：後方鏡視で前方よりカスパリパンチを用いて糸をかける。
e：前上方鏡視で後方よりスーチャーフックを用いて糸をかける。
f：縫合糸の導入は，すべてグラスパーでIGHL-関節唇複合体を上方へ引き上げながらスーチャーフックなどを用いて行う。
g：MGHLは12時から1時の関節窩付着部が損傷している場合は，元の位置に修復する（矢印）。

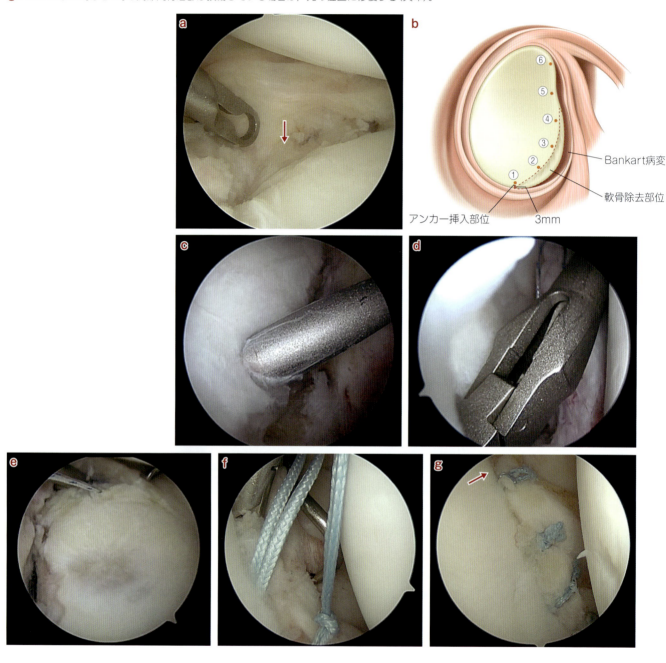

合併病変の処置

　Bankart病変に関節包断裂（図5a），HAGL病変（図5b）を合併した症例は，これらを修復した後，Bankart病変の処置を行う。Bankart病変を先に処理すると断裂部は大きく裂けて，収拾がつかなくなる。SLAP病変の合併例はタイプにもよるが，上方の関節唇の不安定性が強い場合はBankart病変の処置の前に修復を行う。

補強手術

　関節窩の骨欠損やHill-Sachs病変が大きい症例，コリジョンアスリート，再脱臼例は鏡視下soft tissue Bankart法のみでは再発率が高い。烏口突起移行術や腸骨移植術でなく，鏡視下soft tissue Bankart法を選択した際には，Remplissage法や腱板疎部縫合などの補強措置を行う。Remplissage法は，菅谷らは滑液包鏡視で棘下筋腱と小円筋を確認し，その境界に縫合糸を通し修復しているが[8]，当科では従来法で行っている。前上方ポータルから関節内を鏡視し，後方ポータルよりHill-Sachs部分へアンカー（Hill-Sachsの大きさにより1個か2個）を挿入する。皮膚の至適部位よりナイロン糸を入れた18G硬膜外針を関節内に通し，縫合糸とスーチャーリレーした後（図6a），滑液包鏡視で縫合する（図6b）。

その他

　これまでの経験で診断も含め，**治療が最も困難であるのはIGHL-関節唇複合体が菲薄，瘢痕化した症例**である（図7）。組織を持ち上げて縫合することができず，器具で組織をつかむとチーズカットしてしまう。鏡視下soft tissue Bankart法の適応でなく，烏口突起移行術や人工材料を用いた補強（組織再生）[6]が術式の選択肢になりうるが，術前の画像診断でIGHL-関節唇複合体の質的な診断は不能である。これらの症例の多くは，中年以降，脱臼回数が多いなどの臨床的特徴があり，少しでも疑われる場合はそれなりの準備と術前説明を行い，手術に臨むほうがよい。

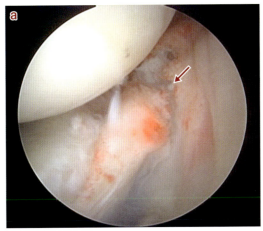
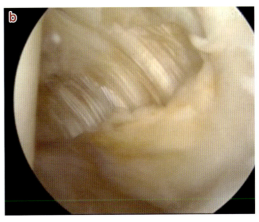

図5 合併病変
a：関節包断裂（矢印）
b：HAGL病変

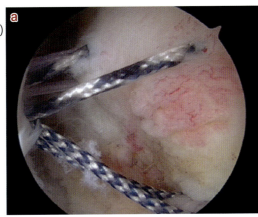
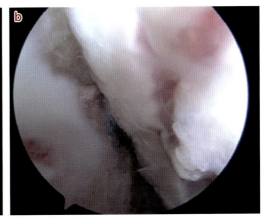

図6 補強手術（Remplissage法）
a：縫合前
b：縫合後
（関節内鏡視）

図7 IGHL-関節唇複合体が菲薄，瘢痕化した症例

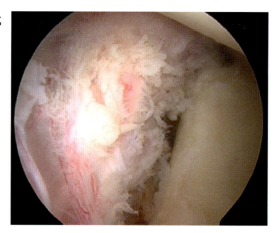

後療法

　術後4週間，三角巾およびバストバンドで固定し，術後2週より振り子運動，3週より他動運動，4週より自動運動を開始する。軽作業は術後2カ月で許可するが，肩に大きな負担や負荷がかかる動作，運動は，術後3カ月間禁止する。スポーツ選手については，オーバーヘッド，コリジョン，コンタクトそれぞれの競技で復帰プログラムを設定し，それに従ってリハビリテーションを進める。具体的にはオーバーヘッドスポーツでは肩甲胸郭関節も含めた協調ある運動連鎖を，コリジョン，コンタクトスポーツではタックル動作や柔道の受け身の指導など予防も含めた指導を行う。完全復帰（試合復帰）はコリジョン，コンタクトスポーツも含め，術後6カ月で許可しているが，野球，ソフトボールの投球側は術後8カ月で許可している。

コツとPitfall

　ほとんどの反復性肩関節前方脱臼は，スーチャーアンカーを使用した標準的なsoft tissue Bankart法で対応できるが，欧米では再発率が高いことを理由に，Latarjet法，Bristow法など烏口突起移行術が隆盛をきわめているようである。菅谷らは，他院術後の再発例の経験も併せ，欧米での高い再発率はIGHL-関節唇複合体の剥離が十分でなく，1時から4時半の位置で2～3本のアンカーで修復しているなど手技上の問題が原因である可能性を示唆した。そして，Latarjet法，Bristow法など烏口突起移行術を行う前に，今一度，鏡視下soft tissue Bankart法の見直しをすべきと述べている[7]。

　鏡視下soft tissue Bankart法で最も大切なことは，関節包全体でハンモック様構造を作るようにIGHL-関節唇複合体，関節包全体を持ち上げてshiftし，修復することである。そのためには後下方まで十分にIGHL-関節唇複合体関節包を剥離し，上方へ組織を引き上げながら糸を通し，組織が緊張した状態で縫合することが肝要となる。

　鏡視下soft tissue Bankart法は侵襲が小さく，かつ十分な制動効果が得られる優れた治療法であり，反復性肩関節脱臼を治療する肩関節外科医にとって，まず習熟すべき，重要な手術法と考える。

文献

1) Sugaya H, Moriishi J, Dohi M, et al. Glenoid rim morphology in recurrent anterior glenohumeral instability. J Bone Joint Surg Am 2003；85-A(5)：878-84.
2) Purchase RJ, Wolf EM, Hobgood ER, et al. Hill-sachs "remplissage": an arthroscopic solution for the engaging hill-sachs lesion. Arthroscopy 2008；24：723-6.
3) Wolf EM, Cheng JC, Dickson K. Humeral avulsion of glenohumeral ligaments as a cause of anterior shoulder instability. Arthroscopy 1995；11：600-7.
4) 菊川和彦. 肩甲骨関節窩前縁骨折（Ideberg分類I型）に対する鏡視下骨接合術. 整形外科最小侵襲手術ジャーナル 2014；13-20.
5) 菊川和彦. 肩関節鏡手術のためのベーシック・セットアップ. スキル関節鏡下手術アトラス 肩関節鏡下手術. 米田　稔編. 東京：文光堂；2010. p33-7.
6) 望月　由, 永田義彦, 越智光夫, ほか. 外傷性肩関節不安定症に対するPGAシートによるAIGHL complex再生. 肩関節 2011；71：349-52.
7) 菅谷啓之. 反復性肩関節脱臼に対する手術治療総論. 肩関節外科手術テクニック. 菅谷啓之編. 大阪：メディカ出版；2014. p2-3.
8) 河合伸昭, 菅谷啓之. 反復性肩関節脱臼に対する補強措置としての腱板疎部縫合およびHill-Sachs Remplissage. 菅谷啓之編. 肩関節外科手術テクニック. 大阪：メディカ出版；2014. p16-26.

Anatomical Key Shot

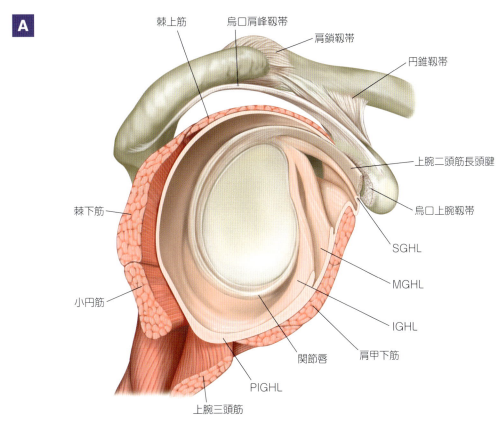

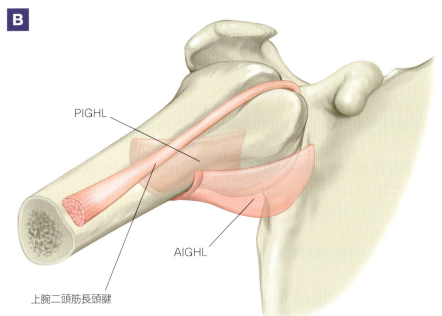

鏡視下 soft tissue Bankart 法に必要な解剖

　肩関節前方への安定性は主にAIGHLが担っているが，外転外旋位ではPIGHLも含めたIGHL-関節唇複合体がハンモック様となり，安定化させている。手術ではこのハンモック様構造を再建するように修復する必要がある。

Ⅰ 不安定症

鏡視下Bony Bankart法

船橋整形外科病院スポーツ医学・関節センター　**菅谷啓之**

　反復性肩関節前方不安定症の治療においては，上腕骨と関節窩骨欠損の程度が，患者の年齢や活動性とともに治療方針に大きく影響を与える。一般に，関節窩骨欠損が大きく活動性が高い場合は，Bristow法やLatarjet法のような烏口突起移植や腸骨移植などの骨移植が併用あるいは単独で行われる。一方，関節窩骨欠損が比較的大きな場合でも，関節窩骨片を有する場合(Bony Bankart)は，骨片を含めて鏡視下Bankart法を行うことでかなり良好な成績が得られるばかりか，中・長期でみると関節窩骨形態が正常化することが報告されている[1]。ただし，Bony Bankartでは，慢性例で骨片が小さくなることや[2]，下関節上腕靱帯(IGHL)の再緊張化が不十分な場合には骨片の整復が悪く，術後再発率が高くなることも報告されている[3]。従って，良好な手術成績を得るためには，患者選択と確実な手術手技が必要である[1,4,5]。

術前準備

問診および理学所見

　診断は病歴聴取で容易であるが，コリジョンアスリートのなかには明らかな脱臼歴がなく，亜脱臼感や不安定感もなく，特定の肢位(外転外旋位が多い)での疼痛と脱力のみを自覚しているケースもある(UPS)。

　理学所見では，ROM制限はほとんどなく，外転外旋位でのapprehensionもしくは疼痛を訴える[6]。

画像検査

　画像診断は単純X線，特にTVウォッチングビュー[7]が初診時には有用であるが，骨形態の評価に3D-CT，また軟部組織の評価にABER位のMRAが必須である。

手術適応

　上記の所見を踏まえ，スポーツ選手ではパフォーマンスの低下をきたしている者，それ以外ではADL(日常生活動作)上の不自由を感じているものが手術適応であり，基本的に緊急性はないので手術のタイミングは患者の希望で決定される。

体位・麻酔

　手術は全身麻酔下の側臥位もしくはビーチチェア位で行うが(著者はビーチチェア位)，麻酔下のEUA(examination under anesthesia)と鏡視診断を経て確定診断に至り，行うべき術式が最終決定される。

　患者を全身麻酔下のビーチチェア位とし，両側のEUAを行い，健側に対する患側のlaxityの程度を評価する。最近では術後疼痛管理のために麻酔導入後に超音波ガイド下にワンショットの斜角筋間ブロックを併用している。EUA後，患肢をスパイダーアームホルダー(Smith & Nephew,

MA, USA）に装着する。

術中の患肢の肢位は，肩関節軽度屈曲位内外旋中間位である．助手は，術者の指示に応じて適宜関節裂隙を開大させる必要があるが，アームホルダーを装着したまま行うと容易である．

手術手技

ポータル（図1）

まず，後方ポータルを後方のソフトスポットに作製して関節内を鏡視し，Bankart病変やHill-Sachs病変および関節包の状態などを観察する．腱板疎部下方部にoutside-in法で，前方ポータルを共同腱の外側に肩甲下筋腱を乗り越えるように作製する．

関節鏡を前方ポータルにスイッチして前方鏡視を行い，Bankart病変や関節包の状態，特に関節包上腕骨頭側付着部の状態を確認する．

次に関節鏡を後方ポータルに移し，前方ポータルよりプローブを挿入してBankart病変などを触診する．Bony Bankartの骨片は関節唇や軟部組織に覆われていて直視できないので触診にて確認する（図2，3）．

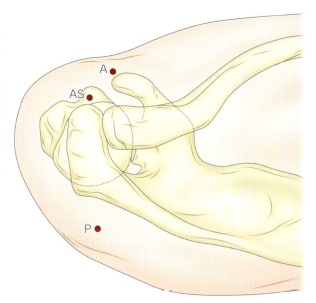

図1 使用ポータル

通常の後方ポータル（P），前方ポータル（A）に加え，前上方ポータル（AS）を作製する．
前上方ポータル（AS）：関節内は棘上筋腱と烏口上腕靱帯線維に平行にメス先が出るようにし，上腕二頭筋長頭腱の裏側に作製する．
前方ポータル（A）：前上方ポータルとの距離が近いと手術操作がしにくいので，前方ポータルはやや下方に，肩甲下筋腱を乗り越えて作製する．

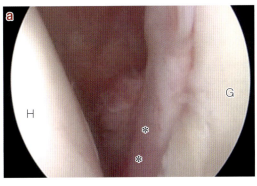
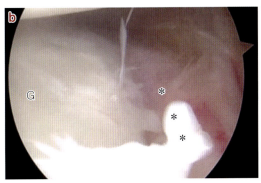

図2 Bony Bankart病変の鏡視像

骨片は軟部組織に覆われて直視できないので，術前の3D-CTによる評価が大切である．
a：後方鏡視像．
b：前方鏡視像．

H：上腕骨頭
G：関節窩
＊：Bony Bankart病変

図3 Bony Bankartの関節窩3D-CT像

骨片のサイズと形態を術前に把握しておく。

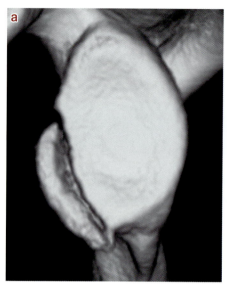 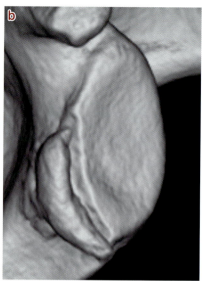

図4 骨片と関節唇靱帯複合体のmobilization終了時（前方鏡視像）

骨片付の関節唇靱帯複合体を完全にフリー（グラグラ）にするだけでなく，下方関節窩面上の軟骨を最大5mm程度の幅（赤矢印部分）で除去する。

G：関節窩

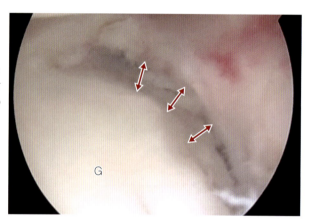

mobilizationが終了し，最初のアンカーを挿入した後に前上方ポータルを作製するが，手術は主として後方ポータルをviewing portalとして，前方ポータルと前上方ポータルをworking portalとして用いる。

Mobilization

　関節窩骨片は関節唇に連続させたまま関節窩より剥離し，通常の鏡視下Bankart法と同じように右肩では2時から7時半まで関節唇を剥離する。Bankart病変は通常2時から5時あたりまでであるが，IGHL全体の再緊張化を図ることがこの手術の眼目であるため，たとえ関節唇付着部が正常にみえても鋏を用いて7時半まで剥離し，かつ，手前側に角度のついたラスプで骨片のついた関節唇靱帯複合体が完全にグラグラになるまでしっかりmobilizationする。

　骨片の多くは比較的容易にストレートのラスプで関節窩から剥離可能であるが，部分的に関節窩頸部に癒合している場合は，ラスプを関節窩頸部に押し付けるようにして，ハンマーを用いてタップすることで剥離できる。完全癒合している場合はノミを用いることもあるが，きわめてまれである。

　2時から7時半までのIGHL複合体が完全にグラグラになったら，3時から7時までの関節窩縁の関節軟骨を最大幅で5mm程度，骨組織を削らないように注意しながら切除する（**図4**）。

下方関節唇の修復

　修復はまず骨片より下方の関節唇の修復から行う。通常2個のスーチャーアンカーを用いて骨片より下方の関節唇の修復を行う。この操作により，内側かつ尾側に転位していた骨片は，外側かつ頭側に整復されるため，この後の骨片自体の操作がやりやすくなる。2号の高強度糸を装着

図5 6時のアンカー挿入時のドリルガイドの位置（後方鏡視像）
前方ポータルから挿入して切除した軟骨の境界部に当て，上腕骨頭を下方に押し下げつつ，ドリルガイドが関節窩面に対してなるべく立たせるようにしてドリリングを行う。

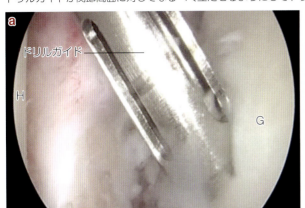

H：上腕骨頭，G：関節窩

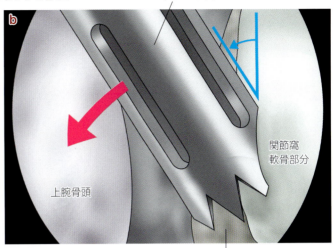

図6 Bone Stitcher

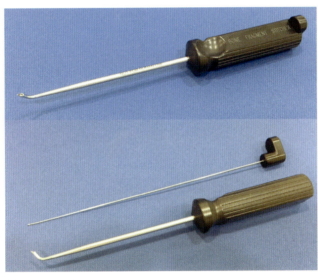

した最初のアンカーを6時の関節窩面上に挿入する（図5a）。この際，ドリルガイド先端を露出させた関節窩と除去した関節軟骨の境界部にあて，上腕骨頭をガイドで下方に排除するようにしながら，ガイドをなるべく関節窩面に垂直になるように立てるようにしてドリリングを行う（図5b）。

ここで前上方ポータルを作製し（図1），縫合糸をここから引き抜き，前方ポータルより2重折にしたナイロン糸を装着した7mmのCaspari punch（Conmed Linvatec, Largo, FL, USA）にて6時半から7時あたりの関節唇に縫合糸をかける。同様に，2個目のアンカーを4時40分付近の関節窩面上に挿入し，同じくCaspari punchを用いて5時半あたりの関節唇靱帯複合体に縫合糸をかける。次いで前上方ポータルから挿入したグラスパーで複合体を引き上げて整復しながら，2個目のアンカーの縫合糸からknot tyingを行う。

骨片の固定

骨片の固定では，大きな骨片はBone Stitcher（Smith & Nephew, Norwood, MA, USA, 図6）を用いて骨片を貫く必要がある。小骨片などは必ずしも貫く必要はなく，骨片周囲の軟部組織ごと縫合糸をかければよいが，骨片のサイズや形態に関わらずBone Stitcherを利用してこの操作を行う。

図7 Bone Stitcherによる大きな骨片の縫合操作（後方鏡視像）

下方関節唇の修復後，前上方ポータルより挿入した大きなグラスパーで関節唇を保持しながら，前方ポータルよりBone Stitcherを挿入して骨片を貫く。
a：Bone Stitcherで骨片を貫くところである。
b：Bone Stitcherの先端が骨片を貫いている。

＊：関節唇で覆われた骨片部分

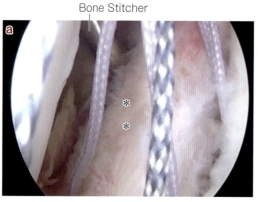
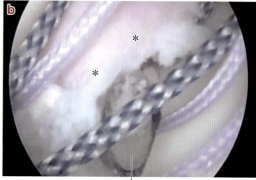

図8 修復終了時の鏡視像

a：後方鏡視。
b：前方鏡視。
c：術後4カ月の3D-CT正面像。

H：上腕骨頭
G：関節窩
＊：修復された骨片部分

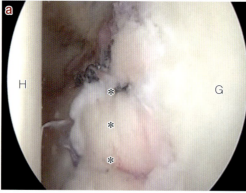
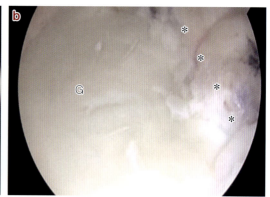
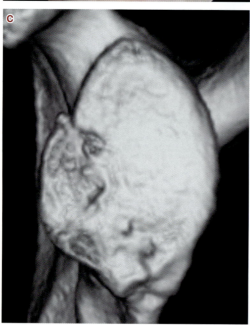

　3個目のアンカーは約3時20分の関節窩縁より同様の2mm程度関節窩面上へ，4個目のアンカーは2時の関節窩縁に挿入し，Bone Stitcherを用いて上記操作を行う。骨片を貫く際には，後方鏡視のまま，半月板把持鉗子のような大きなグラスパーを前上方ポータルから挿入し，骨片のやや頭側の関節唇を把持し，Bone Stitcherを前方ポータルから挿入して骨片に縫合糸をかける（図7）。特に骨片の大きなBony Bankart修復時の4個目のアンカーには，2号高強度糸が2本装着されたものを用いて，1本は骨片に，もう1本は骨片頭側の関節唇にかけるとknot tyingの後，骨片がしっかりと安定する（図8）。

鏡視下Bony Bankart法

図9 腱板疎部の縫合（後方鏡視像）

a：前方ポータルから挿入した2-0ナイロン糸を肩甲下筋腱外側部に刺入する。
b：60°外旋位とし、Ideal Suture Grasperを上腕二頭筋長頭腱の裏側に刺入し、ナイロン糸を引き出し、2号高強度糸にスイッチする。この操作を繰り返して、肩甲下筋腱の内側部と腱板疎部の最頭側かつ内側部に2本目の高強度糸を装着する（d）。
c：60°以上の外旋位とし、前方ポータル内でknot tyingを行う。
d：腱板疎部縫合のシェーマ。

SSC：肩甲下筋
H：上腕骨頭
LHB：上腕二頭筋長頭腱

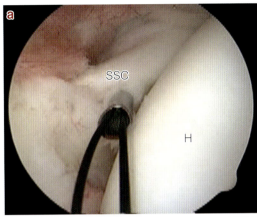
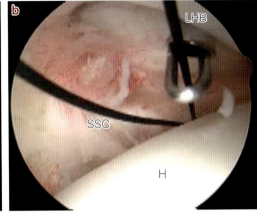
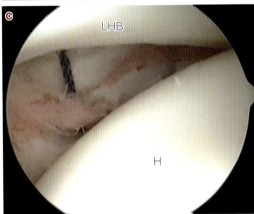
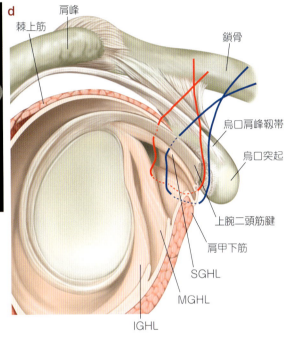

補強措置

　補強措置として汎用しているのは腱板疎部縫合であり、特に若年者でハイリスクな場合はHill-Sachs remplissageを追加する。Bony Bankart症例の場合、骨癒合が完成する以前の術後早期（6カ月未満）の予期せぬ外傷やノンコンプライアント症例への対策として、これらの補強措置を施しておくことが望ましい。

　腱板疎部縫合を行う場合、下垂位外旋60°で行うため、Bony Bankart修復後に最大外旋角度をチェックし、もしも制限がある場合には、2時のアンカーの縫合糸の外側をRF装置でリリースして外旋制限を解除しておく。

● 腱板疎部縫合

　16Gの硬膜外針にループにした2-0ナイロン糸を装着し、内外旋中間位とし前方ポータルより肩甲下筋腱外側部に刺入する（図9a）。次いで患肢を60°の外旋位とし、ピンクのIdeal Suture Grasper (Depuy Synthes, Raynham, MA, USA)を前方ポータルより挿入して、ブラインドにて肩峰下滑液包内に刺入し、上腕二頭筋腱裏側の組織に挿入してナイロン糸をつかんで引き出し、2号高強度糸にスイッチする（図9b）。

　同様の操作にて、肩甲下筋腱やや内側と腱板疎部の最も頭側かつ内側部に2号高強度糸を装着し、患肢60°の外旋位にて前方ポータル内でブラインド状態でknot tyingを行う（図9c, d）。

図10 Hill-Sachs remplissage用のポータル

3ポータル(肩峰後外側, 外側, 後方)を使用する。

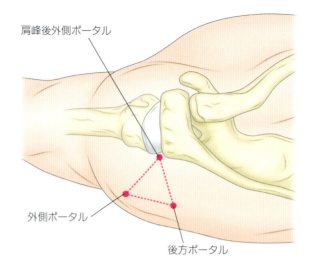

図11 Hill-Sachs remplissage

a：実際の後方鏡視像。棘下筋腱(ISP)と小円筋腱(TM)の間の関節包には筋線維が直接付着している。

b：腱板後方部の解剖。筋性部を除去した標本である。

＊印は縫合糸装着部位を示す。

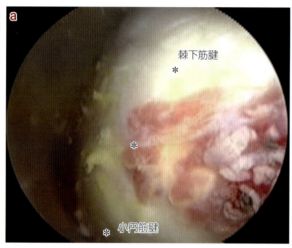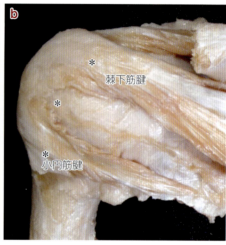

(東京医科歯科大学 二村昭元先生ご提供)

- Hill-Sachs remplissage

20歳前後の若年コリジョンアスリートなどのハイリスク例に行う。

Bankart修復を行う前に, 患肢をやや外転外旋位とし, 肩峰外側角に作製したポータルからアンカーを2〜3個挿入する。さらに後方ポータルと肩峰後外側ポータルと正三角形になるように外側ポータルを作製し(図10), 関節鏡を関節内から滑液包内に引き抜き, 軟部組織をクリーニングして, 棘下筋腱と棘下筋腱と小円筋腱の間の関節包, および小円筋腱の下方の3箇所に縫合糸を装着する(図11)。次いで, Bankart修復, 腱板疎部縫合を行い, 最後に肩峰下滑液包鏡視でremplissageの縫合糸のknot tyingを行う。

後療法

術後は3週の外固定を原則とするが，装具固定時も，肩甲上腕関節の位置を整えたうえで等尺性筋力訓練として腱板収縮を促す。

装具除去後の術後1カ月頃よりジョギングなどは可能となるが，術後3カ月までは患肢に負担のかかるようなトレーニングは禁止とする。

スポーツ復帰時期はスポーツごとに異なるものの，患側の関節可動域が正常化するのと肩甲胸郭関節機能が改善してから完全復帰に至る。

文献

1) Kitayama S, Sugaya H, Takahashi N, et al. Clinical Outcome and Glenoid Morphology after Arthroscopic Chronic Bony Bankart Repair: A 5 to 8 Year Follow-up. J Bone Joint Surg Am 2015; 97: 1833-43.
2) Nakagawa S1, Mizuno N, Hiramatsu K, et al. Absorption of the bone fragment in shoulders with bony Bankart lesions caused by recurrent anterior dislocations or subluxations: when does it occur? Am J Sports Med 2013; 41: 1380-6.
3) Jiang CY1, Zhu YM, Liu X, et al. Do reduction and healing of the bony fragment really matter in arthroscopic bony Bankart reconstruction?: a prospective study with clinical and computed tomography evaluations. Am J Sports Med 2013 Nov; 41(11): 2617-23.
4) Sugaya H, Takahashi N. Arthroscopic Osseous Bankart Repair in the Treatment of Recurrent Anterior Glenohumeral Instability. J Bone Joint Surg. Essential Surgical Technique 2016; 6(3): e26.
5) Sugaya H, Moriishi J, Kanisawa I, et al. Arthroscopic Osseous Bankart Repair for Chronic Recurrent Traumatic Anterior Glenohumeral Instability. J Bone Joint Surg Am 2005; 87A: 1752-60.
6) Boileau P, Zumstein M, Balg F, et al. The unstable painful shoulder(UPS)as a cause of pain from unrecognized anteroinferior instability in the young athlete. J Shoulder Elbow Surg 2011; 20: 98-106.
7) Sugaya H. Chapter 14. Instability with Bone Loss. In Angelo, Esch, and Ryu eds, AANA Advanced Arthroscopy: The Shoulder. Elsevier, Philadelphia, USA, 2010: 136-46.
8) 菅谷啓之. 上肢・肩関節：肩関節鏡のアプローチ. 井樋栄二, 野原裕, 松末吉隆（編集）, 整形外科サージカルアプローチ：体位から到達術野まで. 初版. 東京：メジカルビュー社；2014. p.50-60.

Ⅰ 不安定症

直視下烏口突起移行術（Latarjet法）

市立豊中病院整形外科　**水野直子**

　Latarjet法は，1954年フランスのLatarjetによって開発された，反復性肩関節前方脱臼に対する直視下烏口突起移行術である。烏口突起水平部の基部で骨切りし，関節窩前下方の骨欠損部へ烏口突起を寝かせて移植するのが特徴である[1,2]。その効果についてPatte[3]は"triple blocking effect"，すなわち，①烏口突起のbone block effect，②共同腱のsling effect，そして③烏口肩峰靱帯（coracoacromial ligament：CAL）と関節包の縫合によるligament effectを提唱した（**図1**）。本術式は，大きな骨欠損を有する症例，術後再発例，コンタクトスポーツ選手など，鏡視下Bankart修復術では再発のリスクの高い症例に対し，良好な成績を提供できる術式である[4]。術後合併症の大半が手術のテクニカルエラーによるものであり，それを回避するためのコツを含め，手術手技を紹介する。

術前準備

問診および理学所見

　脱臼・亜脱臼のエピソード，回数，肢位などを聴取する。理学所見としては，可動域，筋力，anterior apprehension signを確認する。

画像検査

　単純X線・CT検査において，関節窩骨欠損やHill-Sachs損傷の大きさを評価する。同時に烏口突起骨折がないことも確認しておく。外転外旋位MRIやMRI関節造影検査において，関節唇や腱板の状態，関節包断裂の有無を評価する。

手術適応と禁忌

　手術適応は，反復性肩関節前方脱臼・亜脱臼の患者で，関節窩骨欠損が関節窩前後径の25％以上の症例，コンタクトスポーツ，コリジョンスポーツの選手など活動性が高く，再発のリスクが高い症例，スポーツ選手で，術後可及的早期に復帰をする必要がある症例，鏡視下Bankart修復術後の再発例である。

　禁忌は，随意性肩関節前方脱臼，明らかな肩前方の病変を認めない投球障害肩，60歳以上の高齢者である。

体位・麻酔

　全身麻酔でビーチチェア位とする。患者の肩峰が手術台の縁までくるように患側へ寄せ，肩甲骨が水平になり固定されるよう，折りたたんだシーツを肩甲骨の下へ入れる（**図2**）。

直視下烏口突起移行術（Latarjet法）

図1 Latarjet法の"triple blocking effect"
- a：烏口突起のbone block effect
- b：共同腱のsling effect
- c：CALと関節包の縫合によるligament effect

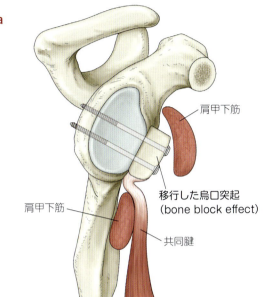

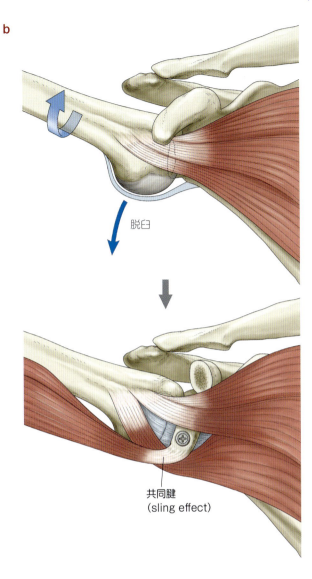

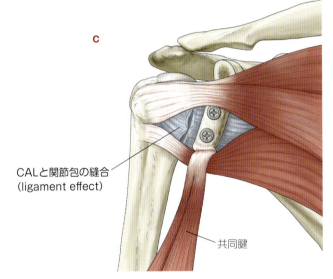

図2 体位
肩甲骨が水平になるようにポジショニングする。

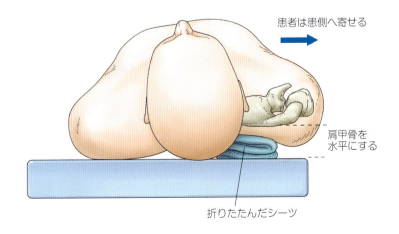

手術手技

皮切とアプローチ

烏口突起直上から腋窩方向へ4〜5cmの皮切を加える（**図3a**）。Deltopectoral approachで橈側皮静脈を三角筋とともに外側へよける。二筋の間隙上方にある橈側皮静脈内側枝を同定し，結紮する（**図3b**）。この分枝は術後血腫の原因となることがあるためである。Adson型開創器を三角筋と大胸筋の間にかけ，肩を外転外旋して烏口突起と共同腱を露出する。

図3 アプローチ
a：皮切は烏口突起直上から4〜5cmとする。
b：橈側皮静脈内側枝（メルセデス・ベンツマーク）を結紮する。

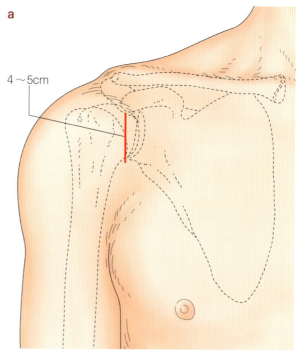

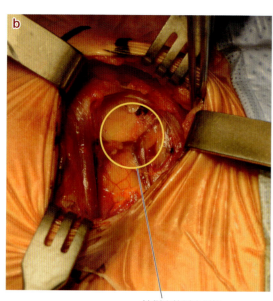

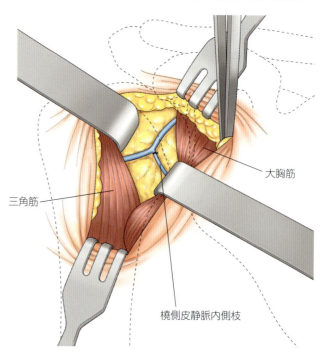

CALと小胸筋の切離(図4)

烏口突起直上にHohmann鉤をかける(図4a)。CALを露出し，烏口突起から1cmの位置にて電気メスで切離し(図4b)，その直下の烏口上腕靱帯(coracohumeral ligament；CHL)も切離する。さらに内転内旋位で烏口突起内側を露出し，小胸筋を電気メスで切離する(図4c)。この際，烏口突起の頂部を焼灼しないよう注意する。烏口突起への血行を温存するためである。

図4 CALと小胸筋の切離
a：烏口突起，CAL，小胸筋の露出
b：CAL，CHLの切離
c：小胸筋の切離

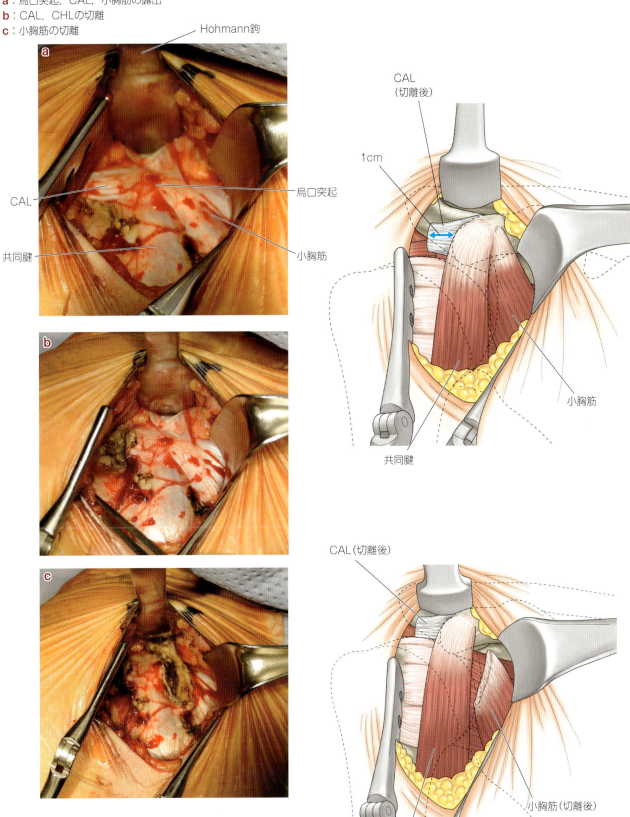

烏口突起のpreparation(図5)

　烏口突起の屈曲部(水平部と垂直部の境界)を90°に屈曲したボーンソーで内側から外側へ向けて骨切りし，2.5〜3cmの移植骨(烏口突起)を採取する(図5a)。骨切りを烏口突起に垂直に行うことにより，関節窩関節面まで骨切りが及ぶのを予防できる。

　外転外旋位で骨切りした烏口突起を把持し，切り残ったCHLを切離する。内転中間位とし，烏口突起を下方へ翻転して烏口突起下面の軟部組織をメスで除去する(図5b)。このときCALの断端を把持し，温存するよう気を付ける。

　ボーンソーで烏口突起下面の皮質骨を削り，海綿骨を露出させ平坦な表面に形成する(図5c)。烏口突起の下へ平ノミを当て，皮膚を保護し，3.2mm径のドリルで骨孔を2つ作製する(図5d)。烏口突起の中心軸上で，2ホールの間隔は約1cmとする。

　下垂外旋位で共同腱の外側上方5cmを，Mayo剪刀を用いて剥離する。Preparation終了後，烏口突起を大胸筋の直下へ押し入れ，関節窩の展開時に邪魔にならないようにしておく。

図5 烏口突起のpreparation
a：烏口突起の屈曲部(水平部と垂直部の境界)を90°に屈曲したボーンソーで内側から外側へ向けて骨切りを行う。
b：烏口突起を下方へ翻転し，烏口突起下面の軟部組織をメスで除去する。

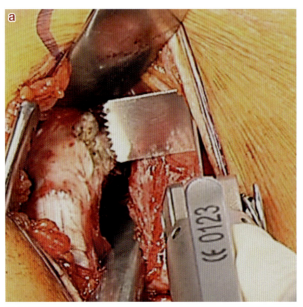
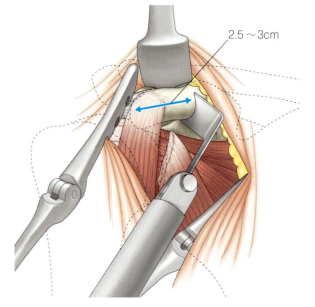
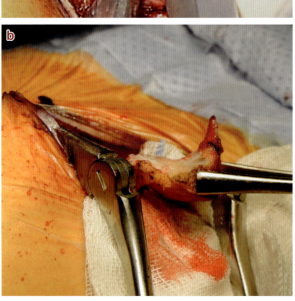
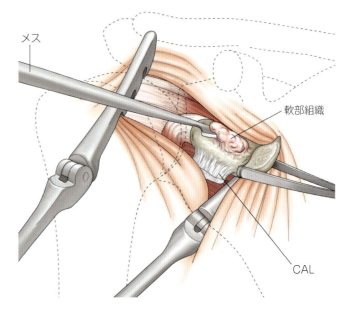

直視下烏口突起移行術（Latarjet法）

図5 烏口突起のpreparation（つづき）
c：ボーンソーで烏口突起下面の皮質骨を削り、海綿骨を露出する。
d：3.2mm径のドリルで骨孔を2つ作製する。

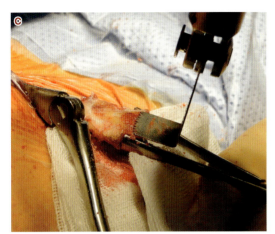
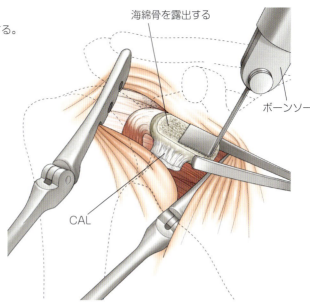
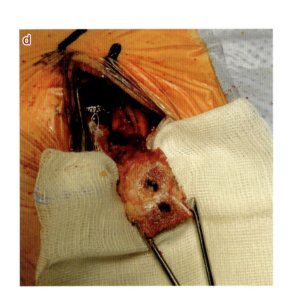
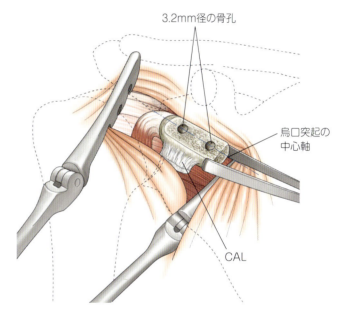

関節窩の展開（図6）

　下垂外旋位で肩甲下筋の筋腹を露出し，上縁と下縁を確認する。筋腹の上2/3の位置で肩甲下筋筋腹を線維方向にスプリットする（**図6a**）。もし全身関節弛緩性がある場合は，筋腹の中央でスプリットし，共同腱のsling effectを最大限生かせるようにする。

　剪刀を閉じたまま押して筋腹と関節包の間を剥離し（**図6b**），スプリット部で剪刀を開いて筋線維を開いたまま保持する。関節包が目視できることを確認し，ガーゼを筋と関節包の間，内上方の肩甲下筋窩へ向けて押し入れ，その上にHohmann鉤を設置する。これにより，筋腹と関節包の間にスペースができ，関節窩の処置が容易となる。Bennettレトラクターで肩甲下筋下部線維をよけ，外側の筋線維を小結節に向かってスプリットし，外側の関節包を露出する（**図6c**）。

　関節窩の展開には，上下，関節内，内側へ使用する4つのレトラクターが重要となる（**図6d**）。関節包へ1～1.5cmの縦切開（関節面と同じレベル）を加え，関節内へTrillatレトラクターを挿入する。これはリングレトラクターと同コンセプトのlow profileのレトラクターで，本術式に適している（**図6e**）。4mm径のSteinmannピンを肩甲下筋上部線維をよけた状態で，肩甲骨頚部のできるだけ上方へ打ち込む。肩甲下筋窩に入れたHohmann鉤をLinkレトラクターに替え，できるだけ内側へ設置する。Hohmann鉤は下方関節包と肩甲下筋腱下部線維の間に設置し，関節窩前下方を6時まで完全に露出する。

図6 関節窩の展開

a：肩甲下筋筋腹の上2/3の位置で線維方向にスプリットし，剪刀を開いて筋腹を開き，関節包を確認する。
b：剪刀を閉じたまま押し，関節包と筋腹の間を剥離する。
c：ガーゼを筋腹と関節包の間，内上方の肩甲下筋窩へ向けて押し入れ，Hohmann鈎を設置してBennettレトラクターで肩甲下筋下方を引く。

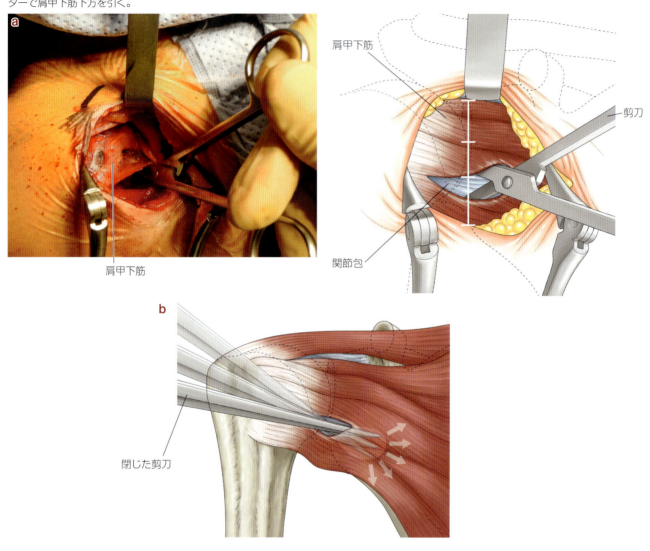
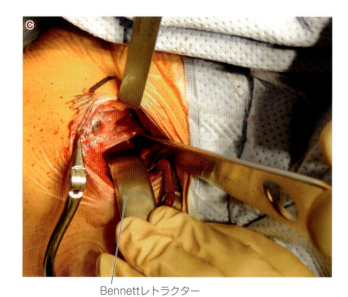
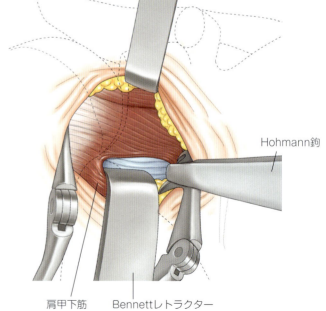

直視下烏口突起移行術(Latarjet法)

図6 関節窩の展開（つづき）

d：関節包へ1〜1.5cmの縦切開を加え，関節内へTrillatレトラクターを挿入する．上方はSteinmannピン，下方はHohmann鈎，肩甲下筋窩内側へLinkレトラクターを設置する．

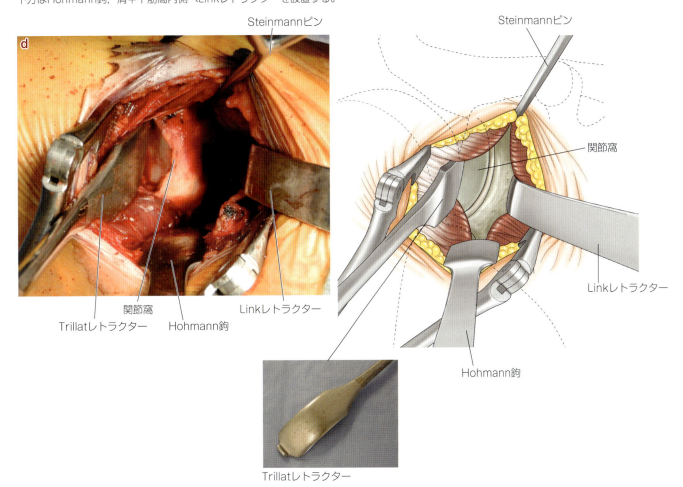

関節窩のpreparationと烏口突起移行（図7）

　前下方の関節唇と骨膜を電気メスで除去する．右肩で5時から上方へ2〜3cm，内側へ2cmの範囲で，2時の位置で終了し，ノミで関節唇と骨膜片を除去する．このときBankart lesionを確認できる．ノミで関節窩頚部をdecorticationして海綿骨を露出させ，表面をフラットにする（図7a）。

　3.2mm径のドリルで，関節窩頚部の下方の骨孔を作製する（図7b）．位置は右肩で4時と5時の間で，烏口突起が下方設置にならないよう注意する．下方設置になると，骨頭が烏口突起の上方へ脱臼するリスクがある．骨孔の位置は一般的に関節面から7mm内側であるが，烏口突起の大きさにより異なる．ドリルは関節面に平行に挿入し，後方の皮質骨を必ず貫通させる．

　烏口突起を大胸筋下から回収し，海綿骨面に軟部組織が付いていないことを確認する．4.5mm径，35mm長のマレオラスクリューを，烏口突起の下方の骨孔へ完全に通す．作製した関節窩頚部の骨孔へ，そのスクリューを挿入し，烏口突起を固定する（図7c）．烏口突起は関節面と同じ高さか，1〜2mm内側になるよう設置し，lateral overhangしないように注意する．

　烏口突起を正しい位置に固定できたら，2つ目の骨孔を烏口突起の上方の孔から関節窩に向け，関節面に平行に作製する．デプスゲージで長さを測り，その長さのマレオラスクリューで固定する（だいたい30〜40mm）．スクリューは"2 finger technique"を用いて固定する．スクリューを強く締めすぎると，烏口突起が割れるリスクや，圧迫がかからなくなる可能性があるためである．烏口突起の位置を最終確認し，overhangがあればリウエルカバーで必ず削り取る．もしくは，1本スクリューを抜いて，もう1本を少し緩め，烏口突起の位置を変えて別な方向にスクリューを挿入する．

図7 関節窩のpreparationと烏口突起移行

a：関節窩頸部をノミでdecorticationする。
b：3.2mm径のドリルで下方のスクリューホールを作製する。
c：4.5mm径，35mm長のマレオラスクリューで烏口突起を固定する。

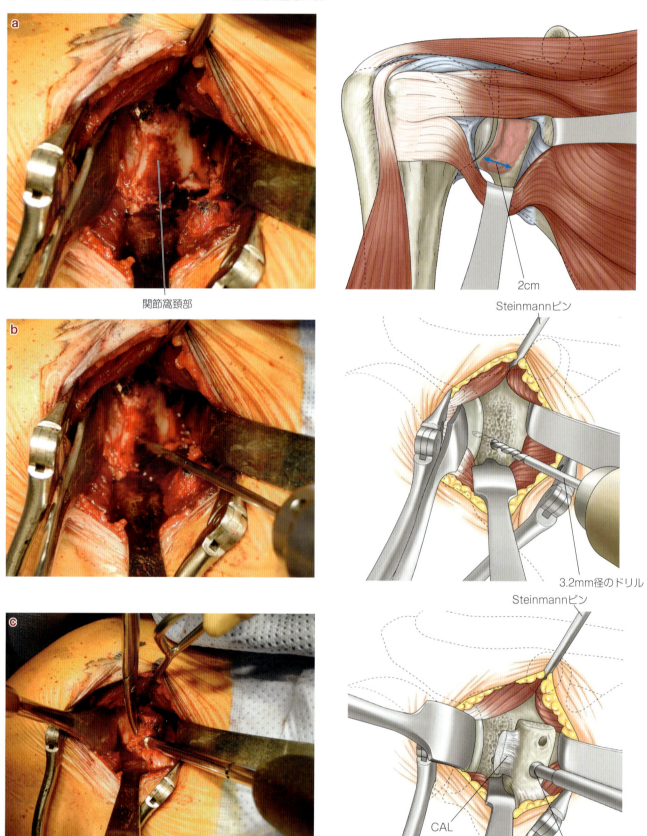

関節窩頸部

2cm

Steinmannピン

3.2mm径のドリル

Steinmannピン

CAL

4.5mm径，35mm長の
マレオラスクリュー

直視下烏口突起移行術（Latarjet法）

関節包とCALの縫合（図8）

　CALの断端は，0号の吸収糸で関節包に縫着する。最初の糸は，Trillatレトラクターを除去する前にCALへかけておく（**図8a**）。その後レトラクターをはずし，関節包に糸をかけ結紮する。2つ目はその上方にかけ，縫合する（**図8b**）。この縫合は単純に関節包の内側から外側へ直接かけるのみで，余分なcapsular shiftは必要としない。縫合時，肩を下垂位で最大外旋させることが重要である（**図8c**）。これにより術後早期から可動域訓練をしても安全となる。

　肩甲下筋窩に挿入したガーゼを取り出し，すべてのレトラクターをはずす。スプリットした肩甲下筋を縫合する必要はない（**図8d, e**）。特別な出血がない限りドレーンは留置せず，閉創する。

図8 CALと関節包の縫合
a：吸収糸をCAL断端へかけておく。
b：レトラクターをはずし，関節包にその吸収糸をかけ結紮する。

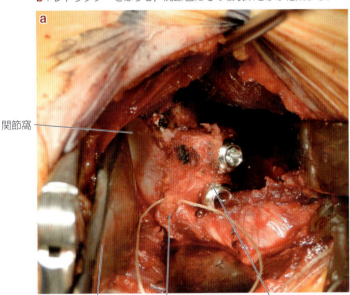
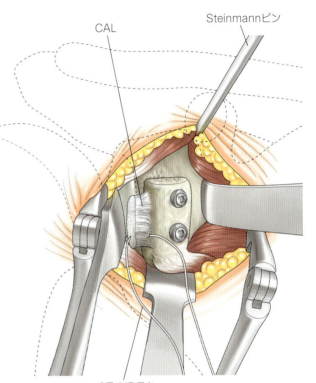
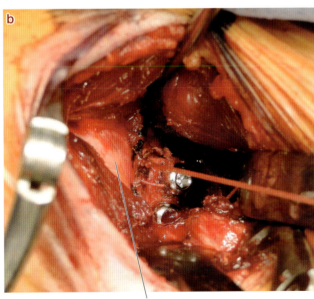
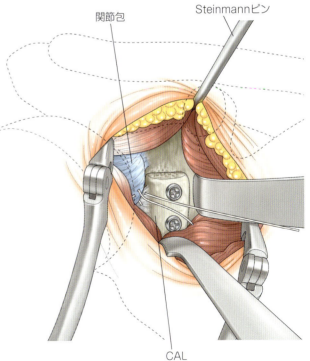

図8 CALと関節包の縫合（つづき）

c：縫合時，肩は下垂最大外旋位とする。
d：スプリットした肩甲下筋を縫合する必要はない。

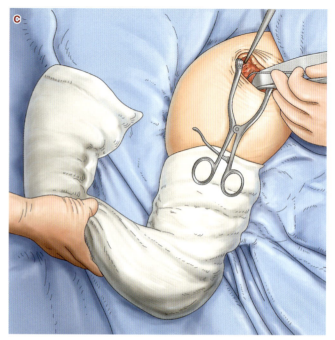

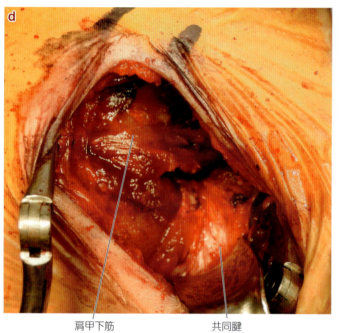

肩甲下筋　　共同腱

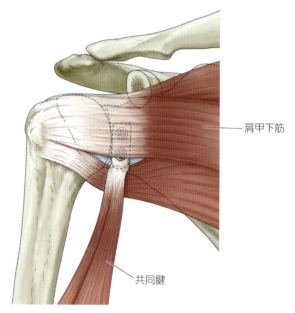

肩甲下筋

共同腱

直視下烏口突起移行術（Latarjet法）

後療法

術後15日間はリハビリテーション時以外slingで安静を保ち，血腫のリスクを軽減させる．術後3日目より，自動介助の挙上・外旋可動域訓練を開始する．術後15日から日常生活動作の制限をなくし，可動域訓練は継続する．ただし，患側の筋力強化訓練は禁止する．術後3カ月でX線像上烏口突起と関節窩の骨癒合が得られていれば[5]，コンタクトスポーツを含めたスポーツ復帰を許可する（図9）．

図9 術後単純X線像
a：正面像
b：側面像
c：Bernageau view
d：Bernageau viewの撮影法

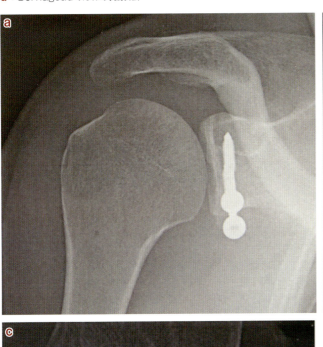
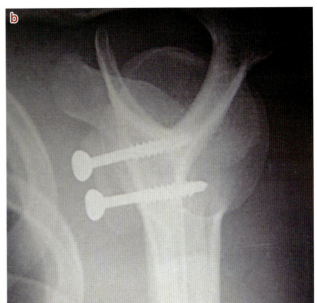
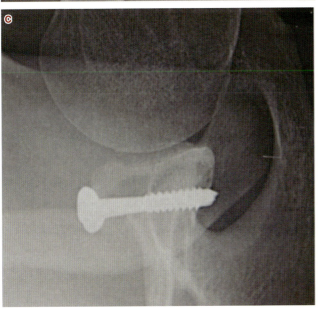
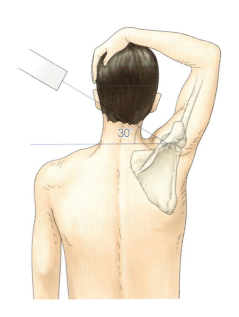

コツとPitfall

本術式に特異的な合併症の大半が手術中のテクニカルエラーによるものである。合併症ごとに，それぞれ次の点に注意することで回避できる。

1.烏口突起骨折

必ず"2 finger technique"でスクリューを固定する。4.5mm径のスクリューで圧迫をかけるため，3.2mm径以上のドリルでドリリングをしない。2つの骨孔間を1cmあける。

2.術後血腫

展開の際，橈側皮静脈内側枝を結紮する。閉創前に止血を確認し，必要があればドレーンを留置する。

3.烏口突起の偽関節

良好な骨癒合を得るため，烏口突起を長く採取し（2.5〜3cm），平坦な海綿骨面を露出させる。烏口突起を寝かせて下面を関節窩に固定することで，骨の接触面積を増やす。固定にスクリューを2つ使用し，必ず後方の皮質まで抜いてbicorticalで圧迫をかける。

4.烏口突起の溶解

烏口突起への血行を守るため，小胸筋を切離する際，烏口突起頂部を電気メスで焼灼しないよう注意する。

5.術後拘縮

肩甲下筋腱を切らずに筋腹をスプリットするため，きわめてまれである。外旋制限を防ぐため，CALの断端と関節包を下垂最大外旋位で縫合することが重要である。

6.変形性関節症（OA）

烏口突起のlateral overhangを避けることが重要である[6]。烏口突起移行後の最終位置は必ず目視し，さらにMayo剪刀の先で触れて確認する。もしoverhangがあれば，烏口突起を再度固定し直すか，リウエルかバーで削る。関節内へのスクリューの露出，ワッシャーの使用も避けることが望ましい。

文献

1 ）Latarjet M. A propos du traitement des luxations re'cidivante de l'e'paule. Lyon Chir 1954；49：994-1003.
2 ）Young A A, Maia R, Berhouet J, et al. Open Latarjet procedure for management of bone loss in anterior instability of the glenohumeral joint. J Shoulder Elbow Surg 2011；20（2 Suppl）：S61-9.
3 ）Patte D. Luxations re'cidivantes de l'e'paule. Encycl Med Chir Paris. Tech Chir Orthop. 1980；44265：4.4-02.
4 ）Burkhart SS, De Beer JF, Barth JR, et al. Results of modified Latarjet reconstruction in patients with anteroinferior instability and significant bone loss. Arthroscopy 2007；23：1033-41.
5 ）Bernageau J, Patte D, Debeyre J, et al. Interet du profile glenoidien dans le luxations recidivantes de l'epaule. Rev Chir Orthop 1976；62：142-7.
6 ）Mizuno N, Denard PJ, Raiss P, et al. Long-term results of the Latarjet procedure for anterior instability of the shoulder. J Shoulder Elbow Surg 2014；23：1691-9.

I 不安定症

鏡視下烏口突起移行術
（Bristow-Bankart法）

麻生総合病院スポーツ整形外科　**鈴木一秀**

　外傷性肩関節前方不安定症に対するgold standardな手術である鏡視下Bankart法は，その前方制動効果を関節上腕靱帯などの軟部組織に依存する術式であり，手術により健常肩以上の安定性の獲得は期待できない。そのため，健常肩が脱臼するような外力が加わると術後再発することは容易に想像でき，最も再受傷のリスクが高いコリジョン・フルコンタクトアスリートには限界がある。このようなスポーツ選手には烏口突起移行術による関節外での制動効果（主に共同腱によるスリング効果）の追加が必要であり，Bankart法と烏口突起移行術を同時にしかも関節鏡視下に行うことで，可動域制限なく早期復帰が可能となり，再脱臼率を限りなくゼロに近付けることができる。本項では，鏡視下烏口突起移行術である鏡視下Bristow-Bankart（arthroscopic Bankart-Bristow：ASBB）法の手術手技について詳述する。

術前準備

手術の適応

　外傷性肩関節前方不安定症例のうち，術後再脱臼リスクの高い症例が適応となる。具体的には，コリジョン・フルコンタクトスポーツ例（ラグビー，アメリカンフットボール，柔道，レスリング，アイスホッケー，スノーボード），関節窩骨欠損が大きく骨片のない症例，コントロール不良なてんかん症例，関節弛緩を有する症例である。また，職業上，再脱臼が許されない状況下に陥る可能性のある職種（警察官，消防士，自衛隊員），競輪選手やバイクレーサーなど転倒リスクの高い職種，鏡視下Bankart法術後再脱臼例なども適応となる。初回完全脱臼に関しても，コリジョン・フルコンタクトスポーツ例は適応としている。

問診および理学所見

　疼痛の有無，受傷機転（直達か介達外力か），外力の大きさや加わった方向，ずれた感覚はあったか（自己整復の有無），過去の（亜）脱臼歴の有無や回数，しびれの有無，腋窩神経領域の知覚鈍麻，などを聴取する。

　理学所見では，脱臼から時間が経過していれば前方脱臼不安感テスト（anterior apprehension test）を行う。Sulcus signや全身関節弛緩性（general joint laxity）の有無をチェックする。

画像検査

● 単純X線

　診断上必ず撮影するが，正面像（true AP view）に加え，必ずscapular Y像を撮影する。

● CT

　上腕骨頭と関節窩との位置関係を診断する。前方脱臼の場合は，関節窩前縁の骨性Bankart損傷や骨欠損の程度や部位，骨頭の後外側部に欠損を生じるHill-Sachs損傷を診断する。Glenoid trackを計測し，on trackかoff trackかを術前に判断する．

● MRI

　受傷後早期のMRIでは関節内に血腫が存在するため，前方脱臼の場合は前方関節唇の関節窩からの剝離（Bankart損傷）が診断可能である．また，関節包靱帯の断裂なども診断できる．慢性期の症例には肩外転外旋位（abduction and external rotation position：ABER位）での撮像を含めたMRI関節造影検査を行い，Bankart損傷や関節包断裂，humeral avulsion of glenohumeral ligament（HAGL）lesionなどを診断する．高齢者の場合は腱板断裂の合併に注意する．

麻酔

　麻酔は斜角筋ブロックを併用した全身麻酔で行う．

手術体位

　45〜60°ヘッドアップした軽度ビーチチェア位で，上肢の保持にはSPIDER Limb Positioners（Smith & Nephew社）を使用し，肩関節外転，軽度屈曲位で下方牽引を加える．

手術手技[1〜7]

使用するポータル（図1）

　ポータルは，①後方ポータル，②前方ポータル，③前外側ポータル，④烏口突起の骨切りに用いるcoracoidポータル，⑤大胸筋を貫くpectoralis major（PM）ポータルの計5ポータルを使用する（**図1**）．**PMポータルは烏口突起先端より腋窩方向に7cm下方，内側方向に7cmの位置に作製するが，体格によって下方・内側ともに1cm程度位置を変更する．**

使用するインストゥルメントとスクリュー長の選択

　現在Bankart法で用いているスーチャーアンカーはSUTUREFIX ULTRA Suture Anchor（Smith & Nephew社）やFiberTak™ Suture Anchor（Arthrex社）などのソフトアンカーである．Bristow変法で用いるスクリューはメイラ社のチタン製4.0mm径cannulated cancellous screw

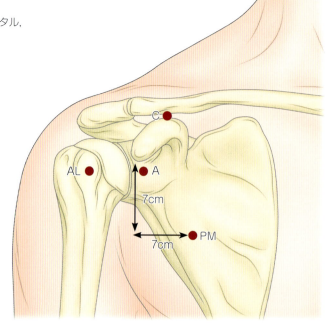

図1 使用ポータル（前方）

A：前方ポータル，AL：前外側ポータル，
PM：pectoralis major ポータル，
C：coracoidポータル

鏡視下烏口突起移行術（Bristow-Bankart法）

（CCS）であり，スクリュー長は術中採取した烏口突起の長さ，術前CTによる関節窩前後径（骨欠損の程度），体格を考慮し36〜40mmを使用している。烏口突起の形態が扁平で薄い場合はスクリューがカットアウトする可能性を考慮し，Latarjet法に準じて烏口突起を横に寝かせて固定するため，スクリュー長は通常よりも短め（30mm前後）を選択することになる。2014年8月からは独自に開発した専用インストゥルメント（図2）を使用している。

関節内の観察および処置

まず，後方鏡視にて関節内を観察し，Bankart病変に対して前方ポータルから前下関節上腕靱帯（anterior inferior glenohumeral ligament；AIGHL）関節唇複合体を肩甲下筋（subscapularis；SSC）の筋腹が観察できるまで関節窩前縁よりリベレーターやラスプを用いてmobilizationする。その後，関節窩軟骨前縁を約4mm幅でアブレーダーを用いて切除し，関節唇が生着するtroughを作製しておく。また烏口突起の移行部（関節窩時計表示で3時半〜4時の内側面）をアブレーダーにて平坦化しておく。**術前の3D-CTにて関節窩骨形態を把握し，骨欠損がない正常の骨形態の場合は関節窩面前縁（3時半〜4時）のビークをあらかじめ削っておくことが重要である。骨性（bony）Bankart病変に対しては，関節唇側に付着した骨片が薄くなるまでアブレーダーにて削っておく。関節包断裂に対してはこの時点で鏡視下に側側縫合を行い，HAGL lesionに対しては上腕骨頭側にスーチャーアンカーを用いて修復する。**

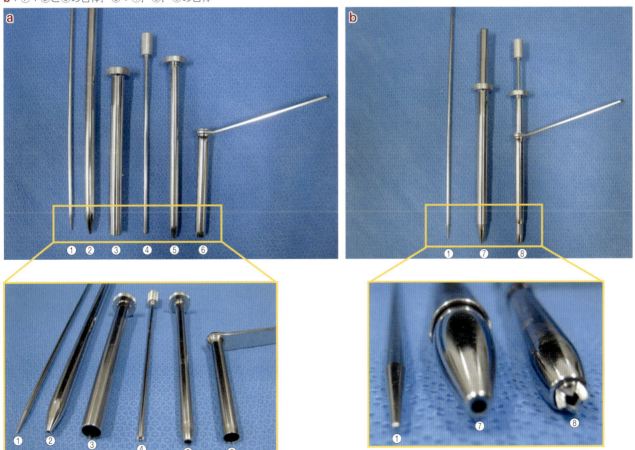

図2 ASBB用に独自に作製したインストゥルメント
a：全体像と先端形状
b：⑦：②と③の合体，⑧：④，⑤，⑥の合体

烏口突起の展開と骨切り

次に前外側ポータルより鏡視し，前方ポータルよりVAPR® Radiofrequency Electrode System（DePuy Synthes社）を用いて烏口突起付着部から烏口肩峰靱帯（coracoacromial ligament；CAL，図3）および小胸筋（図4）を切離した後，coracoidポータル（図1）より烏口突起の骨切りをボーンソーにて行う（図5）。この際の骨切り部は先端より1.5〜2cmとし，骨切り面は烏口突起の長軸に対して垂直に行う。次に**切離した烏口突起を把持し，前方に牽引しながら共同腱の内側部裏側を鏡視して（図6a），筋皮神経（図6b）に注意しながら再度リリースする**（**Anatomical Key Shot**, p.41参照）。

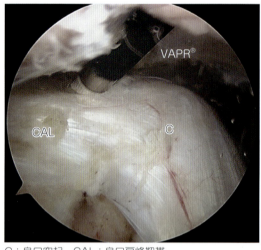

図3 烏口肩峰靱帯（CAL）の切離（前外側鏡視像）

C：烏口突起，CAL：烏口肩峰靱帯

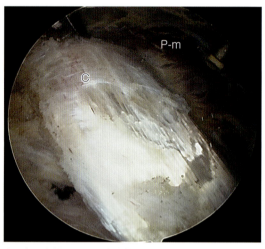

図4 三角筋から大胸筋下のスペース（前外側鏡視像）

C：烏口突起，P-m：小胸筋

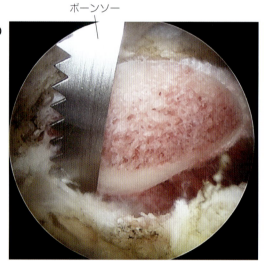

図5 Coracoidポータルからの烏口突起の骨切り

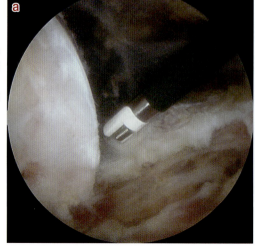
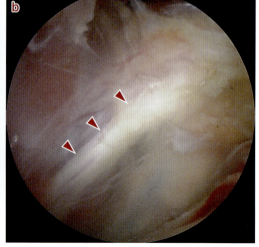

図6 烏口突起から共同腱周囲にかけての剥離

a：共同腱の内側部裏側のリリースを行う（前外側鏡視像）。
b：筋皮神経（矢頭）を確認する。

鏡視下烏口突起移行術（Bristow-Bankart法）

烏口突起へのCCSの挿入（temporary outside technique）

　この手技は内視鏡下にも可能であるが，烏口突起の骨切り面に対して垂直にその中央からCCSを挿入するためには，直視下に行うのが最も確実である。日本人の烏口突起断面は正円ではなくやや扁平であり，少しでもCCSの挿入部や方向を間違うと骨片がチーズカットしたり，関節窩の母床に対して骨切り面が合わず癒合不全の原因になる。従って，烏口突起をコッヘルで把持して一時的に前方ポータルより直視下に出し，長さを調節したらラスプなどで骨切り面を平坦化した後，CCSをフラットワッシャー付きで骨切り面中央から垂直に挿入し（図7），三角筋と肩甲下筋間の内視鏡下に戻す（図8）。

肩甲下筋のスプリット

　肩甲下筋を中央やや下方で線維方向にVAPR®を用いて3cm程度split（図9）するが，この際に肩関節を内・外旋させると筋の走行がわかりやすい。また，外旋位でsplitすることで神経損傷のリスクを回避できる。

PMポータルの設置とPMポータルからの手技

　前外側ポータルから鏡視で大胸筋を貫くところを確認しながらoutside-in法でPMポータルを設置（図10）したら，PMポータルからロッドをスプリットした肩甲下筋筋間より関節内に挿入する。後方鏡視にて肩甲下筋を貫いてくるロッドの先端を関節内から確認し（図11a），関節窩内側の至適位置（右肩時計表示で4時，関節窩面より5mm内側，図11b）にドリルガイドを介して1.6mm径ガイドピンを刺入後（先端は後方の皮膚を貫通させる），3.0mm径cannulated drillを用いてドリリングする。次にガイドピンを介してPMポータルからダイレーターを挿入し，リーマーにて関節窩前縁を平坦に掘削する（図12）。

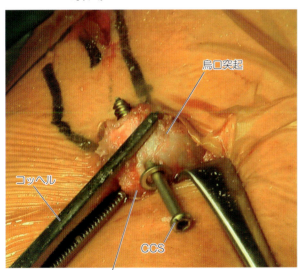

図7 Temporary outside technique（烏口突起にCCSを挿入）

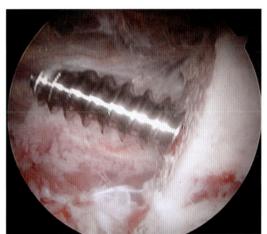

図8 スクリュー挿入後の烏口突起（前外側鏡視像）

図9 肩甲下筋のスプリット

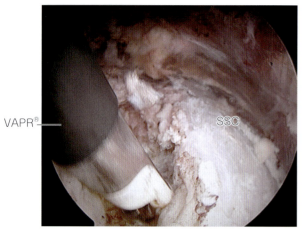

VAPR®　　SSC

SSC：肩甲下筋

図10 PMポータルの設置

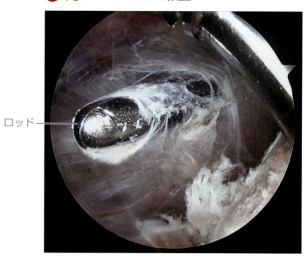

ロッド

図11 関節窩内側へのガイドピン・ガイドの設置（関節内後方鏡視像）

a：肩甲下筋を貫いて関節内に出たロッドの先端を確認する（関節内後方鏡視像）。
b：関節窩内側に固定されたガイド。

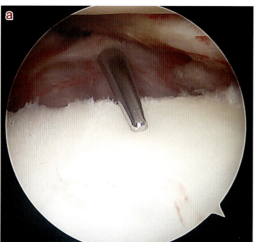
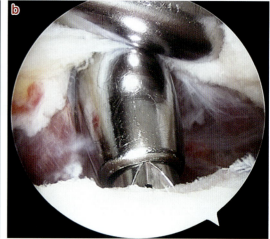

図12 関節窩内側をダイレーター越しにリーミングする

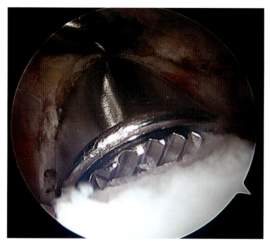

鏡視下烏口突起移行術（Bristow-Bankart法）

ガイドピンとCCSの連結

　前外側鏡視にてガイドピンの先端を確認しながら，後方の皮膚上から出たガイドピンを後方に引きつつ肩甲下筋の直上で止める。**烏口突起に挿入されたCCSの先端をコッヘルで把持し，スクリューをなるべくガイドピンと平行にしてからガイドピンの先端に連結させる**（図13a）が，この際にcoracoidポータルからプローブを挿入してガイドピンの方向調節に用いるのがコツである（図13b）。

烏口突起の関節内への誘導と固定

　ガイドピンの先端を再びPMポータル外に誘導し（図14），PMポータルからガイドピンを介してドライバーでスクリューを回しながら烏口突起を肩甲下筋筋間より関節内に誘導し（図15），関節窩に固定する（図16）。この際，関節内後方鏡視にて烏口突起骨切り面が肩甲下筋を貫くところをみながら，介在する筋線維や軟部組織をシェーバーにて除去する。**骨切り面と関節窩の母床が合わずに突出部が当たる場合は，関節窩面をアブレーダーにて調節する**（図17）。

図13　スクリューとガイドピンの連結（前外側鏡視像）

a：連結前のスクリューとガイドピン先端。
b：ガイドピンの方向調節に使用するプローブ。

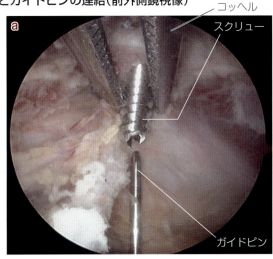
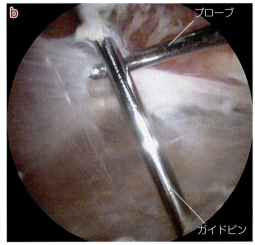

図14　PMポータルへのガイドピンの誘導

a：矢印の方向にガイドピンを誘導する。
b：PMポータルから挿入されたシース内に誘導されたガイドピン。

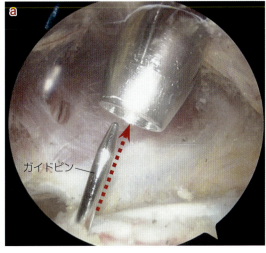
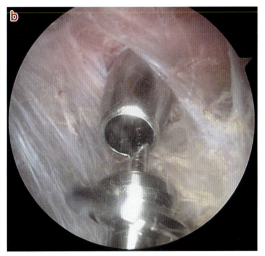

図15 烏口突起の関節内への誘導
（前外側鏡視像）

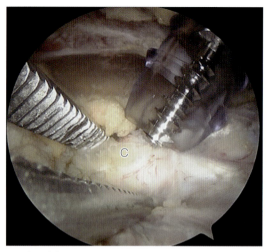

C：烏口突起

図16 関節窩に固定された烏口突起
（関節内後方鏡視像）

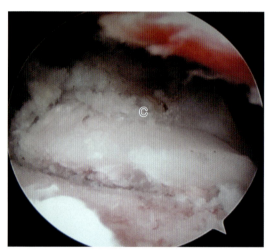

C：烏口突起

図17 烏口突起と関節窩接触面の調整

a：関節窩の突出部（矢印）をアブレーダーにて平坦化する。
b：烏口突起骨切り面と関節窩は良好な接触状態である（矢印）。

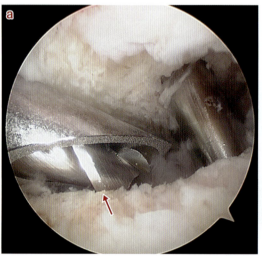 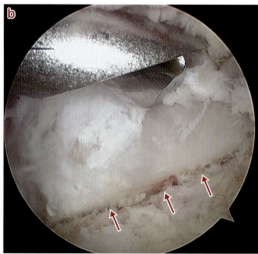

Bankart修復

最後に後方鏡視にて前方ポータルよりソフトアンカーを3〜4本用いてBankart修復を行う(図18)。アンカーの挿入位置は関節窩の右肩時計表示で4〜5時に必ず1本使用する。また3時の位置はCCSと干渉しないように方向を工夫する必要がある。2時にも挿入し，3〜4本のアンカーを使用するようにしている。

後療法

3週間の三角巾固定後，屈曲・外転運動を開始するが，固定期間内でも0°までの外旋自動運動とstoopingは許可する。外旋は5週まで0°以内とし，5週以降徐々に0°以上の外旋運動を許可する。ランニングは術後4〜5週から許可するが，負荷をかけた肘の屈伸運動は8週まで禁止する。烏口突起の骨癒合とスクリューのバックアウトの有無をX線像(図19a)で確認しながら，8週からダンベルを用いた筋力トレーニングを開始，可動域の回復次第で対人以外のプレーを許可し，術後3カ月の時点でCTによる骨癒合状態(図19b, c)を確認して，対人，タックルなどのコンタクトプレーを許可する。術後4カ月でのゲーム復帰を目標に後療法を進める。

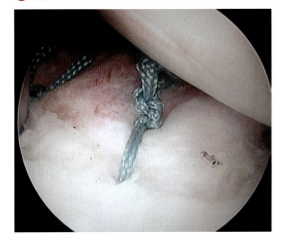

図18 Bankart修復後(関節内後方鏡視像)

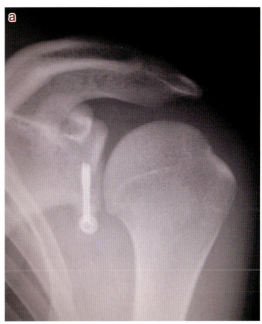
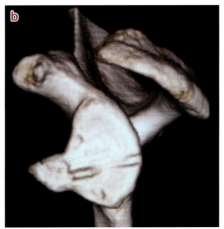
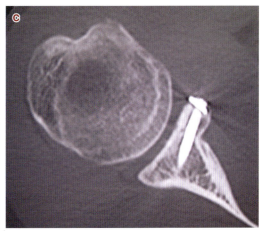

図19 術後画像
a：単純X線正面像，b：3D-CT，c：CT横断像

コツとPitfall

　本術式のコツは，①烏口突起から大胸筋下にかけてのスペースと視野を確保すること，②烏口突起の移行する角度はPMポータルの設置位置により決まるためPMポータルを正確に設置すること，③烏口突起の骨切り面中央から垂直にスクリューを挿入することで関節窩母床との良好な接触面を確保すること，などである。

　ピットフォールは烏口突起にスクリューを挿入する手技をすべて鏡視下に行おうとすると正確に行えずに骨片が割れたり，母床との接触面が合わない事態に陥る。従って，本法のように一時的に直視下に確実にスクリューを挿入するのがポイントである。

　鏡視下烏口突起移行術の合併症は，筋皮神経の不全麻痺と烏口突起の骨癒合不全がそれぞれ約3％，6％に認められるが，過去の直視下および鏡視下烏口突起移行術と比較しても頻度は低い。

文献

1）鈴木一秀，永井　英，上原大志，ほか．コリジョン・コンタクトスポーツ選手の外傷性肩関節前方不安定症に対する鏡視下Bankart＆Bristow変法の手術手技と術後短期成績．肩関節 2013；37：527-30.

2）鈴木一秀ほか．コンタクトアスリートの反復性肩関節脱臼に対する鏡視下烏口突起移植術：鏡視下Bankart＆Bristow変法．臨スポーツ医 2013；30臨時増刊：13-5.

3）鈴木一秀．鏡視下Bankart修復術と鏡視下Bankart＆Bristow法の使い分け．MB Med Reha 2013；157：112-8.

4）鈴木一秀，永井　英．コリジョンアスリートの反復性肩関節脱臼に対する鏡視下Bristow＆Bankart法．MB Orthop 2014；27

（5）：7-13.

5）鈴木一秀，ほか．ラグビー選手の反復性肩関節脱臼に対する鏡視下Bristow-Bankart法．肩関節外科 手術テクニック．菅谷啓之編．大阪：メディカ出版；2014．p54-62.

6）鈴木一秀，永井　英，上原大志，ほか．コリジョン・コンタクトスポーツ選手の外傷性肩関節前方不安定症に対する鏡視下Bankart ＆ Bristow変法－烏口突起の設置位置および手術成績－．日関節病会誌 2015；34：1-11.

7）鈴木一秀，永井　英．反復性肩関節前方脱臼④－鏡視下Bankart＆Bristow法－．関節外科 2016；35：1028-35.

Anatomical Key Shot

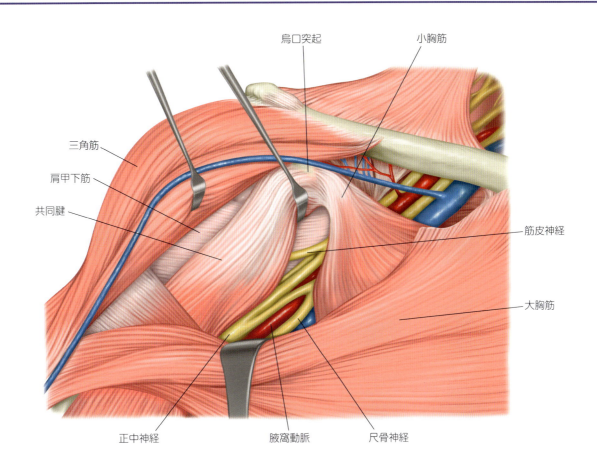

鏡視下烏口突起移行術に必要な解剖

　筋皮神経はlateral cordから分枝し，共同腱の内側から烏口腕筋を貫き上腕二頭筋を支配するが，本法を行う際にはその解剖を熟知したうえで，損傷に十分な注意を要する．特に，烏口突起を前方ポータルから直視下に操作する際，共同腱の内側を十分にリリースする必要があり，この操作で直接筋皮神経を損傷しないよう鏡視で筋皮神経を確認することが肝要である．

I 不安定症

鏡視下腸骨移植術

船橋整形外科病院スポーツ医学・関節センター　**菅谷啓之**

　Bankart病変とHill-Sachs病変は，反復性肩関節脱臼・亜脱臼の典型的な病態であり，Bankart病変はその約90％に関節窩の骨欠損を合併している[1]。そのうち，高度な関節窩骨欠損例（骨欠損率25％以上）では，軟部組織修復のみを行うと術後再脱臼率が高くなるため[2~4]，一般に骨移植が必要である。

　高度な関節窩の骨欠損にみえても，術前3D-CTでみると関節窩骨片を伴っている場合も多い。そのような症例には低侵襲な鏡視下骨性Bankart修復術が適応できる[5,6]。

　それ以外で関節窩骨片を伴わない，比較的若年者，活動性も高い，関節窩骨欠損がHill-Sachs病変に対して相対的に大きい[7]，軟部組織修復だけでは術後再脱臼率が高いと判断される場合は，何らかの骨移植の絶対的適応である[8]。

　骨移植法としては，日本ではBristow法が，欧米では直視下Latarjet法（烏口突起を横置きに移植する）が主流である[9]。烏口突起移行術は非解剖学的手術であることや鏡視下にLatarjet法を行う場合は関節包切除が必要になることなどから[10]，著者はLatarjet法の適応は慎重にすべきと考えている[8]。関節窩の骨欠損率25％以上で，かつ関節包断裂や関節包の脆弱性のためにcapsular effectが期待できない場合には，著者らは2007年より，後方アプローチで腸骨移植とBankart修復術の併用を行ってきた[8,11]。しかしながら，後方アプローチでは関節窩面に対するスクリュー挿入角度が鋭角になりやすいため，現在は前方アプローチによる腸骨移植を行っている[12]。

術前準備

手術適応

　著者らは，以下の症例に対して関節窩に対する骨移植術を適応している[8]。
①骨片がないか非常に小さい。
②おおよそ40歳未満で活動性が高い。
③正常関節窩下部正円の直径の25％以上の関節窩骨欠損症例。
④正常関節窩下部正円の直径の20％以上の関節窩骨欠損で，Hill-Sachs病変も深くて大きい[7]症例。
⑤関節窩骨欠損が比較的大きいrevision症例。

　著者らは，上記の症例に対して以下の術式を適応している。

　関節包が脆弱でBankart修復後もcapsular effectを期待できない症例には，sling effectを期待して鏡視下Latarjet法を行う[13]。

　関節包がしっかりしている症例にはcapsular effectを期待して鏡視下腸骨移植術を行う。

図1 インストゥルメントセット

①スリットカニューラ（前方ポータル用）
②スリットカニューラの内套
③前内側ポータル（いわゆる自殺ポータル）作製用鈍棒
④スクリューガイドの外套管
⑤スクリューガイドの内套管
⑥ドライバー
⑦ガイドピン
⑧ドリル

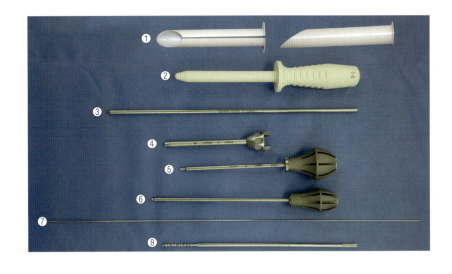

インストゥルメントセット

著者の使用しているインストゥルメントセットを示す（図1）。スクリューガイドが挿入されたら，移植骨にあらかじめ作製したスクリュー孔に，スクリューガイドの内套先端部を挿入する。スクリュー挿入位置を決定してガイドピンを刺入し，ドリリング後にスクリュー固定する。

体位・麻酔

関節鏡はビーチチェア位で，全身麻酔下に行う。

手術手技

腸骨採取と採型

関節鏡を行う前に腸骨採取を行う。患者をビーチチェアポジショナーに乗せたまま仰臥位とし，患側腸骨から長さ20mm，幅10mm，高さ8mmの腸骨ブロックを採取する（図2a）。採取した腸骨は，3D-CTをみながら母床となる関節窩頸部の傾斜に合わせるように採型する。

腸骨には径3.2mmのキャニュレーテッドスクリューを2本挿入するので，採型した腸骨の頭側にスクリュー用骨孔を1個，中央部に腸骨ブロック仮固定用小骨孔を2個作製する（図2a）。頭側のスクリュー用骨孔には金属ワイヤーであるChia Suture Shuttle（Depuy Synthes, Laynham, MA, USA）を挿入したままにしておく（図2b）。Chiaは仮固定後の腸骨ブロックの向きをコントロールするためと，スクリュー用骨孔にスクリューガイドの内套管の先端を導くために用いる。

腸骨を採型している間に助手は腸骨採取部を閉創し，関節鏡の準備を行う。

図2 腸骨ブロック

3面骨皮質付き移植骨(長さ20mm, 幅10mm〈個人差あり〉, 高さ8mm)を腸骨から採骨する。

a: 頭側に径3.2mmのキャニュレーテッドスクリューを挿入するための骨孔を1個, 中央に仮固定用の小骨孔を2個作製する。

b: 頭側のスクリュー孔にChia(金属ワイヤー)を挿入する。Chiaは仮固定後の腸骨ブロックの向きをコントロールするためと, スクリュー孔にスクリューガイドの内套管を導くために用いる。

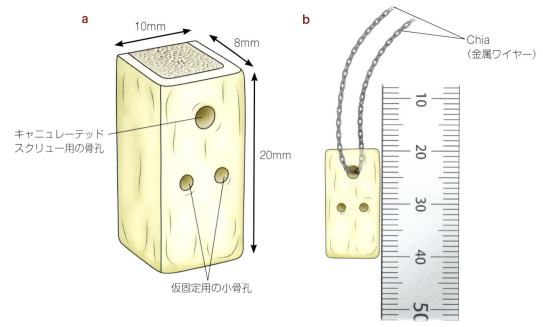

図3 使用ポータル

鏡視下Bankart法で使用する前方ポータル, 後方ポータル, 前上方ポータルに加え, 腱板修復術で使用する前外側ポータルと後外側ポータルを作製し, 前外側ポータルで鏡視しながら, 前内側ポータル(いわゆる自殺ポータル)を作製する。

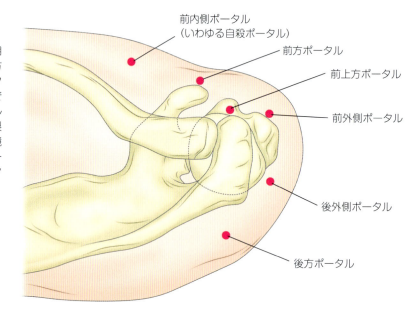

ポータル

前上方ポータル, 前方ポータル, 後方ポータル, 後外側ポータル, 前外側ポータル, 前内側ポータル(いわゆる自殺ポータル)を使用するが, 通常の鏡視下Bankart法, 鏡視下腱板修復術に準じたポータルがある(**図3**)。

図4 ワーキングスペースの確保

ワーキングスペースを確保するため，剥離した関節唇靱帯複合体を外側に牽引する。

a：後方鏡視像。16G硬膜外針に2-0ナイロンのループ糸を掛けておく。硬膜外針を前方ポータル外側から経皮的に，上腕骨頭に沿うようにして刺入し，肩甲下筋腱外側部を貫く。硬膜外針のループに，関節唇靱帯複合体に装着したナイロン糸を掛けて引き抜き，牽引すると，剥離した関節唇靱帯複合体を外側によけることができる。
b：関節外では，ナイロン糸をペアン鉗子で牽引しながら把持する。
c：前方鏡視像。関節唇靱帯複合体（＊）が関節窩（G）と離れるように（上腕骨頭側に）牽引されている。

H：上腕骨頭，G：関節窩

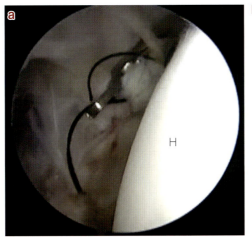
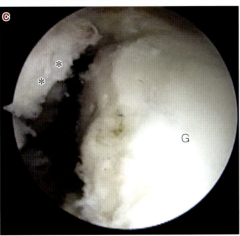
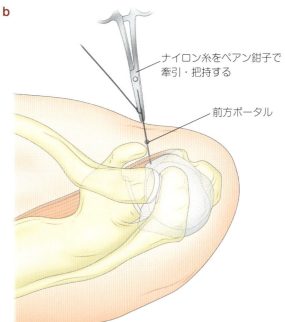

鏡視診断とmobilization

鏡視診断後，関節唇靱帯複合体のmobilizationを行う。

剥離させた関節唇靱帯複合体にナイロン糸をかけ，2-0ナイロンのループ糸を通した16Gの硬膜外針を経皮的に挿入する。ナイロン糸同士をリレーすることで関節唇靱帯複合体のナイロン糸を関節外に引き出すことで前方にレトラクトする（図4）。

図5 移植骨の関節内挿入（後方鏡視像）

a：仮固定用アンカーを関節窩縁の3時付近に挿入する。
b：スリットカニューラを使って仮固定用アンカーから引き出した縫合糸を，移植骨（腸骨ブロック）中央に作製した孔に通す。
c：スリットカニューラを挿入した際の鏡視像。
d：縫合糸を引っ張りながら移植骨を鈍棒で関節内に押し込む。
e：移植骨が関節内に入ったときの鏡視像。

G：関節窩，H：上腕骨頭，Gr：移植骨

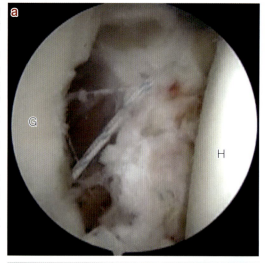
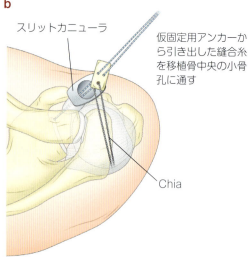
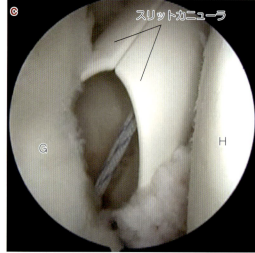
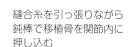
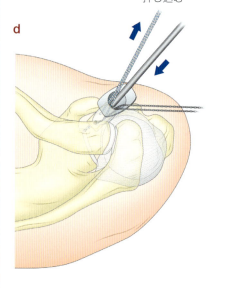
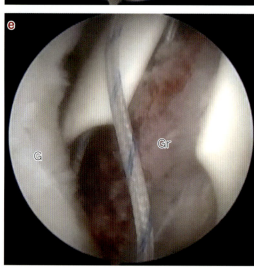

移植骨（腸骨ブロック）の仮固定

　右肩では3時〜3時30分付近の関節窩縁に移植骨の仮固定用アンカーを挿入し，縫合糸を前上方ポータルより引き抜いておく。前方ポータルよりスリット入りのオリジナルカニューラを挿入し，仮固定用アンカーの縫合糸を引き出す。関節外で，あらかじめ作製しておいた腸骨ブロックの中央の骨孔にこの縫合糸を通し，縫合糸を引っ張りながら腸骨ブロックを関節内へ鈍棒で押し込む（図5）。関節窩頸部と複合体の間に腸骨ブロックを挿入し，カニューラを引き抜き，仮固定用アンカーの縫合糸をknot tyingすることで腸骨ブロックは仮固定される（図6）。

鏡視下腸骨移植術

図6 移植骨(腸骨ブロック)の仮固定

a：仮固定用アンカーの縫合糸を縫合することで、移植骨は関節窩前方に仮固定される（後方鏡視像）。
b：仮固定後（前方鏡視像）。

Gr：移植骨，G：関節窩

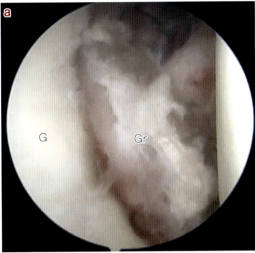
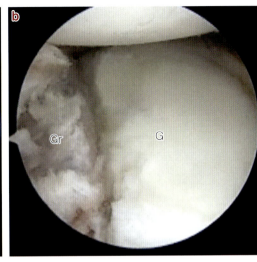

図7 関節外前方ワーキングスペースの作製（前外側ポータルからの鏡視像）

a：前外側ポータルから烏口突起・共同腱(C)，小胸筋腱(Pm)がみえる。
b：関節鏡を共同腱(C)を超えて腱板疎部から関節内に挿入する。
c：さらに関節鏡を関節内の奥まで挿入すると関節窩(G)と移植骨(Gr)が確認できる。

C：烏口突起・共同腱，
Pm：小胸筋腱，
SSC：肩甲下筋腱，
G：関節窩，Gr：移植骨

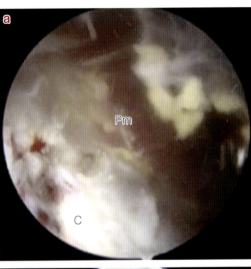
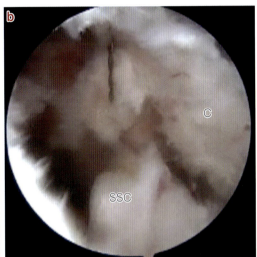
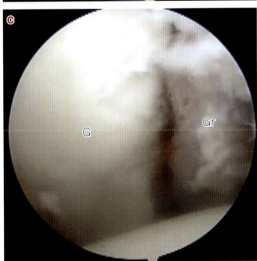

関節外前方のワーキングスペース作製

後方鏡視のまま，上関節上腕靱帯(SGHL)を残して腱板疎部の関節包を除去し，烏口突起と共同腱を露出する。後方ポータルから関節鏡を肩峰下滑液包に挿入し，腱板修復時と同様に，前外側ポータルおよび後外側ポータルを作製する。

関節鏡を後外側ポータルに入れ替え，前外側ポータルからシェーバーを挿入して烏口肩峰靱帯を前下方に進めると烏口突起と共同腱が同定できる。これらの構造物周囲の軟部組織を郭清して良好な視野を確保したうえで，関節鏡を前外側ポータルから挿入し，腱板疎部から関節内を確認する。このとき鈍棒を前方ポータルより挿入し，肩甲下筋を前方に排除すると関節窩前方部と頸部の良好な視野を得ることができる（図7）。

図8 前内側ポータル(いわゆる自殺ポータル)の作製

a：後方ポータルより鈍棒を挿入し，関節窩中央部で肩甲下筋(SSC)を貫く。

b：関節鏡を関節内から共同腱(C)の外側まで引き出すと，鈍棒が共同腱(C)と小胸筋(Pm)の間から出てくるのが確認できる。

c：鈍棒の先端の突出部分に小皮切を作製する。この部分が前内側ポータル(いわゆる自殺ポータル)の作製部位である(赤丸部分)。

d：小皮切から鈍棒の先端を一度外に出し，そこにスクリューガイドの外套管をはめ込む。

e, f：スクリューガイドの外套管をはめ込んだまま，そのまま鈍棒と外套管を後方に引いていく。

g：スクリューガイドの外套管が安全に関節内に導かれているのが確認できる。

SSC：肩甲下筋腱，
G：関節窩，D：三角筋，
Pm：小胸筋腱，
C：共同腱，Gr：移植骨

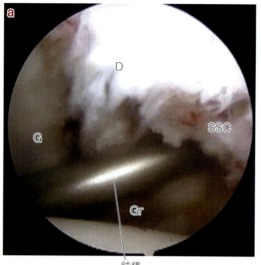
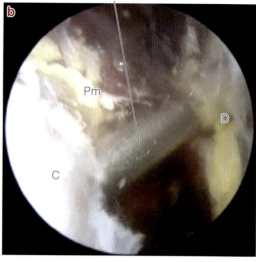
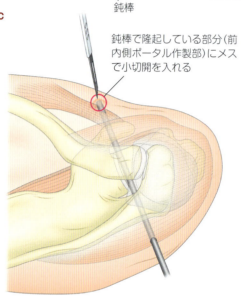

鈍棒で隆起している部分(前内側ポータル作製部)にメスで小切開を入れる

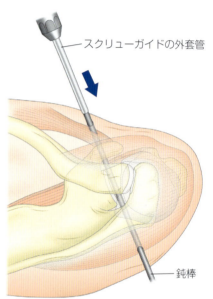

スクリューガイドの外套管

鈍棒

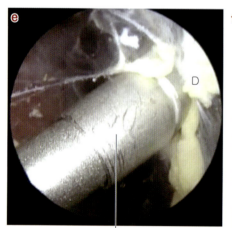

スクリューガイドの外套管

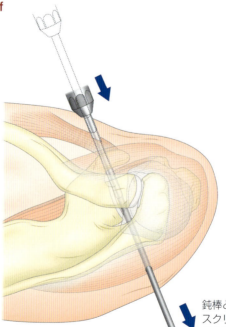

鈍棒とともにスクリューガイドの外套管を関節内に導く

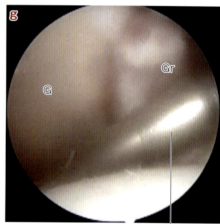

スクリューガイドの外套管

鏡視下腸骨移植術

図9 前内側ポータル（いわゆる自殺ポータル）からの移植骨のスクリュー固定

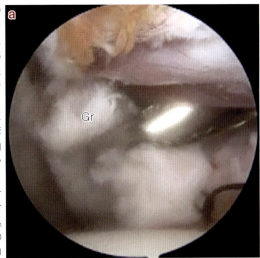
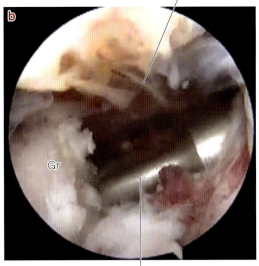
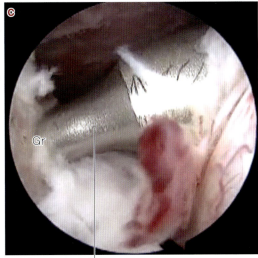

a：スクリューガイドの外套管にスーチャーレトリーバーを挿入する。スクリュー用の骨孔にあらかじめ挿入してあったChiaワイヤーの一端を引き抜く。
b：Chiaワイヤー越しにスクリューガイドの内套管を外套管に挿入し，内套管の先端を移植骨の骨孔に導く。
c：細くなったスクリューガイドの内套管先端部分を骨孔の奥まで押し込む。これにより移植骨の位置を内套管で自由にコントロールできるようになるので，至適スクリュー挿入部を決定する。

G：関節窩，Gr：移植骨

Chiaワイヤー

スクリューガイドの内套管

スクリューガイドの内套管

前内側ポータル（いわゆる自殺ポータル）の作製

　前外側ポータルより関節窩前方部を鏡視したまま，後方ポータルから関節窩中央部に平行に，前内側ポータル（いわゆる自殺ポータル）作製用鈍棒を挿入し，そのまま肩甲下筋を貫く。共同腱前方を鏡視しながら，肩甲下筋を貫いた鈍棒で共同腱内側（小胸筋）を鈍的に貫き，表層の三角筋も貫いて皮下に到達すると，そこが前内側ポータル（いわゆる自殺ポータル）の作製部位である（図8）。その部位に小皮切を加えて共同腱内側にポータルを作製する。

　作製した前内側ポータル（いわゆる自殺ポータル）からスクリューガイドを挿入し，先端を共同腱内側部の手前まで出し，鏡視しながら神経血管束を損傷しないようにゆっくりと慎重に小胸筋と共同腱の間隙を貫く。関節鏡を前外側ポータルに入れたまま関節内に移動し，関節内鏡視に切り替えて肩甲下筋を貫くと，関節窩前方部中央にスクリューガイドの先端が到達する（図9）。

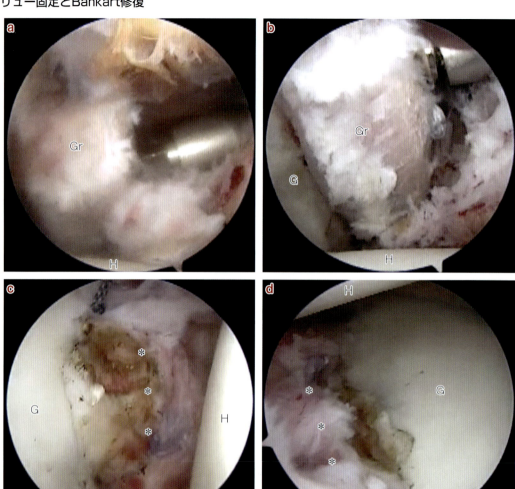

図10 移植骨のスクリュー固定とBankart修復

a：前外側鏡視像。スクリューガイドの内套管越しにガイドピンを刺入する。この際，助手に肩甲骨を押し込んでもらい，なるべく関節窩に平行にスクリューが挿入できるようにする。

b：前外側鏡視像。ガイドピン越しにドリリングを行い，スクリューを挿入する。同じ操作をもう一度行い，2本目のスクリューを挿入する。

c：Bankart修復後の後方鏡視像。移植骨固定が終了したら，Bankart修復を行う。

d：Bankart修復後の前方鏡視像。Bankart修復時のアンカーは，移植骨ではなく，関節窩に挿入している。

G：関節窩，
Gr，＊：移植骨，
H：上腕骨頭

移植骨（腸骨ブロック）の固定

前外側ポータルからの鏡視で操作を進める。スクリューガイドの内套を抜き，スーチャーレトリーバーを挿入する。移植骨頭側のスクリュー孔から出ているChia Suture Shuttle（Chiaワイヤー）の一端をスクリューガイドから引き抜き，Chiaワイヤーにスクリューガイドの内套を挿入し，先端部分で移植骨頭側のスクリュー孔を確保する。Chiaワイヤーはここで引き抜く。

スクリューガイドの内套越しに移植骨（腸骨ブロック）を関節窩頸部に当てながら，最終的なスクリュー挿入部の位置を決める。スクリューガイドの内套から挿入したガイドピンで関節窩と後方皮膚まで貫き，先端にクランプをかける。助手はこの際，肩甲骨内側を押すことで，できるだけガイドピンが関節窩に平行に刺入されるように補助する。

ドリリングを行い，スクリューを刺入する（**図9**）。1本目のスクリュー固定後，前内側ポータル（いわゆる自殺ポータル）のスクリューガイドを皮下まで引き抜く。スクリューガイドの内套を入れて同じ操作を繰り返す。先端が移植骨（腸骨ブロック）下方部分に1本目のスクリューと平行に当たるようにしながらスクリューガイドの内套にガイドピンを挿入する。同様に2本目のスクリューも挿入する（**図10**）。

Bankart修復

移植骨（腸骨ブロック）固定後，関節鏡を後方鏡視に切り替え，通常のBankart修復を行う。アンカーは移植骨（腸骨ブロック）ではなく，スクリューと干渉しないように関節窩に挿入する（**図10**）。

後療法

通常のBankart修復とまったく同じである。術後3週間の外固定を行い，固定除去後に自他動のROM訓練を開始する。個人差があるが，ほぼ6週でADLに復帰，術後3カ月で軽いスポーツを許可するが，スポーツの完全復帰は術後6カ月以降である。

文献

1) Sugaya H, Moriishi J, Dohi M, et al. Glenoid rim morphology in recurrent anterior glenohumeral instability. J Bone Joint Surg Am 2003；85：878-84.
2) Lo IK, Parten PM, Burkhart SS.The inverted pear glenoid：an indicator of significant glenoid bone loss. Arthroscopy 2004；20(2)：169-74.
3) Burkhart SS, De Beer JF. Traumatic glenohumeral bone defects and their relationship to failure of arthroscopic Bankart repairs: significance of the inverted-pear glenoid and the humeral engaging Hill-Sachs lesion. Arthroscopy 2000；16：677-94.
4) Boileau P, Villalba M, Héry JY, et al. Risk factors for recurrence of shoulder instability after arthroscopic Bankart repair.J Bone Joint Surg Am. 2006；88：1755-63.
5) Sugaya H, Moriishi J, Kanisawa I, et al. Arthroscopic Osseous Bankart Repair for Chronic Recurrent Traumatic Anterior Glenohumeral Instability.J Bone Joint Surg Am 2005；87A：1752-60.
6) Sugaya H, Moriishi J, Kanisawa I, et al. Arthroscopic Osseous Bankart Repair for Chronic Traumatic Anterior Glenohumeral Instability. Surgical technique. J Bone Joint Surg Am 2006；88A (Supplement 1 part 2)：159-69.
7) Yamamoto N, Itoi E, Abe H, et al. Contact between the glenoid and the humeral head in abduction, external rotation, and horizontal extension: a new concept of glenoid track. J Shoulder Elbow Surg 2007；16：649-56.
8) Sugaya H. Chapter 14, Instability with bone loss. In Angelo, Esh, and Ryu and Angelo eds, AANA Advanced Arthroscopy, The Shoulder. Philadelphia：Elsevier；PA, USA, p.136-46, 2010.
9) Latarjet M. Techniques chirugicales dans le traitement de la luxation anteriointerne recidivante de l'epaule. Lyon Chir 1965；61：313-8.
10) Lafosse L, Boyle S. Arthroscopic Latarjet procedure. J Shoulder Elbow Surg 2010 Mar；19(2 Suppl)：2-12.
11) 菅谷啓之，高橋憲正，河合伸昭，ほか.高度な骨欠損を伴う反復性肩関節前方不安定症に対する鏡視下腸骨移植術.肩関節 2012；36：383-7.
12) 菅谷啓之. 第1章　反復性肩関節脱臼に対する手術治療：反復性肩関節脱臼高度骨欠損例に対する骨移植術.菅谷啓之（編集）肩関節外科手術テクニック，初版. 大阪：メディカ出版；2014. p.63-3.
13) Yamamoto N, Muraki T, An KN, S et al. The stabilizing mechanism of the Latarjet procedure: a cadaveric study.J Bone Joint Surg Am 2013；95：1390-7.

I 不安定症

肩関節後方不安定症に対する鏡視下手術

船橋整形外科病院スポーツ医学・関節センター肩関節・肘関節部門　**高橋憲正**

　肩関節不安定症は一般に人口の2％程度といわれており，日常診療において比較的多く遭遇する。そのほとんどが外傷性の前方不安定症であり，後方不安定症は2～5％と報告されている[1]。しかしながら若年の活動性の高い症例においては，不安定症の手術症例の24％に後方不安定症が含まれていたとされており，診断が難しいため見逃されやすい病態であると考えられている[2]。

　後方不安定症に対する近年のreviewによると，その発症様式が複数報告されている。まず①大きな外力による直接的な受傷，②繰り返す微小外力，③関節弛緩性をベースとしスポーツや労作による痛みや不安感を発症する症例に大別される[3]。

　後方不安定症に対する治療法については近年鏡視下手術が推奨されており，本項では鏡視下後方Bankart修復術について解説する。

術前準備

診断

　前述したように大きな直達外力に加え，ベンチプレスやアメリカンフットボールのディフェンス選手の防御など，繰り返す外力によっても生じうる。

　一方，関節弛緩性を基盤とし，投球動作やスイング動作によって明らかなオンセットを有せず，痛みや不安感を生じるケースも存在する。また，関節弛緩性を有し，明らかな誘引なく随意性の後方（亜）脱臼を呈する症例をしばしば認めるが，多くは保存療法に反応する。

　こういった概念を念頭に置き，症例個々の病歴，スポーツ活動などを入念に聴取する。

理学検査

　後方の不安定症の理学検査は，Jerk test，Kim's test，load and shift testなどが報告されている。著者らは臥位でのposterior stress testで不安定性，不安感，痛みを評価している[1]。

画像検査

　明らかな外傷によって生じた症例では，X線像に加えてCT，関節造影MRI検査を施行し，後方の関節唇損傷を認めれば容易に診断できる（**図1，2**）。

手術適応

　コリジョンスポーツ競技者や野球選手など高い競技レベルの症例が多く，学年やシーズンなどを考慮して至適な時期に手術が計画される。一方で，**繰り返す微小外力による損傷では単に肩の痛みで受診する場合が多く，診断が遅れる傾向にある。**

　理学所見で後方不安定性を示唆させる所見を認め，CTや関節造影MRIで後方の関節唇に所見を認めた場合は手術を考慮する。

図1 術前3D-CT

a：関節窩後方の骨摩耗と小骨片を認める（矢印）。
b, c：Reverse Hill-Sachs病変を認める（矢印）。

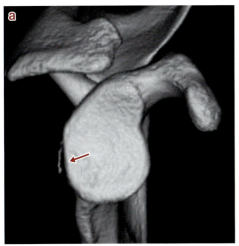
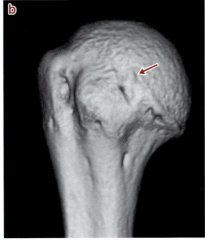
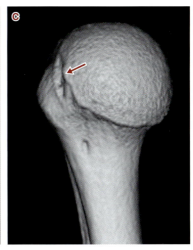

図2 関節造影MRI

a：外転外旋位。Bankart病変は認めず，関節上腕靱帯の弛緩を認める。また，後方関節唇の剥離を認める（矢印）。
b：軸位断像でも後方関節唇の剥離を認める（矢印）。

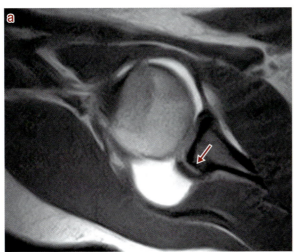
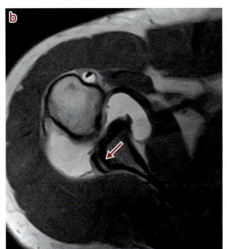

非外傷性の不安定症では多くの場合，理学療法に反応するため，まず保存療法を試みる。熟練した理学療法士によるリハビリテーションにおいても症状が軽快しない症例では，手術を考慮する。

本項では次の症例を基に術式を解説する。症例は，19歳，女性。16歳時にチアーリーディングの際に右肩が過外旋となり，後方に持っていかれて脱臼し，自己整復された。それ以降，主にチアーの競技中に約50回の脱臼・亜脱臼を繰り返している。

可動域制限を認めず，posterior stress testで不安感を訴えた。

画像所見

CTにてreverse Hill-Sachs病変を認める。また関節窩後下方に小骨片を認めた（図1）。関節造影MRIにて後方関節唇の剥離，IGHLの弛緩を認めた（図2）。

体位

手術体位はビーチチェア位で行っている。

手術手技

ポータルの作製

後方ポータル，前方ポータル，後上方ポータルを使用する（図3）。

まずスタンダードな後方ポータルを作製し，次いで前方ポータルを作製する。後方不安定症例では，前方からの鏡視で後方関節唇の剥離，reverse Hill-Sachs病変を認める（図4）。

関節唇の剥離やアンカー挿入のために後上方ポータルを用いている。肩峰の後外側角から18Gのスパイナル針で方向を定め，outside-inの要領で切開する。 このポータルは棘下筋の筋腱移行部に作製されるが，一部腱も含まれるため通過障害となりやすい。従ってスイッチングロッドを用いて，カニューラを留置している（図5）。

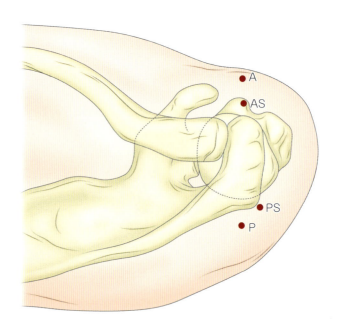

図3 使用するポータル
A：アンカーポータル，AS：前上方ポータル，P：後方ポータル，PS：後上方ポータル

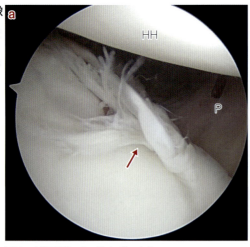
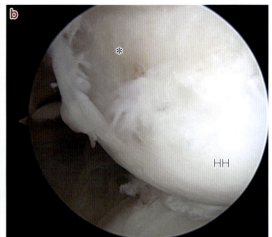

図4 右肩前方鏡視像
a：後方Bankart病変（矢印）
b：Reverse Hill-Sachs病変（＊）

HH：上腕骨頭，P：後方ポータル

関節唇-関節包靱帯複合体の剥離

ポータルを作製した後に、関節鏡を前方ポータルに移動し鏡視する。後上方ポータルからラスプを挿入し、剥離した関節唇を中心に周囲を剥離する。右肩の9時から4時くらいまでの関節唇-関節包靱帯複合体を剥離する。その際に後方から後下方の剥離は前方からの鏡視で後方ポータルからラスプを用い、右肩6時以前の前下方は後方鏡視で前方ポータルから剥離している（図6）。

図5 カニューラの留置
後上方ポータルへカニューラを留置し、ラスプで剥離する。

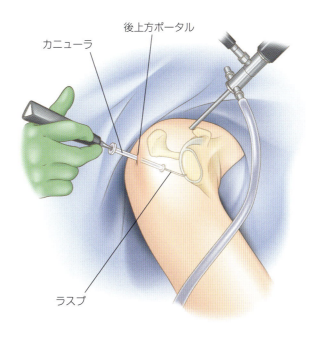

図6 関節唇の剥離
a：術中の肢位は軽度屈曲位とし、前方鏡視で後方の関節唇を剥離する。
b：ラスプで後方から後下方を剥離する。
c：前下方の関節唇は後方鏡視として前方ポータルからラスプで剥離する。

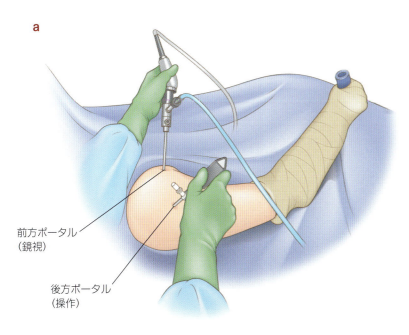

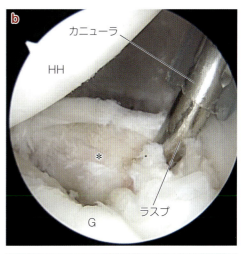

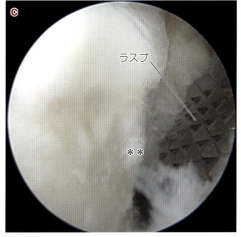

HH：上腕骨頭、G：関節窩、＊：小骨片を含む関節唇、
＊＊：右肩5時の関節窩

アンカーの挿入

　剥離が十分にできたら，まず前下方5時半辺りの位置にアンカーを挿入し，糸を装着する．次いで前方鏡視に戻り，おおよそ7時半の位置にアンカーを挿入する．**アンカー挿入のポータルは後上方もしくは後方ポータルのどちらか関節窩との角度がよいポータルを用いる．糸の装着は，後上方ポータルからグラスパーを用いて関節上腕靱帯を緊張させ，後方ポータルよりスーチャーフックで関節唇をとらえる．**

　次いで後上方ポータルを用いて9時の位置にアンカーを挿入する．後上方ポータルからグラスパーで関節上腕靱帯を緊張させ，後方ポータルからスーチャーフック（ConMed Linvatec社）を挿入し関節包をとらえる（**図7**）．糸を装着したら後方関節包への糸の装着へはスーチャーフックを用いることが多いが，前方鏡視下では鏡像となるため右肩には左曲がり，左肩では右曲がりが使いやすい．**すべての糸を装着した後，後下方，後方の順で縫合し後方鏡視で前下方を縫合する（図8，9）．**

　本症例は10歳代の女性であり，両肩の後方不安定症であった．関節弛緩性を基盤に発症したと考えられたため腱板疎部縫合を追加した（**図10**）．

図7 糸の装着
a：後下方へ糸を装着したところ．
b：後方へ糸を装着したところ．

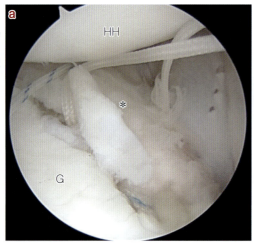 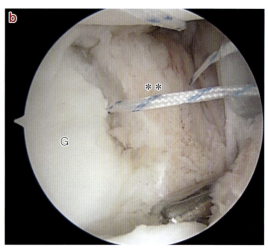

HH：上腕骨頭，G：関節窩，＊：右肩7時半の関節唇，＊＊：右肩9時の関節唇

図8 糸の縫合
a：後下方から後方の糸を縫合する．
b：後方鏡視として前下方の糸を縫合する．

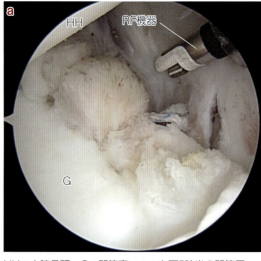 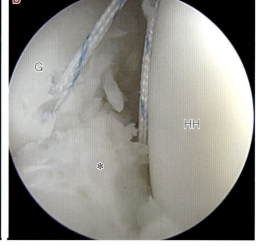

HH：上腕骨頭，G：関節窩，＊：右肩5時半の関節唇

肩関節後方不安定症に対する鏡視下手術

図9 縫合後の関節唇

a：縫合後の後方関節唇の状態。
b：縫合後の下方関節唇状態。

HH：上腕骨頭，G：関節窩

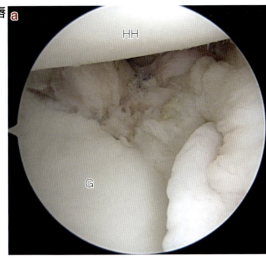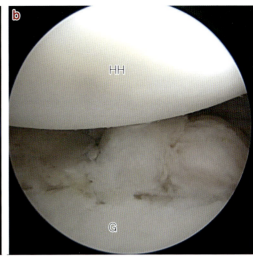

図10 腱板疎部の縫合

a：腱板疎部へ糸を装着したところ。
b：腱板疎部縫合後の状態。

HH：上腕骨頭，G：関節窩，SSC：肩甲下筋腱，LHB：上腕二頭筋長頭腱

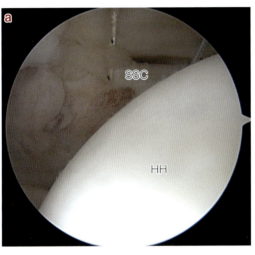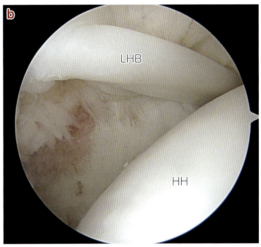

後療法

反復性肩関節脱臼の術後と同様のプロトコールで行っている．3週間の装具固定を行い，術後3カ月以降にストレングスの訓練を行っていく．スポーツ復帰は術後6カ月を目安に許可している．

コツとPitfall

後方不安定症の鏡視下手術において手技的に困難な点は，前方鏡視による操作が多い点である．右肩においては図6aのように術者の左手を右肩に載せてカメラを把持し鏡視を安定させる．右手で後方または後上方ポータルから機器を挿入し剥離やアンカー挿入を行うが，ミラーイメージとなるため操作に慣れが必要である．著者らは日常的に関節内の前方鏡視を行い後方関節腔の操作を行い慣れるように心がけている．前述したように後上方ポータルへはカニューラを留置しておくが，前方鏡視の際は前上方から鏡視し，前方ポータルへカニューラを留置しておくと，縫合糸の整理ができトラブルを回避できる．また術前CTの軸位断で関節窩縁の形状を考慮して，アンカー挿入の角度を決定する．その際，後下方と前下方のアンカーが干渉しないように挿入角度に留意する．

後方関節唇の操作において重要な点は，前方鏡視においてスムーズに手が動くことであり，普段から慣れておくことが必要である．

文献

1) Millett PJ, Clavert P, Hatch GF 3rd, et al. Recurrent posterior shoulder instability. J Am Acad Orthop Surg 2006；14：464-76.
2) Moroder P, Scheibel M. ABC classification of posterior shoulder instability. Obere Extrem 2017；12：66-74.
3) Frank RM, Romeo AA, Provencher MT. Posterior Glenohumeral Instability：Evidence-based Treatment. J Am Acad Orthop Surg 2017；25：610-23.
4) DeLong JM, Jiang K, Bradley JP. Posterior Instability of the Shoulder：A Systematic Review and Meta-analysis of Clinical Outcomes. Am J Sports Med 2015；43：1805-17.

I 不安定症

MDIおよび非外傷性肩不安定症に対する鏡視下手術

船橋整形外科病院スポーツ医学・関節センター肩関節・肘関節部門 **高橋憲正**

多方向性肩関節不安定症（multi-directional glenohumeral instability：MDI）は，2方向以上の不安定性を有する症候性の不安定肩として定義されている[1]。歴史的にはatraumatic multidirectional, bilateral, rehabilitation, inferior capsular shift（AMBRI）と略され，理学療法によく反応する病態として認識されている。

一方で，繰り返される微小外力によっても不安定性が生じると考えられており，手術を要する病態も存在する。近年のreviewにおいて非外傷性MDIの253例に，初期治療として保存療法を選択された症例のうち52例（21％）が手術を要した[2]。

本稿ではMDIに対する手術適応と手術の実際を述べる。

術前準備

手術適応

Neerら[3]は1980年に前方および後方に加え，下方の不安定性を示す病態をmultidirectional instability（MDI）と報告した。現在では症候性の2方向以上の不安定肩をMDIと定義する報告が多い[1]。2008年のノルウェーの調査では肩不安定症の手術のうち，7％がMDIに起因するものであったと報告されている[4]。また非外傷性肩不安定症の80％以上が，エクササイズを主とした保存療法で良好な成績が得られたとの報告もあり，手術を要する症例は決して多くない[5]。

一方で，アスリートのMDIで外傷を契機に発症した症例に対する保存療法は，中長期の成績が劣るとの報告もあり症例個々の背景を考慮する必要がある[6]。また前述したNeerらは，症状が1年以上続き保存療法に反応しない症例を手術適応としているが，そのなかで精神的な問題を注意深く観察し，必要があれば専門家に紹介するとしている。

非外傷性肩不安定症の分類には，精神的な問題の有無で分けられているものもあり[5]，**愁訴と画像評価が必ずしも一致しないことから，手術を決定する際には注意深い判断が必要**である。

当院で2006〜2015年に手術を施行したMDI症例は30例35肩で，そのうちEhlers-Danlos症候群と診断された3例6肩を除く27例29肩で，鏡視下関節包縫縮を施行した。手術時平均年齢は18.5（13〜33）歳で，男性9例，女性18例であった。27例中23例がスポーツ活動を行っており，軽微な外傷を契機に発症した症例は10例10肩，外傷を契機に発症したものの関節内の損傷がごく軽微で，関節包縫縮を行った症例が5例5肩含まれた。また非外傷性の発症は12例14肩であった。非外傷例は8/14肩が小・中学生時から発症し，当院で平均13カ月の保存療法を経て手術に至っていた。

図1にMDI症例の画像所見を示す。

MDIおよび非外傷性肩不安定症に対する鏡視下手術

図1 MDI症例の画像所見（18歳，男性）

a：CTで関節窩骨形態は正常である。
b：関節造影MRIで下関節上腕靱帯の弛緩を認める。

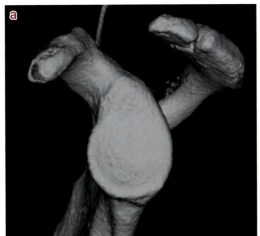
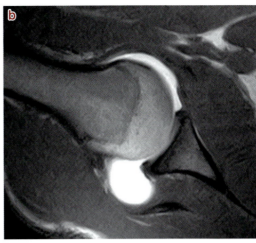

手術手技

体位

ビーチチェア位で行っている。

使用するポータル

後方ポータル，前方ポータル，前上方ポータル，（後上方ポータル）を使用する（図2）。

図2 使用するポータル

スタンダードな後方ポータルと前方・前上方ポータルを用いているが，後方関節窩へアンカー挿入が必要な症例では後上方ポータル（PS）を作製する。

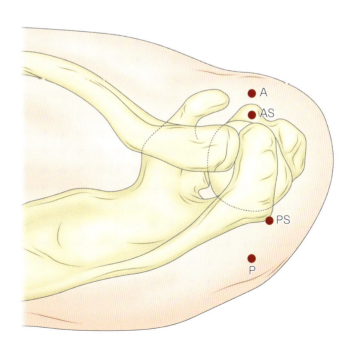

P：後方ポータル（肩峰後縁から2横指下方），A：前方ポータル（烏口突起の外側），AS：前上方ポータル（肩鎖関節の前方），PS：後上方ポータル（肩峰の後外側角）

手術手順

●ポータルの作製

まずスタンダードな後方ポータルを作製し，関節内を鏡視する。次いで前方ポータルと前上方ポータルを作製する。

●関節包の縫縮

MDI症例では関節唇の損傷がないか，わずかである症例が多く，**鏡視上関節唇に厚みがあり安定している症例では，これをアンカーとして関節包を縫着する**（**図3**）。一方で，**未発達で薄い関節唇や剥離を認める症例ではスーチャーアンカーを用いている**。

MDI症例では関節包は菲薄化しており，関節腔は前方，後方とも増大している（**図4**）。

手術の目的は下関節上腕靱帯（inferior glenohumeral ligament；IGHL）全体の再緊張化を図ることで，そのために前方から後方にかけて関節包を縫縮する。著者らは最初に後方関節包への糸の装着から行っている。

前方から鏡視し，**後方ポータルよりスーチャーフック（Conmed Linvatec社）を挿入し関節包をとらえる。後方関節包へは右肩には左曲り，左肩では右曲りが使いやすい**。関節窩より15mm程度に刺入し10mm幅程度の関節包をフックですくい先端を確認した後，関節唇を貫く（**図5**）。ナイロン糸に高強度糸を通した後，同様の操作を繰り返し関節唇をアンカーとして関節包にマットレスに糸を装着する（**図6**）。

次いで後方鏡視とし，下方から前下方の関節包へマットレスに糸を装着する。後下方の関節包と同様の処置を繰り返すが，スーチャーフックは後下方の逆向き，すなわち右肩であれば右曲り，左肩であれば左曲りが使いやすい。マットレス法で糸を装着する。後下方・前下方に高強度糸が装着されたら，再び前方鏡視として後方関節包を縫合する。

図3 関節唇をアンカーとした関節包の縫縮
関節唇をアンカーとして，後下方・前下方へマットレス法で高強度糸を装着する。前方へは単結節で糸をかける。

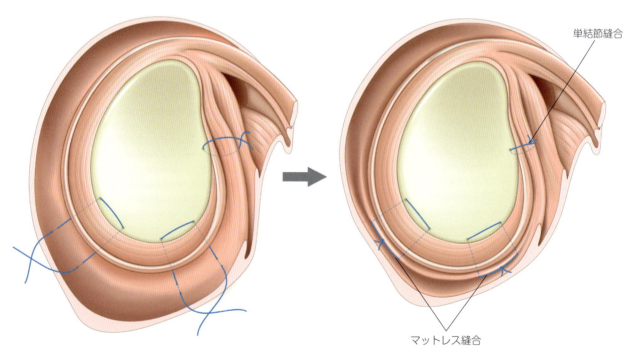

後下方を先に縫合すると,関節腔が狭くなり前下方への装着が困難となるため,後下方・前下方へ糸を装着した後それぞれを縫合している。次いで前方関節包へ同様の手技で,マットレスまたは単結節で高強度糸を装着し縫合する。通常3本の高強度糸を用いて前方から後方までバランスよく関節包を縫縮する(図7)。

解剖学的な研究では,腋窩神経の小円筋枝が最も関節窩よりを走行していて,6時の位置で関節窩から平均12.4mmとの報告がある[7](図8)。従って**関節包の取り幅は症例個々の関節腔の広がり具合によって差があるが,腋窩神経の走行を考慮して,下方では10mm程度としている。**

● スーチャーアンカーを用いた関節包の縫縮

度重なる脱臼・亜脱臼により関節唇が剥離や変性を認める症例や低形成な症例では,スーチャーアンカーを用いて関節包を縫縮している。前方鏡視として後方ポータルよりアンカーを挿入し,

図4 関節包の鏡視像
a:菲薄化した後方関節包(†)
b:上腕骨頭の下方への亜脱臼を認める

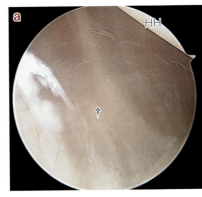
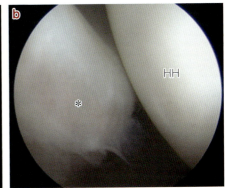

HH:上腕骨頭,＊:後下方関節唇

図5 スーチャーフックの刺入
スーチャーフックを用いて関節包から関節唇を貫く。

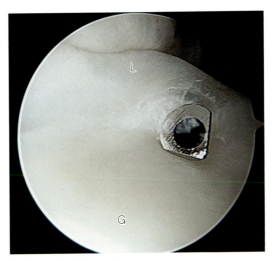

G:関節窩,L:関節唇

図6 関節包への糸の装着
a:後下方の関節包への糸の装着
b:前下方の関節包への糸の装着

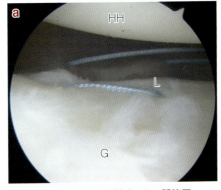
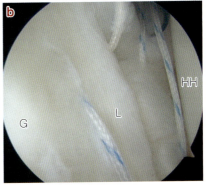

HH:上腕骨頭,G:関節窩,L:関節唇

図7 後下方・前下方の関節包の縫合
a：前方からの鏡視で後下方を縫合(矢印)
b：後方鏡視で前下方の縫合
c：前方の縫合後

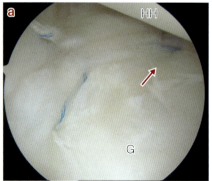 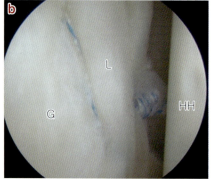 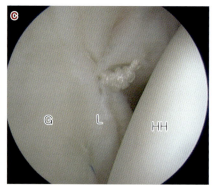

HH：上腕骨頭，G：関節窩，L：関節唇

図8 関節窩-関節包靱帯と腋窩神経の位置関係
a：右肩の関節窩と平行に，骨頭のレベルで切断したところ．白点線は腋窩神経の断面である．
b：上腕骨を切除して関節窩を外側から観察したところ．白点線は腋窩神経の断面と走行である．

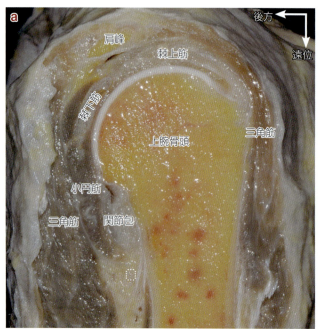 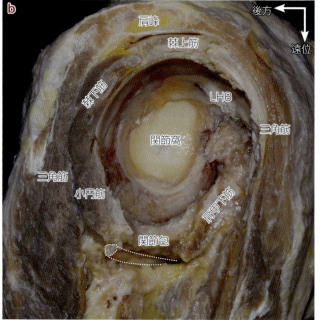

(東京医科歯科大学 二村昭元先生ご提供)

前述した手技で関節包を10mm幅程度すくいマットレス法で縫合する．後方が1つのポータルのみだと糸の操作がやりにくいため，後上方ポータルを作製するとスムーズに行える．前下方のアンカー挿入は，後方鏡視で通常の前方ポータルから挿入し，前上方ポータルを用いてスーチャーフックで関節包をとらえる．

● 腱板疎部縫合

後方から前方の関節包縫縮が完成した後，腱板疎部縫合を行う(図9)．鏡視下Bankart修復の際の補強で用いている手技で，16Gの硬膜外針にナイロン糸を通し肩甲下筋を貫く．前方ポータルからIDEAL™ Sture Grasper(DePuy Mitek社)で，上関節上腕靱帯(superior glenohumeral ligament；SGHL)の上方部を貫き関節内にあるナイロン糸を把持する．**腱板疎部を3等分する2点にそれぞれ高強度糸で肩甲下筋の上部線維とSGHLを含む組織を縫合する**．縫合は後方鏡視で疎部をみながら関節外で行っている[8]．

図9 腱板疎部縫合
a：腱板疎部に等間隔で糸を装着する[肩甲下筋腱から上関節上腕靱帯(SGHL)を含む]。
b：腱板疎部縫合後

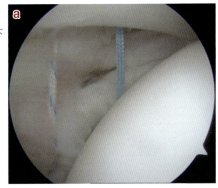
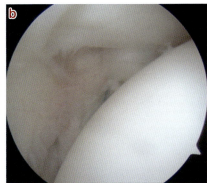

後療法

　近年のreviewでは，直視下のcapsular shiftと鏡視下関節包縫縮の後療法は差がなく，4～6週間の装具固定の後，保存療法と同様な手法で腱板や三角筋のエクササイズを行うとされている。われわれは鏡視下Bankart修復術と同様に3週間の装具固定とし，腱板の促通やshort rangeでの可動域訓練は早期より行っている。3カ月以降で筋力訓練を強化していき，6カ月で制限なく活動することを目指している。

文献

1) Gaskill TR, Taylor DC, Millett PJ. Management of multidirectional instability of the shoulder. J Am Acad Orthop Surg 2011；19：758-67.
2) Longo LG, Rizzello G, Loppini M, et al. Multidirectional Instability of the Shoulder：A Systematic Review. Arthroscopy 2015；31：2431-43.
3) Neer CS 2nd, Foster CR. Inferior capsular shift for involuntary inferior and multidirectional instability of the shoulder. A preliminary report. J Bone Joint Surg Am 1980；62：897-908.
4) Blomquist J, Solheim E, Liavaag S, et al. Shoulder instability surgery in Norway：the first report from a multicenter register, with 1-year follow-up. Acta Orthop 2012；83：165-70.
5) Burkhead WZ Jr, Rockwood CA Jr. Treatment of instability of the shoulder with an exercise program. J Bone Joint Surg Am 1992；74：890-6.
6) Misamore GW, Sallay PI, Didelot W. A longitudinal study of patients with multidirectional instability of the shoulder with seven- to ten-year follow-up. J Shoulder Elbow Surg 2005；14：466-70.
7) Price MR, Tillett ED, Acland RD, et al. Determining the relationship of the axillary nerve to the shoulder joint capsule from an arthroscopic perspective. J Bone Joint Surg Am 2004；86：2135-42.
8) 高橋憲正, 菅谷啓之, 松木圭介, ほか. 反復性肩関節前方不安定症に対する鏡視下手術-補強手術としての鏡視下腱板疎部縫合術の有用性-. 関節鏡 2005；30：57-60.

一次修復可能な腱板断裂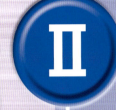

II 一次修復可能な腱板断裂

鏡視下後上方腱板修復術

KKR北陸病院整形外科　**小林尚史**

後上方腱板断裂に対する鏡視下修復術の目的は，断裂した棘上筋・棘下筋腱を修復することにより，骨頭の求心位を獲得し，残存腱板筋の機能を最大限に引き出すことである。特に外旋筋力は肩関節機能に大きく影響する。

一次修復が成功するためには，適応を選び，確実に手術を行い，再断裂を起こさないことが重要である。病歴，残存筋力，骨形態，骨頭上昇の方向と程度，腱板断端の状態，筋萎縮と脂肪変性から，一次修復が可能かどうかを検討する。

手術は滑液包側の癒着剥離，腱板疎部の郭清と関節包の切離を確実に行って腱板を引き出す。修復腱の緊張が強い場合には，内方化やsingle row法を含めた修復腱が過緊張にならないような縫合法を選択すべきである。

術後3カ月は再断裂が起こらないように慎重な後療法が必要であるが，関節拘縮や筋の癒着による滑走不全は機能回復に悪影響を及ぼすので，腱板筋の積極的な機能訓練も平行して行っていく必要がある。

術前準備

問診および理学所見

発症様式，罹病期間，主訴が痛みによるものか，筋力低下によるものかを聴取する。急性発症で罹病期間が短ければ一次修復が可能であることが多いが，画像診断も含めて検討する必要がある。下垂および90°屈曲での外旋筋力低下は，ADLでの不都合や易疲労感と関連する。特に外旋のラグサインがある場合は，一次修復そのものが不可能あるいは広背筋移行のような再建術が必要である。

画像診断

単純X線（**図1**）・CT（**図2，3**）・MRI（**図4**）検査を施行する。烏口肩峰アーチの形態，上腕骨の変形の程度（**図1**），骨頭上昇の方向（**図3**），MRIで腱板断端の状態と位置，腱板筋の筋萎縮と脂肪変性（**図4**）を評価し，一次修復が可能かどうかを判断する。

プランニング

一次修復が可能かどうかの判定が最も重要で，病歴が短く，烏口肩峰アーチと大結節の侵食像がなく，求心位が保たれ（**図2，3**），脂肪変性がGoutallier分類のstage 2以下，腱板断端が比較的厚く，肩甲骨関節窩より末梢にある（**図4**）ものが適応となる。

ただし，術者の技量により適応は変わるので，意図した結果が得られるように最大限の努力をする必要がある。一次修復が可能かどうか疑わしい場合は，内方化やsingle row法による修復，open法への移行，人工関節の使用や筋移行の準備が必要である。

大切なことは鏡視下修復を行うことではなく，腱板が修復・再建されることである。

鏡視下後上方腱板修復術

図1 単純X線像
a：下垂位正面像。肩峰骨頭間距離は十分に広い。
b：挙上位正面像。下垂位正面像より肩峰骨頭間距離が狭くなっている。
c：Scapular Y像では骨頭上昇の方向と，骨棘の有無をみる。

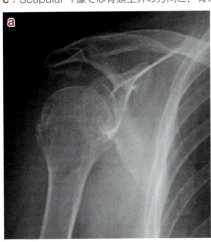
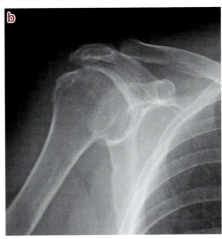
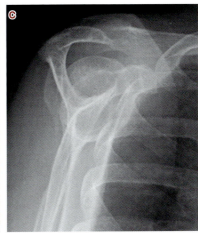

図2 肩峰と上腕骨の形態評価
a：3D-CTで骨頭の求心位，結節の骨変化を評価する。
b：肩峰の3D-CTで骨棘の大きさと位置を評価する。
c：肩峰と上腕骨を重ね合わせた画像で，骨頭の位置，骨棘との関係を評価する。
d：骨標本の上面の骨変化。骨増殖と吸収が入り交じった変化を認める。
e：骨標本の肩峰下の骨棘。

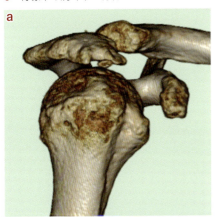
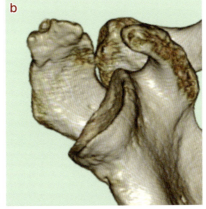
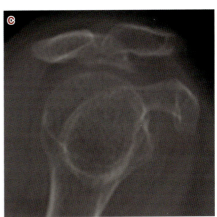
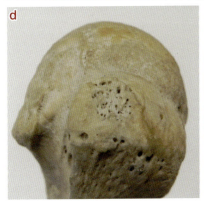
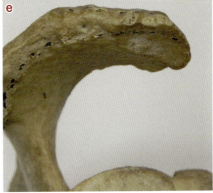

図3 3D-CTによる骨頭位置の評価

a：骨頭は比較的求心位にあるが，やや前方にシフトしている。
b：骨頭は後上方にシフトしている。
c：骨頭は上方にシフトしている。

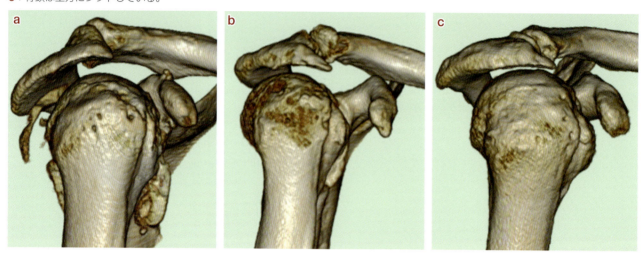

図4 MRIによる腱板断裂の評価

a：正面像で棘上筋断端の位置(矢印)を評価する。
b：aより，やや後方のスライスで棘下筋断端(矢印)を確認する。
c：横断像で肩甲下筋，棘下筋，小円筋の断裂と脂肪変性を評価する。
d：矢状断像で関節窩の位置に腱板断端(矢印)が観察される。
e：腱板筋群の筋萎縮と脂肪変性を評価する。

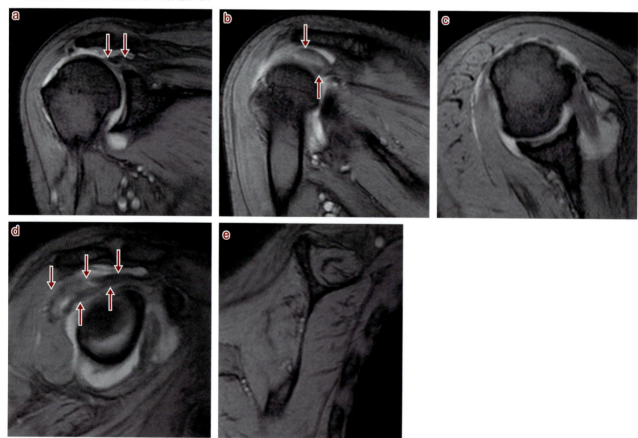

体位，麻酔

通常の肩関節鏡視下手術と同様に，側臥位またはビーチチェア位で行う。アームホルダーで前腕を固定し，挙上，下垂，内・外旋が自由に行えるようにしておく。

麻酔は超音波下でC5〜7の斜角筋ブロック単独［アナペイン®（アストラゼネカ社）20mL使用］，または斜角筋ブロックに全身麻酔を併用して手術を行う。2時間以内の手術であれば斜角筋ブロック単独で手術は可能であり，術後の安静度や水分・食事制限もなく患者負担は少ない。2時間を超えるものは，患者の安楽のためにも全身麻酔の併用が好ましい。

術後疼痛管理

術後疼痛管理のために，著者らは持続斜角筋ブロックを行っている。21Gの小児用硬膜外チューブを頚神経叢に挿入し，0.4%アナペイン®を時間4〜5mLで自己調節鎮痛法（patient controlled analgesia；PCA）ポンプを用いて（**図5**）4日間持続的に注入すれば，術後疼痛はほとんどない。このチュービングは斜角筋ブロックと同時，または術後に行っている。

図5 持続斜角筋ブロック
a：使用する小児用の硬膜外針
b：使用するPCAポンプ

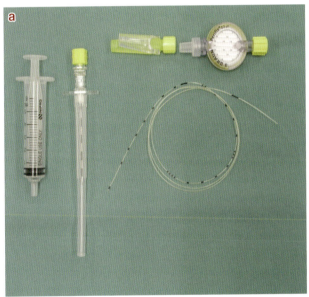
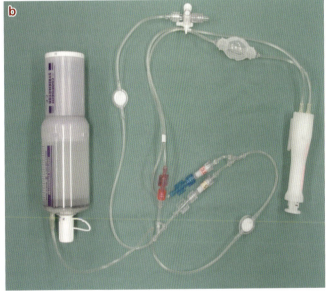

手術手技

ポータル

ポータルは，後方・前上方・前外側・後外側ポータルと，肩峰外側縁から腱板断裂部中央に到達できるアンカー挿入用のポータルを作製する（図6）。

関節内鏡視では，後方鏡視と前方鏡視（図8c，d）を駆使して関節内の全体像を観察する。肩峰下では前後の外側ポータルから鏡視して，前方・後方のポータルより器具を挿入して処置を行うことになる。

手術手順

①腱板疎部の郭清，②関節包の切離と切除，③肩峰下のクリーニングと除圧，⑤断裂形態と腱板の引き出し具合の評価，④大結節の骨棘切除とfootprintの新鮮化，⑤内側列アンカーの挿入，⑥アンカー糸の腱板への挿入と適宜縫合，⑦スーチャーブリッジ，⑧最終チェックの順に手術操作を行っていく。

腱板疎部の郭清（図7）

引き込まれた棘上筋の前方部と肩甲下筋を引き出すためや拘縮の解除には，腱板疎部を郭清して烏口突起基部から肩甲下筋と棘上筋を切離する必要がある。肩甲下筋断裂がない場合でも，棘上筋を引き出すと前上方の緊張が高まるために，この操作は行っておいたほうがよい。後方鏡視を行い，前方からシェーバーやVAPR®（DePuy Synthes社）を用いて完全に腱板疎部を郭清し，烏口突起基部の棘上窩と肩甲下窩両方が確認できるようにしておく（図7，図8a，b）。

関節包の切離

腱板断裂がある程度大きい場合や拘縮がある場合，術前骨頭の求心位がとれていない場合は，関節包の全周性の切離（図8d）と前方関節包の切除を行う。

腱板疎部の郭清に続き，中関節上腕靱帯（middle glenohumeral ligament；MGHL）を切離して前方の関節包も可及的に切除する（図7）。

前方ポータルから後下方を観察し，棘下筋を引き出したときの後下方の関節包の緊張具合を観察し，後方ポータルから入れたVAPR®で下方の関節包に切開を追加していく（図8c，d）。

全周性の関節包切離が必要な場合には，後下方ポータルを作製して後方ポータルから鏡視をしながら，後下方ポータルから入れたVAPR®で下方から前下方の関節包を切離する（図9）。

関節内鏡視では図10に示すような，棘上筋から棘下筋にかけての腱内断裂や関節面断裂を見逃さないように注意しなければならない。

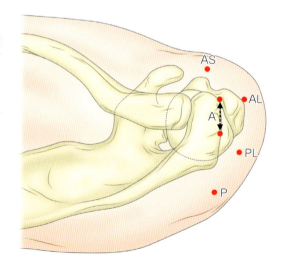

図6 ポータル

Aのアンカーポータルは滑液包鏡視を行い，注射針を刺して断裂部位の位置との関係から最も適切な位置にあける。

A：アンカーポータル，P：後方ポータル（肩峰後外側角より2cm下，2cm内方），AS：前上方ポータル（肩峰前外側角と烏口突起の中央），AL：前外側ポータル（肩峰外側縁より2cm外側で，ASとPの3等分した点の前方），PL：後外側ポータル（肩峰外側縁より2cm外側で，ASとPの3等分した点の後方）

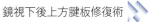

図7 腱板疎部の郭清

a：後方鏡視で前方からVAPR®を用いて，MGHLを郭清する。
b：前上方の関節包は切除した。
c：腱板疎部を郭清すると，前方の烏口突起先端と烏口突起先端（CT）が観察される。

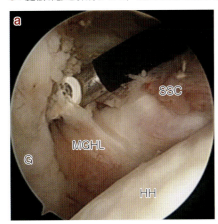
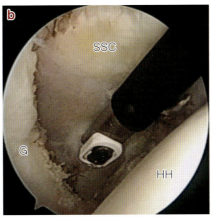
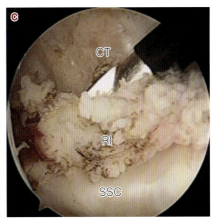

G：関節窩，MGHL：中関節上腕靱帯，SSC：肩甲下筋腱，HH：上腕骨頭，CT：烏口突起先端，RI：腱板疎部

図8 烏口上腕靱帯の切離と後方関節包の切離

a：関節内から腱板疎部を郭清すると烏口突起が観察される。
b：滑液包側から烏口上腕靱帯を切離して烏口突起を観察できるようにする。
c：前方鏡視で後方腱板の状態を評価する。
d：後方ポータルからVAPR®を用いて後方関節包を切離する。

G：関節窩，HH：上腕骨頭，CT：烏口突起先端，ISP：棘下筋腱

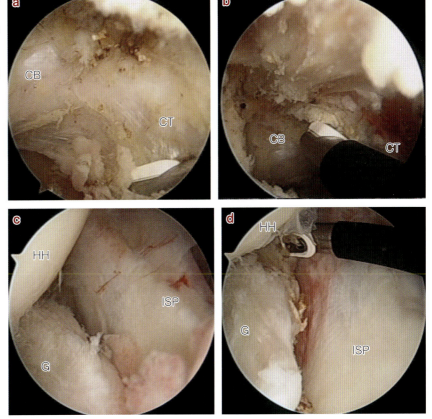

図9 Mobilizationの概要

腱板疎部は上関節上腕靱帯(superior glenohumeral ligament；SGHL)，MGHLともに郭清する。肩甲骨関節窩縁で全周性に関節包を切離し(①)，前下方と後下方の関節包を関節窩から上腕骨側に向かってスリットを入れるように切離する(②)。

滑液包側は烏口上腕靱帯を切離して，関節内と貫通させる。さらに肩甲骨棘の周囲を剥離し，棘上筋と棘下筋の滑走を獲得する(③)。

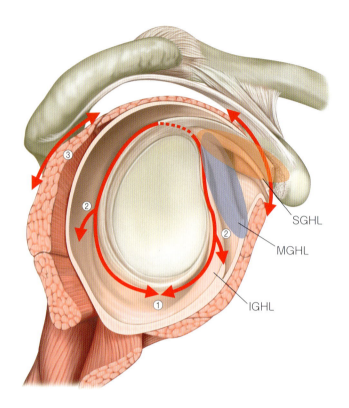

図10 解剖体の棘下筋断裂

a：棘下筋の関節面断裂と腱内断裂。
b：滑液包側からは棘上筋と棘下筋の間の小断裂にみえる。
c：bの腱板関節面。棘下筋関節面には深い断裂が存在する。

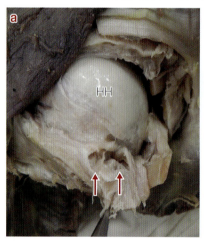 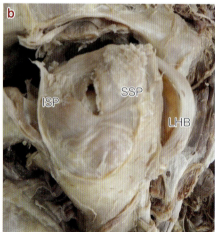 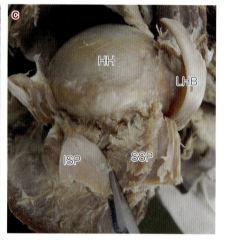

HH：上腕骨頭，SSP：棘上筋腱，ISP：棘下筋腱，LHB：上腕二頭筋長頭腱

(著者による作成)

肩峰下のクリーニングと肩峰下除圧（図11）

　肩峰下には増殖した滑膜や瘢痕組織，断裂した腱板や肥大した腱板断端が存在しており良好な視野が得られないことが多く，可及的に肩峰下のクリーニングを行う．

　烏口肩峰アーチは骨頭の求心位を保つ重要な構造であり，肩峰下除圧は必要最小限にとどめておく．3D-CTを参考にして，後天的に増殖した骨棘部分を切除するにとどめておく（図2b〜d）．

　この時点で十分な視野が得られなくても，後に行う大結節のfootprintに増殖した骨（図2a, d）を切除することにより，腱板修復に必要なスペースは確保できるはずである．

　さらに，腱板疎部の滑液包面から肩甲下筋の滑液包面のクリーニングを行っていく．烏口肩峰靱帯（coracoacromial ligament；CAL）を肩峰から烏口突起に向かって同定していくと，烏口突起先端からわずかに頭側に烏口上腕靱帯（coracohumeral ligament；CHL）が存在する．烏口突起基部でCHLを同定して，棘上筋と肩甲下筋に向かう線維組織を切離していくと，関節内から郭清した腱板疎部と貫通し，肩甲下筋腱と棘上筋腱が観察できるようになる（図8a, b）．

　後方の腱板断端と肥厚した滑膜は区別が難しいが，シェーバーで容易に切除されるものは腱板断端ではない．十分なクリーニングを行うことで，腱板断端の位置を確認できる（図12a, b）．

　また，大結節の外側縁から外側壁周囲の滑膜も十分に切除して大結節外側壁を露出し，ブリッジング用のアンカーを挿入するときの視野を確保しておく．

図11　肩峰下除圧
a：肩峰下面を露出させる．
b：鏡視像と3D-CTを参考に，アブレーダーで骨棘部分を切除する．
c：除圧が完了した．

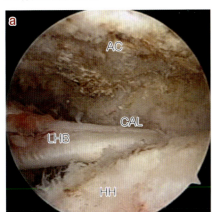
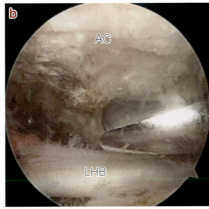
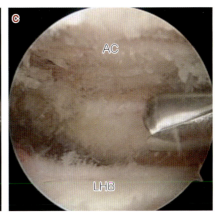

AC：肩峰，CAL：烏口肩峰靱帯，LHB：上腕二頭筋長頭腱，HH：上腕骨頭

断裂形態と腱板の引き出し具合の評価

後外側・前外側・前方ポータルすべてのポータルを使い，棘上筋と棘下筋の断端の状態と引き込みの程度を確認する（図12）。

次に腱板断端をスーチャーレトリバーで把持して可動性を評価する。腱板断端が容易にfootprintの外側まで引き出せない場合は，外側ポータルから棘上筋と棘上筋の断端を持ち上げながら後下方の関節包が切離されているかを確認する（図12c）。さらに滑液包側で棘上筋と棘下筋の間を郭清し，肩甲骨棘周囲から剥離を行う（図12d）。

棘上筋，棘下筋の断端がfootprint外側まで引き出せなくても，内側まで引き出せれば骨頭軟骨を切除して内方化を行うことで，緊張なく腱板を修復することが可能である（図13a，b）。内方化は約1cm（骨頭頂部）までは可能であると報告されている。

大結節の骨棘切除とfootprintの新鮮化

腱板が断裂したfootprintには，骨増殖と吸収が入り交じった骨変化を認め（図2a，d），大結節外側縁には骨棘が形成されているので，海綿骨が露出するまでアブレーダーで十分に切除を行っておく（図13c）。この操作で肩峰下には十分なワーキングスペースができるはずである。腱板の引き出しが十分でない場合は，骨頭軟骨を切除して腱板付着部の内方化を行う（図13b）。

最後にボーンパンチを用いてfootprint表面にはできるだけ多くのbone marrow bentをあけておく（図14a）。

図12 腱板のmobilization

a：腱板の断端。
b：腱板断端をシェーバーでデブリドマンを行う。
c：腱板関節面側の関節包を切離する。
d：肩甲骨棘周囲から棘上筋，棘下筋を剥離する。

G：関節窩，HH：上腕骨頭，SSP：棘上筋腱，ISP：棘下筋腱，SS：肩甲骨棘

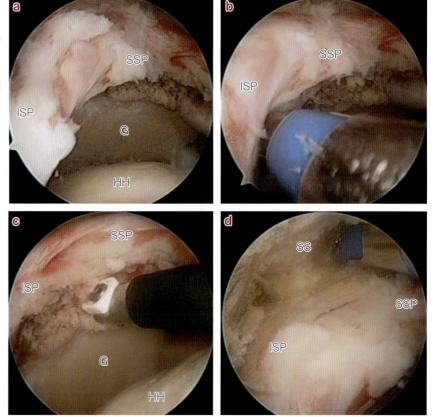

内側列アンカーの挿入

　内側列のアンカーは，骨頭軟骨の外側で長頭腱のすぐ後ろ(**図14b**)，上面と中面の間(**図14c**)，中面の中央を目安に挿入する．ボーンパンチで下孔を作った後にアンカーを挿入するが，骨質が硬い場合にはタップを行っておくほうがよい．逆に骨質がよくない場合は，ワンサイズ小さなボーンパンチを用い，骨頭表面ぎりぎりを狙って挿入した後にアンカーを挿入するとよい．

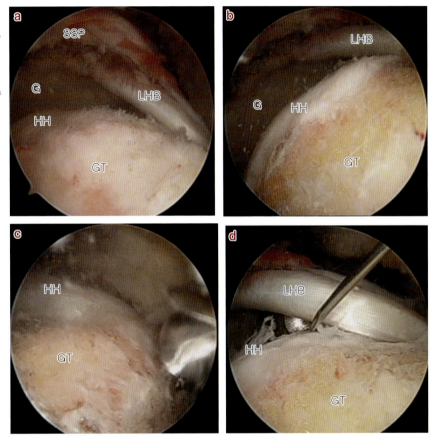

図13 大結節の処置①
a：腱板のfootprint表面は凹凸不整が認められる．
b：Footprint表面の新鮮化．
c：大結節外側の骨棘も切除する．
d：アンカーポータルを作るために注射針で位置を確認する．

G：関節窩，HH：上腕骨頭，SSP：棘上筋腱，LHB：上腕二頭筋長頭腱，GT：大結節

図14 大結節の処置②
a：ボーンパンチでbone marrow bentを行う．
b：LHB後方にアンカー刺入用の孔をあけている．
c：中面にアンカーが設置され，中面と上面の間にアンカー挿入用の孔をあけている．

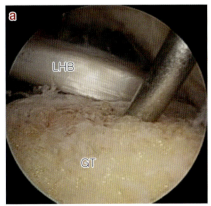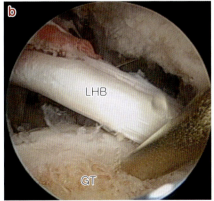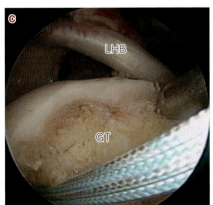

LHB：上腕二頭筋長頭腱，GT：大結節

アンカー糸を腱板にリレーする（図15）

近年，棘上筋，棘下筋の筋内腱や大結節への付着の特徴が詳細に報告され[1〜3]，さらに従来腱組織と考えられていた腱板の関節内部分は関節包であることがわかってきた[3]（**Anatomical Key Shot**，p.79参照）。このような解剖学的特徴を十分理解したうえで，アンカーの糸を腱板断端にかけていかなければならない。

腱板の関節面の付着外側から鏡視し，Mitekスーチャーグラスパー（DePuy Mitek社）やSutureLasso™（Arthrex社）を用いて腱板断端にアンカーの糸をリレーしていく。腱板表面を丁寧に触知すると棘上筋と棘下筋の筋内腱を触知でき，また腱板断端の筋腱移行部や腱組織も触知できる（図15a）。Mitekスーチャーグラスパーを，腱板断端の腱組織を貫いてアンカーの糸と順次リレーしていく。棘上筋の前方部分の糸のリレーを後方から行いにくい場合は，前方ポータルから入れたSutureLasso™またはスーチャーフックを用いて行っている。

一部の腱板がブリッジングで縫合することができない場合には，①single row法での修復，②大腿筋膜移植，③open法への切り替え，④筋腱移行を検討する。

すべての縫合糸が腱板にかかったら，緊張なく腱板が大結節を覆えるかどうかを確認する。

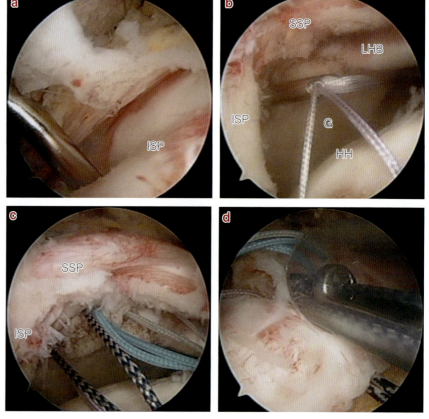

図15 縫合糸を腱板にリレーする
a：棘下筋にMitekスーチャーグラスパーを挿入している。
b：アンカーの糸とリレーする。
c：腱板断端に縫合糸がリレーされた。
d：縫合糸の結紮。

G：関節窩，HH：上腕骨頭，SSP：棘上筋腱，LHB：上腕二頭筋長頭腱，GT：大結節

鏡視下後上方腱板修復術

腱板を貫通した縫合糸を結紮するか否かは議論がある。縫合部にストレスが集中し，内側列での断裂が起きやすいとの報告[4,5)]もあるが，固定強度の観点からは縫合するほうがよいとする報告されている[6〜8)]。ブリッジングをした後に内側のマットレス縫合を行う方法，内側アンカーを小さなもので数多く使用するnet-like DAFF法，幅広いテープが装着されたアンカーの使用など，さまざまな縫合法が報告されており，術者の理念により決定されなければならない。

著者は，初期固定力[6〜8)]の観点から，内側を縫合しない場合はfootprintへの腱板の圧着力や，上腕骨頭の回旋運動での固定性に不安をもっており，結紮してからブリッジングを行うようにしている。

スーチャーブリッジ(図16)

腱板にかけた縫合糸を整理して，後方の縫合糸からスーチャーブリッジを行っていく。内側が1本または2本のときは外側のアンカーは2本，内側が3本のときは外側のアンカーは3本としている。修復された腱板を観察し，最前方または後方にできた腱板の盛り上がりをトリミングして，必要時には使用しなかった内側アンカーの縫合糸または新たに大結節外側に挿入下アンカーの糸を腱板にかけて，修復腱板の表面をスムーズな面になるようにする。

図16 ブリッジング
a：大結節外側壁にアンカーの下孔をあける。
b：ブリッジ用アンカーでブリッジングを行う。
c：縫合が終了した後。
d：術後1年のMRI。術前は図4。

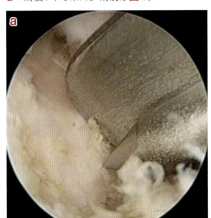
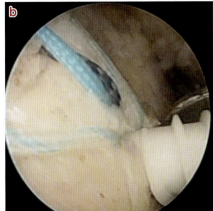
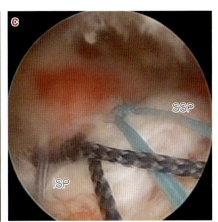
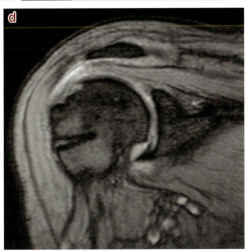

SSP：棘上筋腱，ISP：棘下筋腱

最終チェック

　滑液包側では，上腕骨を回旋したときに腱板表面が肩峰下にインピンジしないことを確認し，VAPR®のlarge diameter suction（LDS）electrodeを吸引下で用いて蒸散させておく。また，関節内からも修復された腱板をチェックし，滑膜切除を行っておく。腱板の緊張が高く，上腕骨と関節窩の間の開きが悪いときには，関節包の追加切離を行うとよい。十分に関節包内と滑液包内を洗浄後，創を縫合する。

後療法

　まず術後の疼痛管理としては，前述したように頚神経叢に設置した小児用硬膜外チューブから，0.4％アナペイン®を4〜5mL/時でPCAポンプを用いて4日間注入している（**図6**）。これで追加の鎮痛処置はほとんど必要ない。このほか，カクテル注射，疼痛が生じる前の座薬使用，麻薬使用による鎮痛などが報告されている。

　腱板修復術後の後療法は手術と同様にきわめて重要であり，再断裂を起こさないように慎重にリハビリテーションを進める必要がある。術後は肩外転装具［GLOBAL SLING OK Ⅲ（コスモス社）］で固定する。本装具は国産で日本人の体型に合わせて作られており，サイズ展開も3サイズあり，軽量で使いやすい。固定期間は小・中断裂では2週間，大・広範囲断裂では4週間としている。肩関節機能に重要な，肩甲帯，頚椎，胸椎，胸郭，腰椎の運動は固定期間中から積極的に行っておく。肩関節の運動は，術後2〜4週目より他動運動を開始し，徐々に可動域を上げ，術後7週目より自動介助運動，11週目から抵抗運動を許可している。

　術後の再断裂は術後早期に起こることが多いと報告されており，術後3カ月間は修復腱板に縫合不全となるような負荷が加わらないように注意している。しかしながら，関節拘縮と腱板筋の癒着が起こると腱板の機能回復は遅くなるので，腱板筋の収縮は早期から行い，腱板筋の癒着による滑走不全が起きないように注意する必要がある。

コツとPitfall

　鏡視下手術がスタンダードになり，後上方部腱板断裂に対する鏡視下修復術は腱板断裂の手術のなかでは最も頻度が高いものである。手術テクニックとしては基本的なものから高度なものまで多くを含んでおり，修復の難易度も断裂の大きさにかかわらずさまざまである。

　大切なことは鏡視下手術を行うことではなく，狙った結果を獲得する，すなわち再断裂を起こさないということである。そのためには，鏡視下手術のテクニックを磨くことは大切なことであるが，技量に合わせた患者選択や鏡視下手術以外の「引き出し」も重要となる。

　再断裂が起こっても多くの症例では臨床成績に大きな問題を残すことは少ないが，術前より症状が悪化することもある。また再手術は初回手術より難易度が高くなり，再断裂率も倍増する。

　以上のことを念頭に置き，再断裂ゼロを目指して最大限の努力をする必要がある。

文献

1）Mochizuki T, Sugaya H, Uomizu M, et al. Humeral insertion of the supraspinatus and infraspinatus. New anatomical findings regarding the footprint of the rotator cuff. J Bone Joint Surg Am 2008；90：962-9.

2）Nozaki T, Nimura A, Fujishiro H, et al. The anatomic relationship between the morphology of the greater tubercle of the humerus and the insertion of the infraspinatus tendon. J Shoulder Elbow Surg 2015；24：555-60.

3）Nimura A, Kato A, Yamaguchi K, et al. The superior capsule of the shoulder joint complements the insertion of the rotator cuff. J Shoulder Elbow Surg 2012；21：867-72.

4）Trantalis JN, Boorman RS, Pletsch K, et al. Medial rotator cuff failure after arthroscopic double-row rotator cuff repair. Arthroscopy 2008；24：727-31.

5）Yamakado K, Katsuo S, Mizuno K, et al. Medial-row failure after arthroscopic double-row rotator cuff repair.

Arthroscopy 2010；26：430-5.

6）Kaplan K, ElAttrache, Vazquez O, et al. Knotless rotator cuff repair in an external rotation model：the importance of medial-row horizontal mattress sutures. Arthroscopy 2011；27：471-8.

7）Leek BT, Robertson C, Mahar A, et al. Comparison of mechanical stability in double-row rotator cuff repairs between a knotless transtendon construct versus the addition of medial knots. Arthroscopy 2010；26（9 Suppl）：S127-33.

8）Chu T, McDonald E, Tufaga M, et al. Comparison of completely knotless and hybrid double-row fixation systems：a biomechanical study. Arthroscopy 2011；27：479-85.

9）Shamsudin A, Lam PH, Peters K, et al. Revision versus primary arthroscopic rotator cuff repair：a 2-year analysis of outcomes in 360 patients. Am J Sports Med 2015；43：557-64.

Anatomical Key Shot

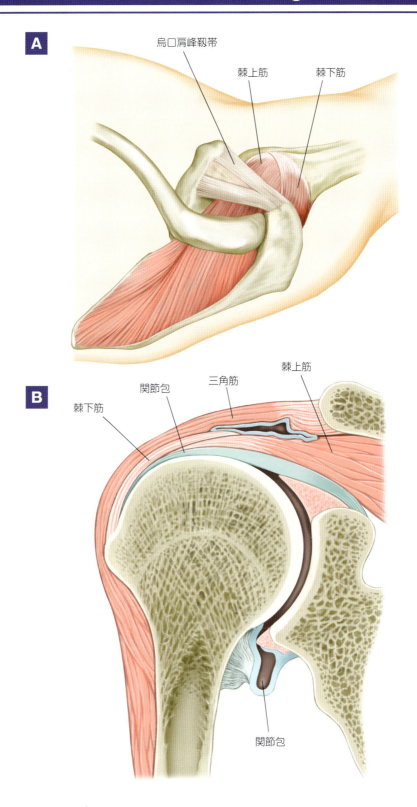

A 棘下筋は棘上筋を覆うように前方に回り込んで，大結節に付着する。

B 腱板の深層は関節包であり，大結節の関節面側に付着し，棘上筋と棘下筋は重なり合うように大結節の滑液包側に付着する。

Ⅱ 一次修復可能な腱板断裂

鏡視下前上方腱板修復術

医療法人社団ながさわ整形外科 **永澤雷太**

近年は，「前上方」腱板断裂という言葉を目にする機会が増えている。前方，すなわち肩甲下筋断裂の重要性が認識されているためであろう。言葉を変えれば「今までは重要視されていなかった」「未治療であった」かもしれない。関節鏡の普及と技術の向上に伴い，高率な肩甲下筋断裂の合併が報告されている[1,2]。また「棘上筋・棘下筋の修復はされているのに十分な患者の満足度が得られていない」など，多くの術者のretrospectiveな反省もあると考えている。腱板機能と骨頭の求心位を語る際，唯一前方に位置する肩甲下筋は重要な役割を担うため，前上方腱板断裂では肩甲下筋断裂の修復が重要である。

臨床所見－「肩甲下筋断裂は見逃されやすい」

肩甲下筋断裂による内旋筋力の低下は，大胸筋などのアウターマッスルの代償により自覚することなく経過していることも多い。前上方型断裂では棘下筋後方成分と小円筋の断裂がないので，外旋筋力低下がほとんどない。肩甲下筋断裂がある分，外旋可動域制限もない（むしろ可動域が広がる）。しかし肩甲下筋断裂が大きくなると疼痛だけではなく，自動運動での前方挙上や外転ができない，またはそれらの動きがゆっくりしかできない患者が存在する。「しっかりと力が入らない」など曖昧な訴えが多い印象である。前後のforce coupleが破綻し骨頭の求心位がとれず，特に上腕骨頭に肩甲骨関節窩を引き付けることができなくなることが原因と考えている。この機能は大胸筋では代償できない。スポーツマンは「腕立て伏せがしづらい」「ベンチプレスが上がらない」という訴えが出てくる。脇を締めた位置（肩関節内転位）なら多少はできるが，脇を開いて（肩関節外転位）では力が入らないと訴える。高負荷時の骨頭・関節窩の安定が得られないのでアウターマッスルの力を発揮できない。

MRI画像

棘上筋や棘下筋と比較して肩甲下筋断裂はわかりづらく，見逃されている症例もある[3,4]。肩甲下筋の上腕骨への付着は，小結節隆起の最頭側部よりさらに頭側にまで及んでおり，舌部は結節間溝に付着する[5]。著者が診断しやすいと感じているのは，関節窩面に垂直にスライスした斜位冠状断像である。肩甲下筋の頭側部の腱成分が小結節から剥離し内側に引き込まれている状態は，斜位冠状断像がわかりやすい（**図1**）。水平断像をみるときは，結節間溝がみえる最上部のスライスの1枚頭側のスライスから確認する。上腕二頭筋長頭腱（long head of biceps：LHB）の脱臼，肥大や輝度変化があれば肩甲下筋断裂の存在を推測して観察する。

矢状断像で棘下筋の筋萎縮や脂肪変性があまりないにもかかわらず，冠状断像で肩峰骨頭間距離（acromiohumeral interval：AHI）が狭い症例も肩甲下筋断裂の存在を疑う。肩甲下筋断裂により骨頭が前上方に偏位してAHIが狭くなっているので，一般的な広範囲断裂によるAHIの狭小化とは異なる評価をしたほうがよい。

図1 MRI斜位冠状断像
a：肩甲下筋断裂がないType 0の症例
b：肩甲下筋断裂Type 4の症例

↑：肩甲下筋腱
☆：小結節
※：烏口突起
HH：上腕骨頭

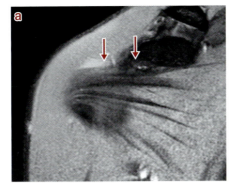
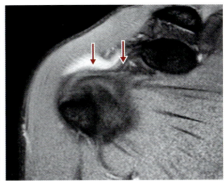
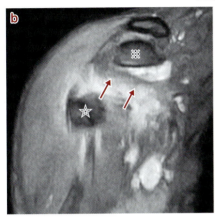
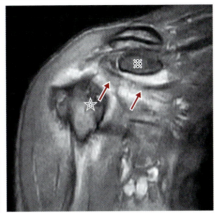
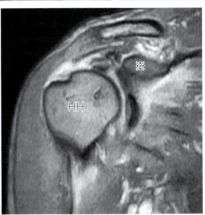

術前準備

手術の適応－手術のタイミング

　腱板断裂全般にいえることだが，断裂は自然治癒しない。つまり手術以外に解剖学的治癒はない。しかし腱板断裂は加齢性の変化がベースにあり，そこに外傷や負荷が加わり生じることが多く，断裂自体は「病気」ではなく「病態」や「状態」である。必ず手術が必要なわけではない。そこに疼痛や筋力低下など，生活や仕事に困る要素が出てきて，それが保存療法で解決できないときに次の手段として手術を考慮する。もちろん，手術という医師の提案と，それを希望する患者の意思が一致したときに決定する。ときどき「先生ならどうする？」と患者に聴かれるが，「僕はあなたの痛みや不便さを全部はわからないからな～」とさらに話しを聴き説明を加えるし，「先生に任せる」といわれたときは，自分の意志がまだ固まっていないと判断し，手術はしないことにしている。手術，リハビリテーションという今から始まる辛いことを承知したうえで，それでも今の状態から抜け出したいという患者自身の強い意志がないときは手術適応外と考えている。かくいう著者自身も右肩腱板不全断裂で経過観察中である。

　手術のタイミングも症例ごとに異なる。しかし，前上方腱板断裂は後上方腱板断裂と比べると，早期から手術を勧めることが多い。理由として，肩甲下筋断裂は重症化すると修復が困難な点である。大胸筋移行術，大腿筋膜移植などの経験もあるが，良好な成績は得られなかった。早期の修復が肝要と考えている。

　もう1つの理由として，肩甲下筋断裂は若年で活動レベルが高く，外傷契機の患者が多いので，手術し修復すべきと考えている。肩甲下筋断裂によりLHBの不安定性や疼痛も出現[6]する。また，棘下筋断裂は小円筋の代償があるが，肩甲下筋は代償する筋がない。骨頭の前方不安定性により烏口突起と共同腱への衝突も生じ，骨頭の前方部の変形性肩関節症(osteoarthritis；OA)変化も発症する(図2)。

図2 【症例1】右肩後方鏡視像

56歳，男性。肩甲下筋断裂Type 4と骨頭前方のみの軟骨損傷。
a：肩甲下筋の上方成分や腱板疎部が確認できない。
b：癒着を剥がし，肩甲下筋の上方成分を外側に引き出す。

G：関節窩，HH：上腕骨頭，SSC：肩甲下筋腱，＊：軟骨損傷部位

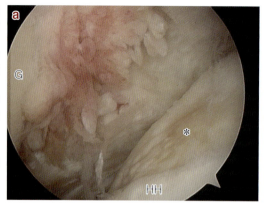
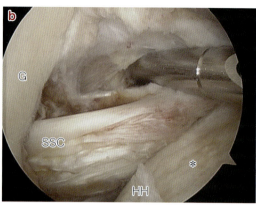

インフォームド・コンセント―「腱板断裂」＝「靴下の穴」非常に多くの共通点

　靴下は布地が劣化して負荷がかかるところが薄くなり穴があく。新しくても履きすぎると穴があく。自然に穴が閉じることはない。どんなに大事に履いていても穴の大きさは同じか，少し大きくなってくる。困らなければそのままでよい。困ったら縫うしかない。穴が小さければ修理も簡単。大きくなれば閉じた部位も引きつり，穴が大きくて修理が困難なら，継ぎ当て（パッチ）を当てなければならない。布地が劣化していれば縫ってもまた穴があく（再断裂）し，どんなにしっかり修理しても履き込みすぎるとまた穴はあく。本当の靴下なら買い替えればいいが，腱板は新品には替えられない。死ぬまで同じ靴下を大事に履かなくてはならない。最近は靴下がなくてもいい，リバース型人工肩関節置換術（reverse shoulder arthroplasty：RSA）というスゴいヤツが登場してきたが……。

●手術は，裁縫で例えると「待ち針で固定」しているだけ

　術後すぐに調子がよくなると考えている患者も多く存在する。著者が強調しているのは修復には時間がかかるということ。前述の「穴」を縫合したとはいえ，待ち針（アンカーや糸）でよい位置に仮固定しただけである。あとは自分の細胞が増えてきて，強固な固定が完成し，力仕事やスポーツに元気に復帰できるのは4～6カ月の時間がかかると説明している。どんなにたくさんリハビリテーションをしても薬を飲んでも，早く腱板が修復されることはない。必要なのは「時間」だけである。このことを十分に説明している。強固な修復が得られる前に腱板に強い負荷がかかれば再断裂も生じる。再断裂しても機能的に改善し困らない患者もいるが，MRIで再断裂の事実がわかると，患者も術者も落胆する。再断裂は避けたいものである。

禁忌

　断裂が自然治癒しないので，手術の「絶対的」禁忌はないと考えている。しかし，修復にかかる時間やさまざまな制限を理解できない患者や，装具の固定期間や長期のリハビリテーションに耐えることができそうもない患者への手術は「相対的」禁忌かもしれない。

麻酔・体位

●麻酔

　全身麻酔下に超音波ガイド下の斜角筋ブロックを併用している。麻酔科医によってはブロックができない医師もおり，そのときは著者がブロックを行っている。術後の患者の疼痛は，ブロックの有無で大きな差があると感じている。

●体位

　体位はビーチチェア位（約45～50°）で，上肢保持器具を使用し行っている。肩甲下筋の断裂程度の把握や固定の際には，内・外旋の動きを頻繁に行う必要があり，著者は看護師と二人で手術をするので，一定角度で上肢を保持できるこの体位は利点が多い。

鏡視下前上方腱板修復術

体位が整ったら，大きめのビニール袋に穴をあけて上肢の付け根まで通しておく。手術の覆布の内側である。ここでビニール袋が十分にフィットしていると，関節鏡の水で患者の体が濡れることはほとんどない（図3）。

手術手技

ポータル

ポータルは一般的な腱板修復と同じで，①前方ポータル（A），②後方ポータル（P），③前外側ポータル（AL），④後外側ポータル（PL）の4ポータルで行っている（図4）。肩甲下筋用のアンカーは前方と前外側のポータルから挿入し，内・外旋と屈曲伸展を駆使すればほとんどの至適部位に挿入可能である。

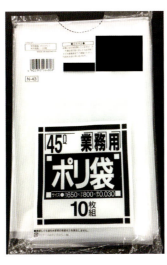
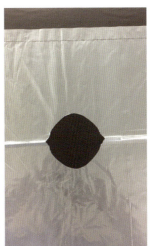
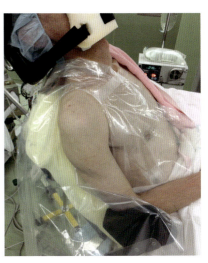

図3 患者の腕の太さに合わせて業務用のビニール袋に穴をあけ腕に通す

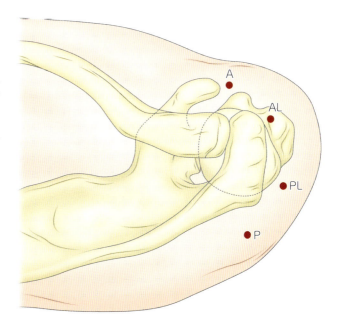

図4 ポータル

腱板を上方からみるためと，アンカーを挿入するために，ALとPLは肩峰に近いところに作製する。
後上方の断裂がなければPLを若干前方に作製する。PLから関節内を確認しながら針で刺入し，最適と思われる部位にALを作製する。全体的には4つのポータルの位置は等間隔になることが多い。

A：前方ポータル，P：後方ポータル，AL：前外側ポータル，PL：後外側ポータル

評価と分類

関節鏡は通常の後方ポータルから肩甲上腕関節（glenohumeral joint；GHJ）に挿入する。ビーチチェア位で正常な右肩を後方から鏡視すると，肩甲下筋は正面に位置し水平からやや右上に走行しているようにみえる。腱板疎部がはっきりとみえて，肩甲下筋の頭側の腱成分が正常にみえていても，プローブなどを使い肩甲下筋の小結節付着部をめくると，断裂部とそのfootprintを確認できることがある（図5）。もし，肩甲下筋と思われるものが水平に走行しているようにみえても，最頭側部の「きれいな腱成分」が確認できないとしたら，「最頭側部の腱成分」は線維方向に沿って裂けるように断裂して内側に引き込まれているので，「きれいな腱成分」を探さなくてはならない（図6）。

● 評価

後方ポータルから70°斜視鏡を使うと肩甲下筋の内側まで観察できる。前外側・後外側のポータルからも観察して評価する。棘上筋と棘下筋はGHJからと，肩峰下滑液包（subacromial bursa；SAB）から確認し，可動性や層間剥離（delamination）を確認し，修復のデザインを考える。LHBにプローブをかけて内側下方に引き，脱臼するようにストレスをかけてLHBの不安定性を評価する。LHBの部分断裂があればそれはどの部位にあるのか，肩甲下筋側や結節間溝側にあるのか，棘上筋側かSAB側なのか，またその程度も評価する。結節間溝内での部分断裂も存在するので，肘を屈曲しLHBを緩ませ，可能な限りLHBをGHJ内に引き出して確認する。70°斜視鏡を使うと結節間溝内もある程度観察できる。

● 分類

著者は肩甲下筋断裂を鏡視所見で重症度順に5タイプに分類しており[1]，断裂なしをType 0，最重症をType 4としている（図7）。

Type 0（図7a）：正常例。

Type 1（図7b）：肩甲下筋の上方（頭側）成分の小結節からの剥離はなく，滑車（pulley）機能も保たれているもの。

Type 2（図7c）：上方付着部剥離。肩甲下筋の上方成分が小結節から剥離し，pulley機能も破綻しておりLHBも軽度の不安定性が認められる。

図5 断裂部とfootprintの確認

a：肩甲下筋腱が水平に走行しており，腱板疎部も確認できる。上腕二頭筋長頭腱（long head of biceps；LHB）の肩甲下筋側の不全断裂があり肩甲下筋断裂を疑う。
b：LHBをよけて肩甲下筋をめくると小結節部のfootprintが意外と広いことがわかる。

HH：上腕骨頭，SSC肩甲下筋，LHB：上腕二頭筋長頭腱

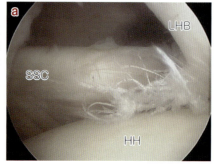
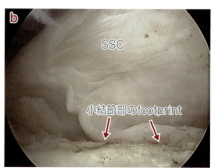

図6 【症例2】肩甲下筋断裂Type 4

a：断裂した肩甲下筋腱が画面右上に走行している。
b：肩甲下筋腱を鈍棒で引き出して本来の位置へ戻す。
c：鈍棒で本来の位置へ戻しアンカーの挿入部位をイメージする。

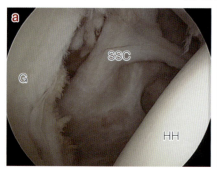
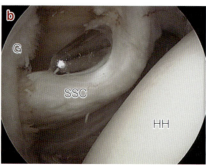
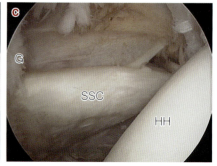

G：関節窩，HH：上腕骨頭，SSC：肩甲下筋

図7 肩甲下筋断裂の鏡視分類

a：Type 0（正常）：右肩，ビーチチェア位で後方ポータルからの鏡視像。
b：Type 1：肩甲下筋の関節面側不全断裂が認められるが，小結節からの剥離はない。Pulley機能は保たれている。
c：Type 2：肩甲下筋の上方成分が小結節から剥離し，LHBは軽度の不安定性を認める。

Type 0

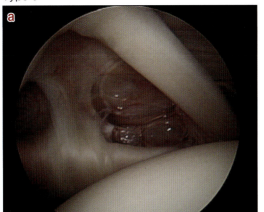 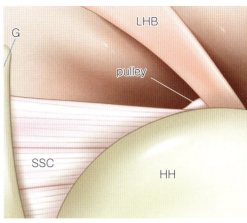

Type 1

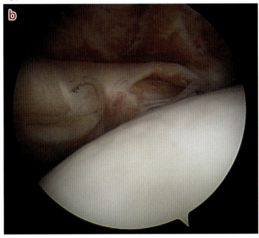 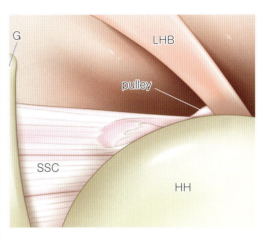

Type 2

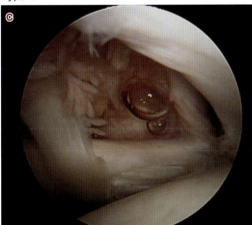

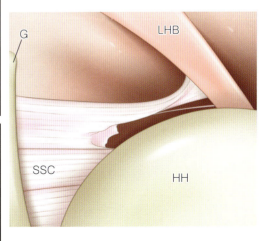

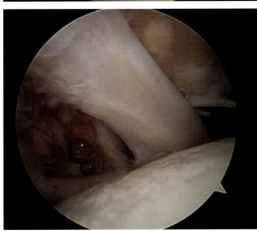

図7 肩甲下筋断裂の鏡視分類（つづき）

d：Type 3：関節窩縁と結節間溝の中間点を目安とする。肩甲下筋は小結節から剥離し上内側にシフトしている。LHBは前内側に安定性を認める。

e：Type 4：LHBは完全断裂している。肩甲下筋，腱板疎部の所在がわからないことが多い。

SSC：subscapularis（肩甲下筋），pulley：滑車，G：glenoid（関節窩），HH：humeral head（上腕骨頭），LHB：long head of biceps（上腕二頭筋長頭腱）

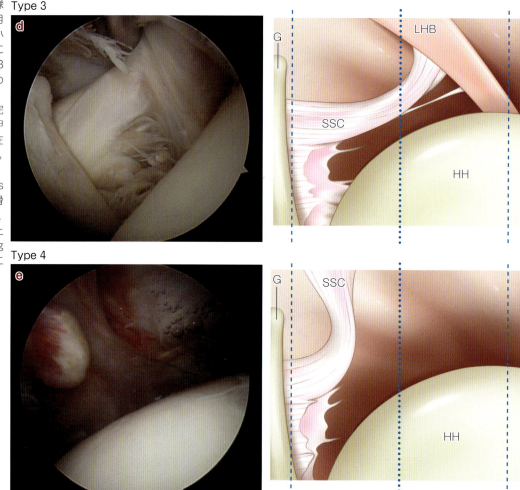

Type 3（図7d）：上方付着部完全剥離。肩甲下筋腱の上方成分が完全に小結節から剥離している。後方鏡視でいわゆる"Comma sign"[7]が小結節と関節窩の中間よりも小結節側にあるもの。腱板疎部が狭くなっている。

Type 4（図7e）：完全大断裂。"Comma sign"が中間点より関節窩側にあるもの。肩甲下筋の走行がほとんどわからず，腱板疎部が関節窩面の内側にシフトしてみえない症例が多い。

全身麻酔下での可動域検査（examination under anesthesia：EUA）で，下垂位での外旋角度が60〜70°を超える症例は，前述のType 3・4の可能性が高い。執刀直前ではあるが肩甲下筋断裂を考慮していなかった症例では注意勧告になり，断裂を疑っていた症例では確証となりうる。

Type 2〜4を修復対象と考えている。同時にLHBの処置が必要であるが本稿では割愛する。

Coracoid impingement[8,9]に対してはなんの処置も行っていない。著者の経験では1,815肩中4肩（0.22％）に認められ，4肩とも肩甲下筋断裂Type 4であった。重症例で骨頭が前方偏位し，烏口突起背側や共同腱に衝突している二次的な結果ととらえている。主原因である肩甲下筋断裂の修復が必須で，coracoidplastyは不要と考えている。

剥離とmobilization

大きな断裂が一次縫合できるか否かは，十分な剥離操作による可動性の獲得にかかっているので，剥離とmobilizationは時間がかかっても徹底的に行う。中関節上腕靱帯（middle glenohumeral ligament；MGHL），上関節上腕靱帯（superior glenohumeral ligament；SGHL），烏口上腕靱帯（coracoacromial ligament；CHL），上方の関節包は全例切離している。

腱板の前上方部には肩峰の「屋根」がなく，関節鏡手術の空間が確保しづらい。三角筋の筋膜を損傷したり除去すると，三角筋筋腹が腫脹し，さらに視野が狭くなる。筋膜を温存することが

鏡視下前上方腱板修復術

図8 癒着の剥離

【症例3】
a：腱板疎部（肩甲下筋と棘上筋とのつながり）に血管テープを通す。
b：血管テープを外側に牽引しながら癒着を剥離し理想の固定部位決めていく。比較的わかりやすい症例。

【症例4】
c：肩甲下筋が関節窩面よりも内側に引き込まれ断端がみえない状態。
d：鈍棒の先を烏口突起基部に当てて肩甲下筋上部線維を探し，本来の腱板疎部をみつける。
e：血管テープを通し外側に引き出しながら癒着を剥離。
f：本来の位置まで戻された肩甲下筋。

G：関節窩，HH：上腕骨頭，SSC：肩甲下筋

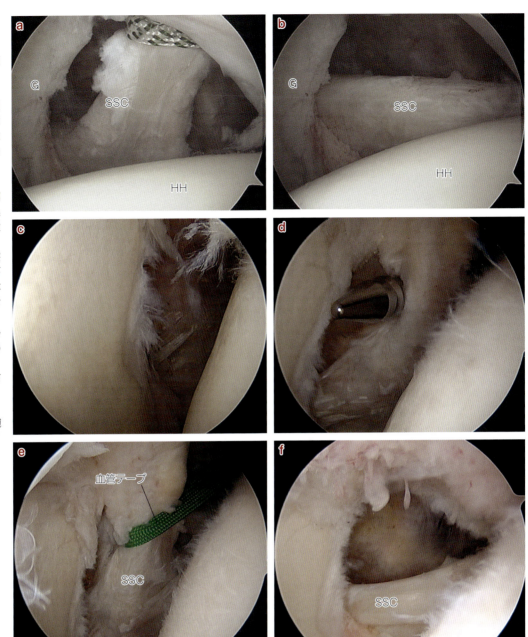

肝要であり，滑膜や軟部組織を除去する際はその点に注意が必要である。

　Type3・4の断裂になると骨頭が前方に偏位しているので，助手に上腕近位部を後方に軽く押してもらうと骨頭が後方（正常な位置）に戻り，視野がよくなる。

　肩甲下筋の単独断裂は非常に少なく[10]，ほとんどは棘上筋や棘下筋の断裂が併存している。Comma signにみられるように肩甲下筋の最頭側の腱成分と棘上筋の前方の組織は，結合・連結して内側に引き込まれている。肩甲下筋と棘上筋は解剖学的には結合していないが，臨床ではほぼ全例といっていいくらい結合している。肩甲下筋と棘上筋は結節間溝上部周囲で上腕骨への付着部位が重なる領域がある。さらにCHLやSGHL，その他の軟部結合組織が炎症と慢性的な経過のなかで，癒着や瘢痕化し結合するものと推測している。この結合は非常に強固であり，その強さを利用して修復するほうがよい。著者は鈍棒を使い肩甲下筋と本来の腱板疎部を探し出し，外側に引き出すようにしている。Type 4の断裂だと肩甲下筋の最頭側部が関節窩縁まで引き込まれて，一見「関節唇」のようにみえる。前述のように肩甲下筋上部線維は棘上筋と結合しているので，烏口突起基部がストッパーとなりそれ以上は内側には引き込まれていない。つまり，鈍棒の先を烏口突起基部の骨に当てて探っていくと肩甲下筋上部線維を同定でき，本来の腱板疎部を必ずみつけることができる。探し出した腱板疎部に伸縮性のない血管テープを通し，外側に引き出しながら癒着を剥離していく（図8）。血管テープを使用する牽引はいくつかの利点がある。ま

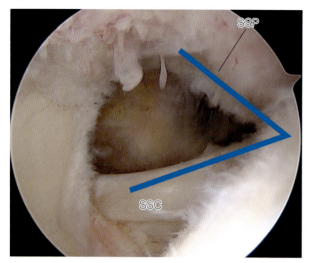

図9 Lexus sign

SSC：肩甲下筋，SSP：棘上筋

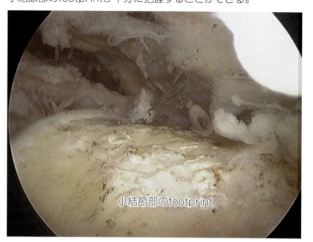

図10 後方ポータルから70°斜視鏡でみた鏡視像
小結節部のfootprintが十分に把握することができる。

ず，牽引しているポータルからradiofrequency（RF）デバイス，シェーバーや鉗子を挿入できる点である。鉗子で牽引すると，そのポータルは使えなくなってしまう。鉗子で牽引すると把持した組織を多少なりとも傷めてしまうので愛護的に扱える。また，血管テープのループと腱板疎部のループ（前述の肩甲下筋と棘上筋とのつながり）がスライドして，肩甲下筋と棘上筋を同じテンションで牽引するので，修復・縫合のための至適位置がイメージしやすいなどである。

十分に外側に引き出すことができると，肩甲下筋上縁と棘上筋前縁でL字が形成され，Lexus signとよんでいる（図9）。このLexus signがきれいに出ないときは，剥離は不十分である。

この場面でも70°斜視鏡が有効である。後方ポータルからは70°斜視鏡を使用しないと内側までの鏡視は不可能であり，70°斜視鏡がない場合は30°斜視鏡でSABの後上方ポータルから鏡視するが，棘上筋の断裂が小さい症例は棘上筋が邪魔してみえにくい場合がある。処置したい部位に応じてさまざまなポータルから関節鏡を挿入し，30°斜視鏡と70°斜視鏡とを交換しながら剥離を進めていく（図10）。

CHLの剥離

短縮し癒着したSGHLやMGHLは，鈍棒や血管テープで肩甲下筋と本来の腱板疎部を外側に引き出さないと確認できない。SGHLは肩甲骨側で切離する。CHLはバリエーションが多く，厚くtightな症例や薄い膜状の症例などさまざまである。CHLを烏口突起基部から剥離し，関節窩上部の頚部内側と棘上筋下面を剥離すると，棘上筋の可動性が出てくる。

烏口突起基部からCHLを剥離していくと，小胸筋の破格（図11）に遭遇することがある。少し細めのLHBのようにみえる。前方から烏口突起を乗り越えるような形で棘上筋前方や関節包に付着している。棘上筋の外側への可動性を阻害する要素となるので切離する。

関節包の剥離

前方から前下方にかけての関節包も関節唇に沿って切離し，肩甲下筋の筋腹がみえるまで剥離する。前下関節上腕靱帯（anterior inferior glenohumeral ligament；AIGHL）を切離することになるが，術後に脱臼する患者の経験はない。この時点でもまだ十分な可動性が得られないときは，脱臼手術時のBankart病変の操作のように肩甲骨（関節窩頚部）に沿って剥離を追加する。ラスプを用いたり，VAPR®（DePuy Mitek社）などのRFデバイスを関節窩頚部骨面に向けて剥離していく。そうすれば腋窩神経を損傷することもない。

さらに共同腱の後面（背側）と肩甲下筋の前面の癒着を，筋皮神経に注意しながら剥離していく。筋皮神経（図12）は容易にみつけることができ，剥離操作の範囲内に存在することもある。この

図11 右肩後方鏡視像①

a：烏口突起を乗り越える小胸筋の破格。
b：切離した小胸筋の破格。

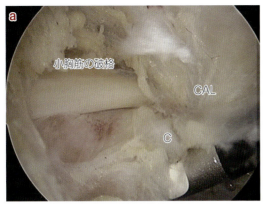
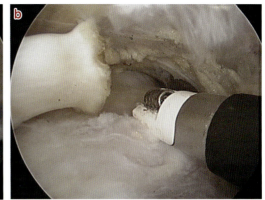

CAL：烏口肩峰靱帯，C：烏口突起

図12 右肩後方鏡視像②

脂肪組織のなかにみえる筋皮神経。

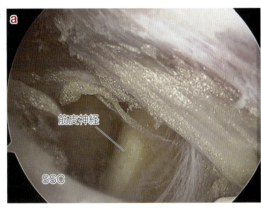
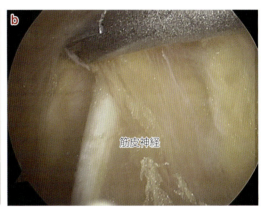

SSC：肩甲下筋

ときは必ずRFデバイスを使用する．シェーバーで削り取ってしまうと神経を損傷しても気が付かない．もし神経が近くにあれば電気刺激で「ビクッ」と筋収縮が起きるので注意勧告となる．また，麻酔科医と連携し筋弛緩薬を使わないようにしてもらう．初めにRFデバイスで剥離し，剥離・切離後の軟部組織が視野の妨げになるときにシェーバーを使うようにしている．

牽引をかけながら肩甲下筋上縁に沿って内側まで剥離を進めていく．頭側は烏口突起基部下面との軟部組織を完全に切除し，前面は烏口下滑液包とSABがつながるようにすべて軟部組織や癒着を除去する．これくらい内側まで展開していくと，少し先（内側）に脂肪組織がみえてきて腕神経叢が確認できる．これ以上は進めないため，ここまで行うとかなりの可動性が得られる．

LHBの腱固定のために結節間溝を展開すると，小結節外側で予想以上に尾側まで肩甲下筋断裂がある症例を経験する．また頭側では小結節から剥離（断裂）していないのに尾側で断裂がある症例もあり，注意深い観察が必要である．

肩峰下除圧

肩峰下除圧（arthroscopic subacromial decompression；ASD）をするか否かは，肩峰下面の状態をみて総合的に決めている．外傷が契機，肩甲下筋の断裂がメイン，肩峰下インピンジメントの所見が弱い，若い，などの要素が多い場合はASDを施行していない．

固定

　肩甲下筋を先に修復し，棘下筋と棘上筋を修復している。前方に偏位している骨頭を正常と思われる位置に戻してから，棘下筋・棘上筋の大結節への至適位置を決定すべきと考えている。肩甲下筋と棘上筋とが結合しているため肩甲下筋を修復すると，棘上筋・棘下筋の断裂サイズが小さくなる。また，棘上筋・棘下筋を先に修復すると視野が悪くなり，肩甲下筋を修復しづらくなる。

　修復はsuture anchorを使用し固定している。肩甲下筋は筋内腱が3〜4本ある強い筋である。著者は肩甲下筋修復部だけのアンカー脱転を経験しており，アンカーのサイズで迷ったら太いアンカーを選択している。

　Type 2のような小さな断裂では結節縫合(simple suture)となる。LHBは温存する症例もあり，修復した肩甲下筋でLHBの安定化も期待するので，アンカーの挿入部位は結節間溝ギリギリか，少し溝に入るぐらいの部位に挿入している。

　肩甲下筋の修復ではknot impingement[11]は発症しないので，結節縫合でも(knotができても)問題はない。

　Type 3・4のように断裂が大きくなればsuture bridge法で固定している。Delaminationのあまりない肩甲下筋断裂を小結節のfootprintに「面」で固定するにはbridgeが有効である。LHBはなんらかの処置をしているので，外側のknotless anchorは結節間溝に打ち込む。「面」で固定するのは最低3本のアンカーが必要になる。内側1本，外側1本の固定ではどんなに糸同士を離してbridgeしても「線」になる。肩甲下筋の線維方向とbridgeの糸の方向がほぼ同じであるためチーズカットしてしまうのか，再断裂率が高く，よい固定法ではない。3〜5本のアンカーを使用し，bridging sutureとsimple sutureとを組み合わせて，bridgeの糸はクロスするように心がけている。最近はテープ状の糸を装填しているアンカーも出ており，より強固な固定が期待できる(図13)。

　前述の血管テープを鏡視下手術用の糸に換え(Lexus部にかけ)，外側上方のknotless anchorで固定すると，きれいなLexus signが完成する(図14)。

　棘上筋・棘下筋断裂に対しては，knot impingementを予防するために必ずsuture bridge法で固定する。外側のknotless anchorを挿入するスペースに限りがあるので，修復デザインが重要である。

図13 固定①
内側2本のアンカーからの糸をクロスして外側2本のknotless anchorで固定。

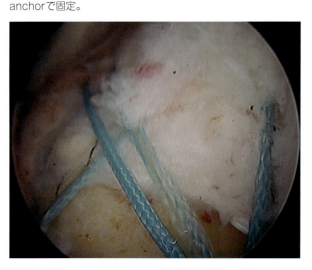

図14 固定②
Lexus signができるように腱板疎部に糸を通し，肩甲下筋修復用の外側上部のknotless anchorに通して固定。

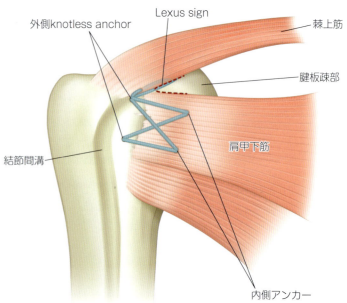

後療法

断裂の程度により肩外転装具を4～8週間使用している。他動運動は術翌日から開始し，自動運動は術後3～6週間制限している。修復腱板が上腕骨に付かないことには手術した意味がないと考え，しっかりと固定する意図を患者に理解してもらう。長期の固定で可動域も悪くなるが，断裂していたものをつなぐので関節は術前よりtightになり，可動域が狭くなるのも当然ともいえる。また，拘縮気味の患者に再断裂は少ない。しかし，拘縮の状態では患者の満足度は低い。しかし，リハビリテーションスタッフは，再断裂は治せないが拘縮は治してくれる。リハビリテーションの技術も重要だが，早期の可動域訓練に耐えうる強固な固定をする医師の技量が求められる。

コツとPitfall

・前上方部断裂では肩甲下筋断裂への対応が重要である。
・肩甲下筋断裂の修復は，①断端をみつけること，②視野の確保，③剥離操作，④固定，と，どれを取り上げても棘上筋・棘下筋のそれと比較し難易度は高い。しかし，肩関節機能において肩甲下筋の役割は重要であり，その修復は必須である。

文献

1) 永澤雷太, 西本竜史. 関節鏡視による肩甲下筋腱断裂の頻度と分類および治療成績. 肩関節 2012；33：765-8.
2) Arai R, Sugaya H, Mochizuki T, et al. Subscapularis tendon tear：an anatomic and clinical investigation. Arthroscopy 2008；24：997-1004.
3) Lyons RP, Green A. Subscapularis tendon tears. J Am Acad Orthop Surg 2005；13：353-63.
4) Deutsch A, Altchek DW, Veltri DM, et al. Traumatic tears of the subscapularis tendon. Clinical diagnosis, magnetic resonance imaging findings, and operative treatment. Am J Sports Med 1997；25：13-22.
5) 吉村英哉. 肩甲下筋腱最頭側部のMRI評価. 肩関節 2012；36：813-6.
6) Walch G, Nové-Josserand L, Boileau P, et al. Subluxations and dislocations of the tendon of the long head of the biceps. J Shoulder Elbow Surg 1998；7：100-8.
7) Lo IK, Burkhart SS. The comma sign：An arthroscopic guide to the torn subscapularis tendon. Arthroscopy 2003；19：334-7.
8) David M, Warren RF, Inglis AE, et al. The coracoid impingement syndrome. J Bone Joint Surg Br 1990；72：314-6.
9) Suenaga N, Minami A, Kaneda K. Postoperative subcoracoid impingement syndrome in patients with rotator cuff tear. J Shoulder Elbow Surg 2000；9：275-8.
10) 永澤雷太. 前上方型腱板断裂に対する鏡視下手術. MB Orthop 2014；27(5)：29-39.
11) 永澤雷太. 腱板修復術後のKnot Impingement. 肩関節 2010；34：815-9.

Ⅱ 一次修復可能な腱板断裂

腱板断裂におけるdelaminationの解剖学的修復法
－関節包と棘下筋に注目した修復法－

日産厚生会玉川病院整形外科　望月智之
東京医科歯科大学運動器機能形態学講座　二村昭元

　Sonnabendら[1]は腱板断裂の断端に層状構造を認めることを報告し，その断裂形態はdelamination（層間剥離）とよばれることが多い．delaminationは腱板断裂の38〜82％に認められると報告されており[2〜6]，術後再断裂や術後機能不良の要因になると報告されている[2,5]．従ってdelaminationをより強固に，そして正しい位置に修復することが重要である．

　著者ら[7]は棘下筋は大結節前外側まで広範囲に停止しており，腱板断裂の大半は棘下筋断裂を含んでいることを報告した．そしてその所見を基に，棘下筋修復を目的として断裂断端を後内側から前外側に牽引して縫着する解剖学的修復法を報告した[8]．

　また著者らは関節包停止部に関する解剖研究を行い，従来考えられているより関節包は大結節内側部に幅広く付着していることを報告した[9]．この結果はdelamination深層部の大半が関節包で構成されている可能性が高いことを示唆している．そこで著者らはdelaminationをそれぞれの停止位置に修復するためには，①深層すなわち関節包は関節窩に対して垂直方向（内側から外側）に牽引し，大結節の内側部に縫着する（図1a）．②浅層すなわち棘下筋は大結節の前方に向かって（後内側から前外側に）牽引し，大結節の前外側に縫着する（図1b）[8]ことが必要であると考えている．

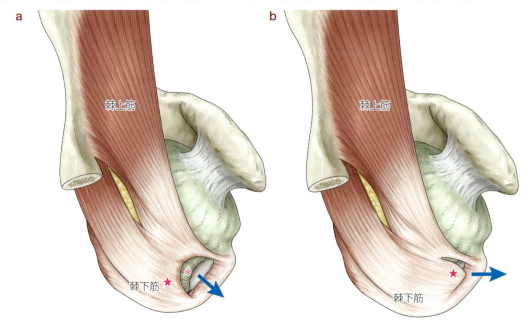

図1　delaminationの解剖学的修復のコンセプト
深層（＊）と浅層（★）は異なる方向に牽引する．
a：関節包が主たる構成体の深層（＊）は関節窩に垂直方向に牽引する．
b：棘下筋が主たる構成体の浅層（★）は棘下筋の走行に沿って大結節の前外側に向かい，後内側から前外側に牽引する．

腱板断裂におけるdelaminationの解剖学的修復法

術前準備

手術適応

- delaminationを有する腱板断裂例。
- 腱板小～大断裂例。
- 深層が大結節内側まで到達可能な例。

手術禁忌

delaminationのない腱板断裂例。広範囲断裂例。

体位

著者らはビーチチェア位にて手術を行っている。
麻酔は全身麻酔で行い、術後疼痛軽減のため斜角筋ブロックも併用している。

関節鏡による断裂評価

後方鏡視にて関節内を観察した後、前方ポータルを作製する。後方から肩峰下滑液包の観察を行った後に前外側および後外側ポータルを作製する。後外側ポータルを主たる鏡視ポータルとして断裂部の評価を行う。delaminationの評価が困難なときは、前外側ポータルからの評価も行う。増殖した滑膜や肩峰の骨棘を切除した後、腱板断裂の修復を行う。

手術手技

深層（関節包）の修復（図2～4）

深層（関節包）をグラスパーにて把持して、外側に（関節窩の垂直方向に）牽引し大結節の内縁に到達するかを確認する。もし到達しないときは、軟骨面の外縁を切除して修復部の内方化を試み

図2　delaminationの解剖学的修復（右肩）

a：深層（＊）は大結節内側に挿入したアンカーの位置を用いて、大結節内側に単純結節縫合で修復する。
b：縫合した同色の糸を浅層（★）の後方を中心に等間隔に通す（断裂部後方3本、前方1本）。
c：プッシュインタイプのアンカーに色の異なる4本の糸を挿入し、そのアンカーを結節間溝よりすぐ後方の大結節前角に打ち込む。その結果、腱板断裂の後方は前外側に引っ張られて修復されることになる。
d：もう1本のプッシュインタイプのアンカーに残った4本の糸を挿入し、そのアンカーを大結節後方に打ち込む。縫合腱板にdog ear様変化を生じた場合は、アンカーからなどの糸を用いて平坦化を試みる。

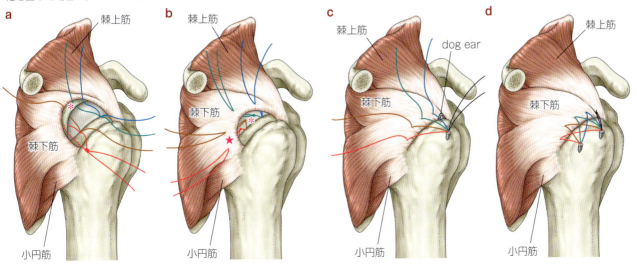

図3 深層（関節包）の修復手技①（右肩，後外側ポータルからの視野）
a：カスパリパンチを前外側ポータルから挿入して深層の前方に糸をかける。
b：青いループのなかに水色のアンカー糸通す（関節内手技）。
c：青いループを引き抜くことにより，水色のアンカー糸が深層を貫いて通る。

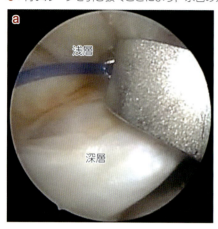
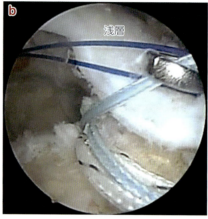
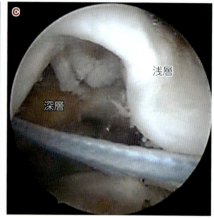

図4 深層（関節包）の修復手技②（右肩，後外側ポータルからの視野）
a：4本の位置を浅層にすべて通したところ。
b：前外側に留置したカニューラに同色の糸を通した後，縫合を行う。
c：同様の手技を4回繰り返す。縫合した糸は浅層縫合に用いるので決して切らないこと。

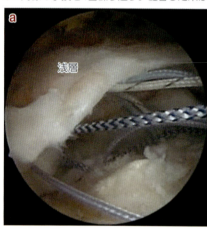
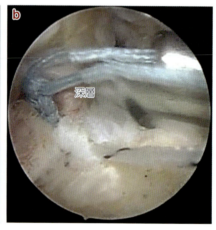
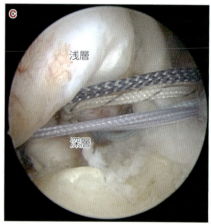

る。アブレーダーを用いて露出した大結節を新鮮化した後，18G針を用いてアンカー挿入部を決定し，アンカー挿入用のポータルを作製する。内側に挿入する2つのアンカーは異なる種類を用いると，糸の判別が容易になりその後の操作が容易となる。著者らはカスパリパンチ（CONMED Linvatec社）に2-0糸（PROLENE®，Ethicon社）を挿入して用いている。前外側ポータルよりカスパリパンチを挿入して深層部を保持し，2-0糸をループ状に挿入する（図3a）。関節内でアンカー糸を2-0糸のループ内に通す関節内リレーを行うことにより，アンカー糸を深層部に挿入する（図3b, c）。同様の操作を前方から後方に4回行った後に（図2a, 4a），カニューラを用いてそれぞれの糸の結節縫合を行う（図2b, 4b, c）。縫合した糸は浅層の縫合に用いるので糸の切離は行わない。

浅層（棘下筋）の修復

グラスパーを前方ポータルまたは前外側ポータルより挿入し，浅層（棘下筋）断端の後方を保持し，大結節の前方に向かって牽引して断端が大結節外側まで到達するかを確認する。深層をグラスパーにて把持した状態で（図5a），Suture Grasper 60°（DePuy Synthes Mitek Sports Medicine社）を後方ポータルから挿入し，浅層後縁の後方1/3を貫いて（図5b），Suture Grasper 60°を深層と浅層の間から出してきて，浅層を縫合した後方アンカーの糸（同色）を2本つかんでくる（図2b赤い糸，図5c）。続いて後方2/3を貫いて残存する後方アンカーからの糸を2本つかんで

図5 浅層(棘下筋)の修復手技①(右肩, 後外側ポータルからの視野)

a：浅層の後縁を前外側ポータルから挿入したグラスパーで保持して前外側に牽引し, 断端が大結節前外側まで到達するかを確認する。
b：Suture Grasper 60°を後方ポータルから挿入し, 浅層断端の後方1/3を貫く。
c：浅層を貫いたSuture Grasper 60°を修復した深層上に導き, 同じ色の糸を1組保持する。挿入部位を変えて, 同様の手技を計4回行う。

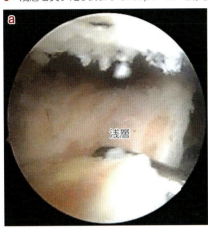 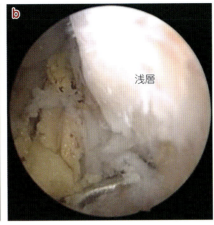 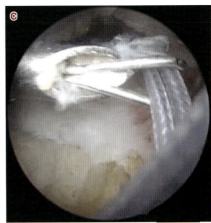

図6 浅層(棘下筋)の修復手技②(右肩, 後外側ポータルからの視野)

a：前外側ポータルよりカニューラを挿入し, 挿入部(色)が異なる4本の糸をカニューラ内に誘導する。
b：プッシュインタイプのアンカーに4本の糸を挿入し, アンカーを大結節前外側の角に挿入する(結節間溝のすぐ後ろ, 図2c)。残りの4本の糸を(図6c)別のプッシュインタイプのアンカーに挿入し, 大結節の後外側の角に挿入する。
c：残りの4本の糸をカニューラ内に誘導する。
d：それらの糸を別のプッシュインタイプのアンカーに挿入し, 大結節の後外側の角に挿入する。

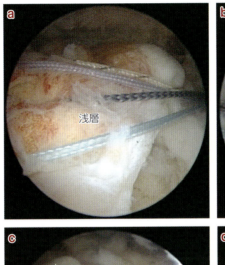 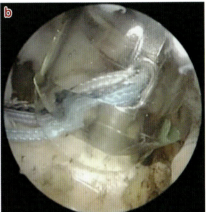
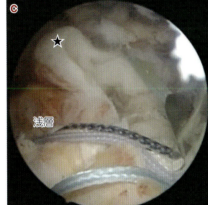 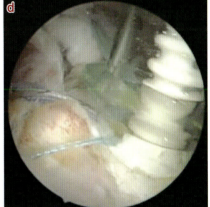

くる(図2b茶色の糸)。Suture Grasper 60°を後方ポータルまたはNeviaserポータルから挿入し, 断裂の頂点を貫き, 前方アンカーからの同色糸を2本つかんで(図2b緑の糸)最後には前方ポータルから挿入し, 表層中央部より2本の同色糸を保持する(図2b青い糸)。

腱板前方にdelaminationが存在しないようなケースでは, 前方は全層を貫いて糸を通し修復を行う。

前外側ポータルよりカニューラを挿入し, 挿入部(色)が異なる4本の糸をカニューラ内に誘導し(図6a), プッシュインタイプのアンカーに4本の糸を挿入し, アンカーを大結節前外側の角に挿入する(結節間溝のすぐ後ろ, 図2c, 6b)。残りの4本の糸を(図6c)別のプッシュインタイプのアンカー

図7 Dog earの平坦化

a：修復断端にdog ear(★)が形成された場合。
b, c：プッシュインタイプのアンカーに付属された糸を用いて平坦化を試みる。

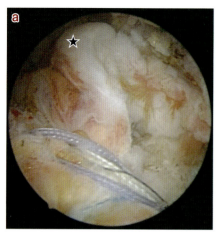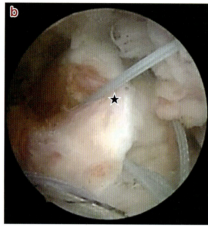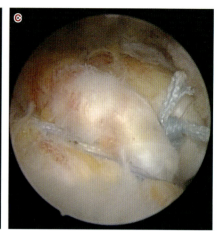

に挿入し，大結節の後外側の角に挿入する（図2d, 6d）。修復断端にdog earが形成されたときは（図7a），プッシュインタイプのアンカーに付属する糸を用い縫合糸を可及的に平らにする（図2d, 7b, c）。修復後は関節内鏡視を行い，腱板修復，特に深層が停止位置に修復されているかを確認する。

後療法

術後5週間外転装具を装着するが，術翌日より理学療法士による他動可動域訓練を開始する。十分な可動域が獲得できたことを確認し，術後8～10週後より自動可動域訓練を開始する。負荷をかけた筋力トレーニングは術後3カ月以降に行っている。

まとめ

著者らの修復法の特徴は，深層は関節包として，浅層は棘下筋として修復することである。Ishiharaら[10]のバイオメカニクスの研究によると，上方の関節包は肩の安定性において重要な役割をしており，Mihataら[11,12]は上方関節包を再建することによって，一時修復不能な腱板断裂例においても肩の安定性と機能を再獲得できると報告している。これらの報告は関節包構造の再建が肩関節機能の再獲得に重要な役割を果たしていることを示唆している。

delaminationを伴う腱板断裂の手術成績について，菅谷らは浅層と深層を別々に修復する方法による良好な成績を報告しており，またParkら[13]はそれらの層を一塊として修復するen masse suture法の良好な成績を報告している。Kimら[14]は別々に修復する方法と一塊として修復する方法の術後成績を比較し，術後成績には変わりはないものの術後疼痛において別々に修復した群が勝っていたと報告している。

本術式は従来報告されてきた修復法とは異なり，可能な限り解剖学的位置にもどすという明確なコンセプトをもって修復することに特徴がある。①深層の大半は関節包であることを念頭に置き，浅層は関節面に対して垂直に牽引し，大結節内側の関節包付着部に修復する。②浅層は大半が棘下筋であることを念頭に置き，棘下筋の走行を再現するべく断裂断端の後縁を大結節前方（結節間溝）の方向に牽引し，棘下筋の付着部である大結節前外側に修復をする。深層を修復すれば，浅層断端もより外側に移動し修復が容易となる。

しかしながら深層が大結節の内側まで届かないような場合に深層を関節窩から剝離することは，関節包の連続性を失いその機能を失うことになるため，この手術においては禁忌である。delaminationを有する腱板断裂の術後成績が不良であるとの報告があるのは[2,5]，深層の修復が適切ではない，すなわち，解剖学的位置に修復されていないことが原因ではないかと著者らは推測している。著者らは深層の主たる構造物である関節包と，浅層の主たる構造体である棘下筋を可及的に解剖学的に修復することは，よりよい肩関節機能の再獲得に重要であると考えている。

コツとPitfall

コツ
①delaminationの形態や可動性の評価を十分に行う。
②深層が大結節内側まで到達するかを確認する。
③浅層が大結節前外側まで到達することを確認する。
④プッシュインタイプのアンカーはまず，大結節前方の角（結節間溝の後ろ）に挿入する。

ピットフォール
①深層の組織が脆弱である場合や可動性が不良なときは本手技を避ける。
②深層（関節包）の連続性が失われるので，深層の関節窩付着部でのリリースは行わない。

文献

1) Sonnabend DH, Yu Y, Howlett CR, et al. Laminated tears of the human rotator cuff : a histologic and immunochemical study. J Shoulder Elbow Surg 2001 ; 10 : 109-15.
2) Boileau P, Brassart N, Watkinson DJ, et al. Arthroscopic repair of full-thickness tears of the supraspinatus : does the tendon really heal ? J Bone Joint Surg Am 2005 ; 87 : 1229-40.
3) MacDougal GA, Todhunter CR. Delamination tearing of the rotator cuff : prospective analysis of the influence of delamination tearing on the outcome of arthroscopically assisted mini open rotator cuff repair. J Shoulder Elbow Surg 2010 ; 19 : 1063-9.
4) Matsuki K, Murate R, Ochiai N, et al. Delamination observed in full-thickness rotator cuff tears. The Shoulder Joint (Katakansetsu) 2005 ; 29 : 603-6.
5) Flurin PH, Landreau P, Gregory T, et al. Arthroscopic repair of full-thickness cuff tears : a multicentric retrospective study of 576 cases with anatomical assessment. Rev Chir Orthop Reparatrice Appar Mot 2005 ; 91 : 31-42.
6) Sonnabend DH, Watson EM. Structural factors affecting the outcome of rotator cuff repair. J Shoulder Elbow Surg 2002 ; 11 : 212-8.
7) Mochizuki T, Sugaya H, Uomizu M, et al. Humeral insertion of the supraspinatus and infraspinatus. New anatomical findings regarding the footprint of the rotator cuff. J Bone Joint Surg Am 2008 ; 90 : 962-9.
8) Mochizuki T, Sugaya H, Uomizu M, et al. Humeral insertion of the supraspinatus and infraspinatus. New anatomical findings regarding the footprint of the rotator cuff. Surgical technique. J Bone Joint Surg Am 2009 ; 91 Suppl 2 Pt 1 : 1-7.
9) Nimura A, Kato A, Yamaguchi K, et al. The superior capsule of the shoulder joint complements the insertion of the rotator cuff. J Shoulder Elbow Surg 2012 ; 21 : 867-72.
10) Ishihara Y, Mihata T, Tamboli M, et al. Role of the superior shoulder capsule in passive stability of the glenohumeral joint. J Shoulder Elbow Surg 2014 ; 23 : 642-8.
11) Mihata T, McGarry MH, Pirolo JM, et al. Superior capsule reconstruction to restore superior stability in irreparable rotator cuff tears : a biomechanical cadaveric study. Am J Sports Med 2012 ; 40 : 2248-55.
12) Mihata T, Lee TQ, Watanabe C, et al. Clinical results of arthroscopic superior capsule reconstruction for irreparable rotator cuff tears. Arthroscopy 2013 ; 29 : 459-70.
13) Park JY, Lhee SH, Oh KS, et al. Clinical and ultrasonographic outcomes of arthroscopic suture bridge repair for massive rotator cuff tear. Arthroscopy 2013 ; 29 : 280-9.
14) Kim YS, Lee HJ, Jin HK, et al. Conventional En Masse Repair Versus Separate Double-Layer Double-Row Repair for the Treatment of Delaminated Rotator Cuff Tears. Am J Sports Med 2016 ; 44 : 1146-52.

Ⅱ 一次修復可能な腱板断裂

上腕二頭筋長頭腱の切離・固定術

船橋整形外科病院スポーツ医学・関節センター肩関節・肘関節部門 **高橋憲正**

近年，鏡視下手術の普及とともに腱板断裂に合併した上腕二頭筋長頭腱（long head of biceps：LHB）病変が，疼痛の原因として再認識され[1,2]，腱板修復とともにLHBの切離または腱固定の適応が拡大している。処置の基準は術者によって異なり確立されたものはないが，LHBを温存するか処置するかを，いかに判断するかが重要であると考えている。

肩甲上腕関節内の鏡視では，LHB病変の約半分しか診断しえないとの報告があり[3]，関節外である結節間溝内のLHB病変は，術前に評価すべきである。

本項ではその処置の適応と術式を述べる。

術前準備

術前評価

●理学所見

術前に，腱板断裂の痛みにLHBが関与しているかを評価する。LHB病変に対してspeed testやYergason testが誘発テストとして報告されているが，いずれも特異度の高い検査法とはいえず，腱板断裂やインピンジメント症候群との鑑別は困難であると考えられている[4,5]。従って結節間溝部の圧痛が最も一般的な理学所見として信頼されている[6]。

●画像検査

画像検査としてMRIは，LHB周囲の水腫や肥大を描出するが，LHBの部分断裂・完全断裂に対する感度・特異度はそれぞれ52%，86%であり，十分な精度は得られていない[7]。

一方で，Armstrongら[8]は超音波を用いてLHBの結節間溝からの脱臼または亜脱臼に対して100%の感度と97%の特異度をもって診断し，完全断裂についても100%診断しうるとしたが，関節内の部分断裂の診断に対しては不十分な結果であった。従って関節内の病態に対しては，依然として鏡視診断が最も有用である。

著者らは2010年より術前に両肩の超音波検査を開始し，結節間溝部のLHBの断面積と血流を評価している。それによると，**症候性および無症候性腱板断裂肩において結節間溝部のLHBは，断裂なし肩に比べ有意な肥大を認めた。また症候性腱板断裂肩において，中断裂以上の後上方断裂と前上方断裂では不全断裂に比べ断面積が有意に増大していた**[9]。

LHB処置の手術適応

関節内に変性や部分断裂，肩甲下筋腱断裂を認めLHBの不安定性を認める症例では，腱切離または腱固定を行っている。

一方で，鏡視で確認できない結節間溝内病変も存在するため[10]，術前の超音波所見を参考にしている。

前述したように，ある程度以上の断裂によって生じた腱板機能不全の結果，代償性にLHBの肥

図1 年齢・性別による上腕二頭筋長頭腱(LHB)処置の大まかな適応

若年男性では，より確実にスクリューとsoft tissue（軟部組織）によるdouble tenodesisをすることもある。

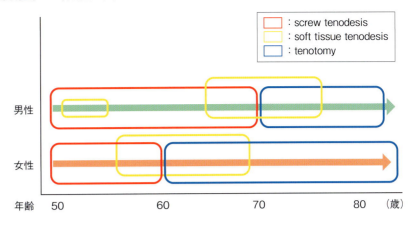

大が生じていると考えられるため，経過の長い中断裂以上の症例ではLHBの処置を考慮している。また術後1年の超音波検査で，断面積が術前に比べ有意な増大を認め，LHB周囲の血流グレードがUCLA疼痛スコアと負の相関を認めた[11]。つまり腱板修復が良好な状態においても，術後1年でLHB周囲が疼痛の原因となっている可能性が示唆された。

これらの結果を踏まえて，**50歳以下の若年者や明らかな外傷性の断裂を除き，慢性経過の完全断裂症例では積極的にLHBの処置を行っている**（**図1**）。

腱固定と腱切離の適応

過去の多くの報告では腱固定と腱切離の術後成績において臨床評価では差がなく，ポパイサインの出現頻度のみ腱固定が低いとされている。また腱切離によって屈曲と回外の筋力が20%低下する一方で，筋の痙攣の頻度が腱固定で高いとする報告もある[12]。しかしいずれも後ろ向きの研究であり，どちらの手技が優れているという結論には至っていない。

著者らは，**原則として60歳以上の女性では腱切離を行い，70歳以下の男性では腱固定を行っている**。

手術手技

腱切離の方法

●LHBの関節窩付着部の切離

関節内視鏡視でLHBの関節窩付着部を切離するが，著者はカスパリパンチ（Zimmer Biomet社）で腱実質にナイロン糸を留置した後（**図2a**），関節窩からLHBを切離している。

次いで後外側ポータルから肩峰下滑液胞鏡視とし，アンカー挿入用ポータルからナイロン糸を取り，LHBを牽引して最も遠位部で切離している（**図2b**）。

●肩甲下筋腱断裂を修復する場合

肩甲下筋腱断裂があり，これを修復する症例では，結節間溝を展開して腱の遠位部で切離する。

●肩甲下筋腱断裂がない場合

肩甲下筋腱断裂がない症例では横靱帯を温存し，その遠位部の線維が疎な部分よりLHBを取り出し（**図3a**），アンカー挿入用ポータルよりナイロン糸を引くことでLHBの遠位を切離する（**図3b**）。遠位部で切離することで，結節間溝内のLHBがおおむね切除され疼痛源が残らないと考えている（**図3c**）。

図2 LHBの関節窩付着部の切離（右肩後方鏡視）

a：LHBにカスパリパンチでナイロン糸を装着する。
b：LHBの基部で切離する。
HH：上腕骨頭，LHB：上腕二頭筋長頭腱

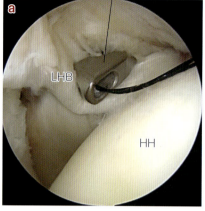
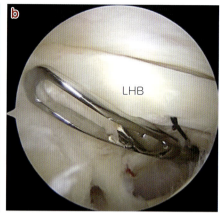

図3 LHB遠位の切離

a：近位の横靱帯（＊）を温存して結節間溝を開窓しLHBを取り出す。
b：アンカー挿入ポータルよりナイロン糸を牽引しLHB基部で切離する。
c：LHB切除後の結節間溝内。腱鞘内の炎症を認める。

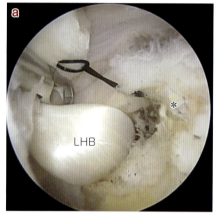
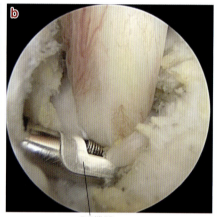
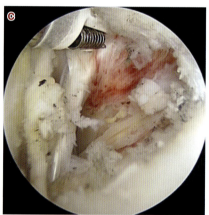

＊：近位の横靱帯，LHB：上腕二頭筋長頭腱

腱固定の部位

　LHBの固定部位としては，大胸筋停止部の近位であるいわゆるsuprapecが多く報告されている。同部は鏡視下に施行可能であり，結節間溝の最遠位に固定することで腱板修復の際に結節間溝にアンカーを挿入できる利点がある。

　一方で術後に結節間溝や大胸筋停止部での疼痛がみられることから，大胸筋停止部の遠位での固定法が報告されている。同部位のinterference screw固定の利点としては，固定強度が強いことと術後の疼痛が少ないことであると報告されている。また術後のポパイサインの出現は2.4％であったとされている。

　Mazzoccaら[13]によると41例中全例で結節間溝部の疼痛を認めず，93％は大胸筋停止部の疼痛がなかったと報告されている。

　著者らは，多くの腱板断裂症例で大胸筋停止部近位への鏡視下interference screw固定を行っている。一方で若年者のLHB単独断裂症例では，直視下に大胸筋腱遠位へのinterference screw固定を行っている。

鏡視下LHB固定の手技：tenodesis screw

●ポータルの作製

患肢は軽度屈曲外旋位としてポータルを作製している（図4a）。

腱板修復の際と同様に，後外側ポータルから鏡視し，アンカー挿入用ポータル，前外側ポータルに加え，スクリュー挿入用のポータルを作製している（図4b）。

結節間溝の腱鞘を切開し，小結節の隆起が終わり平坦化した部位で大胸筋停止部の近位（suprapec）を展開し，outside-inで確認した後，ポータルを作製する（図4b, c）。

●骨孔の作製

腱の太さに合わせた骨孔を作製するが，通常スクリューは直径7mmまたは8mmのものを選択しているため，同じ径の骨孔を作製している。骨孔は前面の皮質のみを貫き，スクリュー長（15mm）を超える20mm程度ドリル先が入ったことを確認する（図5, 6）。

図4 ポータルの作製

a：右肩腱固定の肢位。患肢は軽度屈曲外旋位としている。
b：スクリュー固定用のポータル。前外側ポータルの前下方に位置する。
c：18Gの注射針を刺入し位置を確認する。結節間溝の最遠位に垂直となるようにポータルを作製する。

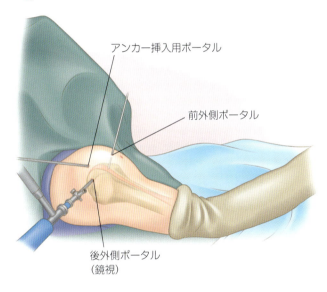
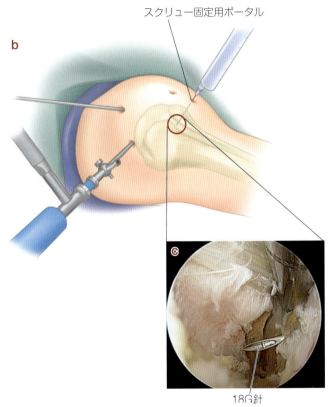

図5 骨孔の作製（右肩後外側ポータルから鏡視）

a：ハーフパイプなどを用いてドリルを誘導し骨孔を作製する。
b：おおよそ20mmの長さのmono corticalな骨孔を作製する。
c：骨孔の遠位側を楕円形に加工する。

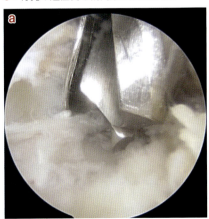
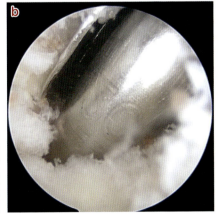
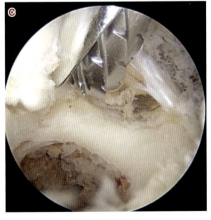

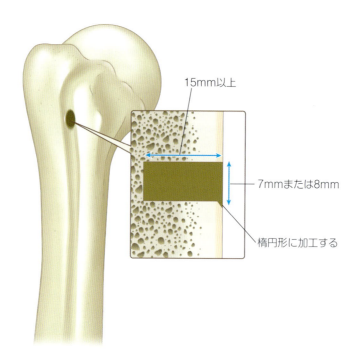

図6 骨孔の横断面のシェーマ
対側の皮質骨は開窓せず15mm以上の骨孔とする。遠位はシェーバーで角を形成する。

15mm以上
7mmまたは8mm
楕円形に加工する

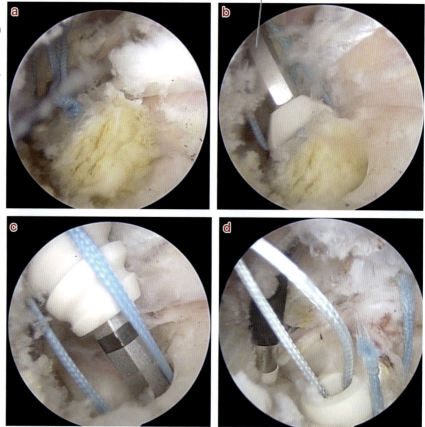

インサーター

図7 高強度糸の装着
a：骨孔の15mm近位へ2号糸を装着し，その近位で切離する。
b：スクリューのインサーターへ糸を通す。
c：インサーターを骨孔へ挿入すると腱が骨孔基部へ誘導される。
d：スクリューを挿入すると固定が完成する。

● 高強度糸の装着

　骨孔から15mm程度遠位の腱実質へ高強度糸を装着する。著者はバードビークレトリバーなどを用いて，腱に糸をロックさせるように縫合している。装着した糸の近位で腱を切離し，腱に装着された糸をinterference screw (SwiveLock® Tenodesis, Arthrex社) に通す。糸を引くことでスクリューが腱の先端に誘導される。インサーターと接した腱の先端を骨孔内へ挿入し，次いでインサーターに沿ってスクリューを骨孔内へ挿入する (図7, 8)。

上腕二頭筋長頭腱の切離・固定術

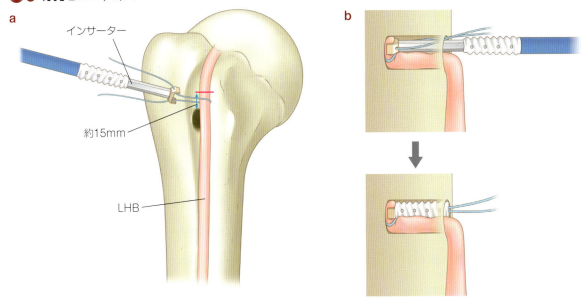

図8 骨孔とLHB，糸のシェーマ

図9 Soft tissue tenodesis
a：Radiofrequency（RF）機器で慎重に結節間溝部を開窓する．
b：カスパリパンチで大胸筋腱（＊）とLHBを一塊としてバイトする．
c：ナイロン糸で2号糸をリレーする．
d：通常のスライディングノットで縫合する．

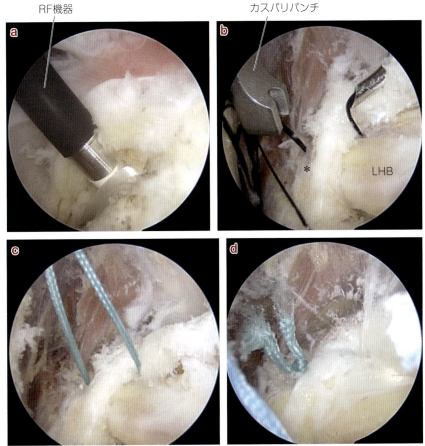

LHB：上腕二頭筋長頭腱，＊：大胸筋腱

腱固定の手技：soft tissue tenodesis（軟部組織腱固定）（図9）

　結節間溝部の軟部組織をradiofrequency（RF）機器などを用いて切除し，結節間溝を開窓する（図9a）．結節間溝を遠位に展開し，大胸筋腱の横走する線維を確認する．LHBと大胸筋腱を一塊としてカスパリパンチでナイロン糸をかける（図9b）．著者は腱の緊張度を維持するために，軽度屈曲位でLHBを切離する前にこの操作を行っている．ナイロン糸に2号糸をかけリレーし（図9c），これを通常のスライディングノットで縫合する（図9d）．

　縫合後，近位でLHBを切離している（図10）．

103

図10 スクリューとsoft tissue tenodesisのシェーマ
a：Interference screwによるtenodesis
b：Soft tissue tenodesis

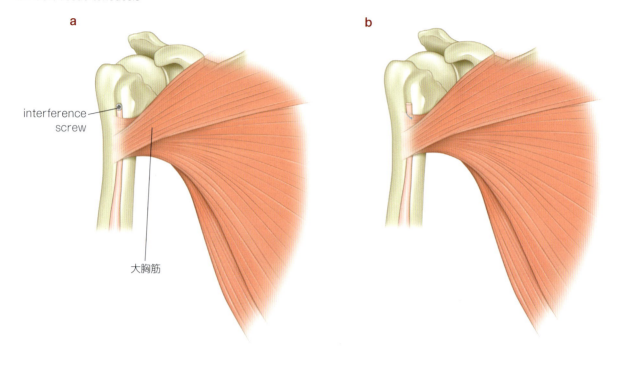

まとめ

　腱板断裂に合併するLHB病変に対する治療方針は，いまだ定まってはいない。鏡視下手術の発展に伴い，脱臼・亜脱臼の不安定性に加えて肥大に伴う滑走障害も認識されている。

　一方，著者らが報告したように関節鏡で鏡視が困難な結節間溝内の肥大や炎症も生じている。これらの病態を認識したうえでLHBの処置を検討すべきであると考える。また腱切離と腱固定の選択に対する適応もいまだ定まっていない。臨床評価において有意な差がないとされているが，後ろ向きの研究が多く今後の課題とされている。

コツとPitfall

　後外側鏡視で結節間溝部が鏡視しにくい場合は，上腕を外旋するとみえやすくなる。また肩前面は三角筋の筋膜などにより視野が妨げられる場合があるため，スイッチングロッドやラスプをアンカー挿入用ポータルから挿入し，これらを持ち上げることで視野を確保する（図4）。

　炎症の強い症例ではLHB周囲の血流が豊富なため，不用意に進入していくと大きな出血を伴うことがある。従って結節間溝部の開窓の際には，RF機器の電極面を骨に向けてこするように慎重に開窓していく。

　スクリュー挿入の際に，LHBが太すぎると挿入が困難となる。LHBの結節間溝近位部はしばしば有意な肥大を認めるため，同部を避けて糸を装着する。骨孔に対して腱が太い場合はRF機器などにより削ぎ落とすこともある。またスクリュー挿入時にLHBが回旋してしまうことがしばしばあるが，前述したように骨孔の遠位の縁を滑らかにすることで回旋が最小限となる。

文献

1) Walch G, Edwards TB, Boulahia A, et al. Arthroscopic tenotomy of the long head of the biceps in the treatment of rotator cuff tears : clinical and radiographic results of 307 cases. J Shoulder Elbow Surg 2005 ; 14 : 238-46.
2) Boileau P, Baqué F, Valerio L, et al. Isolated arthroscopic biceps tenotomy or tenodesis improves symptoms in patients with massive irreparable rotator cuff tears. J Bone Joint Surg Am 2007 ; 89 : 747-57.
3) Taylor SA, Khair MM, Gulotta LV, et al. Diagnostic glenohumeral arthroscopy fails to fully evaluate the biceps-labral complex. Arthroscopy 2015 ; 31 ; 215-24.
4) Churgay CA. Diagnosis and treatment of biceps tendinitis and tendinosis. Am Fam Physician 2009 ; 80 : 470-6.
5) Holtby R, Razmjou H. Accuracy of the Speed's and Yergason's tests in detecting biceps pathology and SLAP lesions : comparison with arthroscopic findings. Arthroscopy 2004 ; 20 : 231-6.
6) Nho SJ, Strauss EJ, Lenart BA, et al. Long head of the biceps tendinopathy : diagnosis and management. J Am Acad Orthop Surg 2010 ; 18 : 645-56.
7) Beall DP, Williamson EE, Ly JQ, et al. Association of biceps tendon tears with rotator cuff abnormalities : degree of correlation with tears of the anterior and superior portions of the rotator cuff. AJR Am J Roentgenol 2003 ; 180 : 633-9.
8) Armstrong A, Teefey SA, Wu T, et al. The efficacy of ultrasound in the diagnosis of long head of the biceps tendon pathology. J Shoulder Elbow Surg 2006 ; 15 : 7-11.
9) Takahashi N, Sugaya H, Matsuki K, et al. Hypertrophy of the extra-articular tendon of the long head of biceps correlates with the location and size of a rotator cuff tear. Bone Joint J 2017 ; 99B : 806-11.
10) Gilmer BB, DeMers AM, Guerrero D, et al. Arthroscopic versus open comparison of long head of biceps tendon visualization and pathology in patients requiring tenodesis. Arthroscopy 2015 ; 31 : 29-34.
11) Takahashi N, Sugaya H, Matsumoto M, et al. Progression of degenerative changes of the biceps tendon after successful rotator cuff repair. J Shoulder Elbow Surg 2017 ; 26 : 424-9.
12) Koh KH, Ahn JH, Kim SM, Yoo JC. Treatment of biceps tendon lesions in the setting of rotator cuff tears : Prospective cohort study of tenotomy versus tenodesis. Am J Sports Med 2010 ; 38 : 1584-90.
13) Mazzocca AD, Cote MP, Arciero CL, et al. Clinical outcomes after subpectoral biceps tenodesis with an interference screw. Am J Sports Med 2008 ; 36 : 1922-9.

一次修復不能な腱板広範囲断裂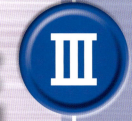

III 一次修復不能な腱板広範囲断裂

鏡視下大腿筋膜パッチ法

京都下鴨病院整形外科，烏丸御池整形外科クリニック　**森　大祐**

　一次修復不能な腱板広範囲断裂に対する手術療法として，①広背筋移行術，②腱板部分修復術，③生物学的補強を併用した腱板再建術，④リバース型人工肩関節置換術（reverse shoulder arthroplasty；RSA）などの良好な治療成績が報告されている。しかし，腱板広範囲断裂では，腱板筋萎縮や脂肪変性の重症度，断裂形態，関節症変化の重症度が各症例で異なることから，外科医は種々の術式の長所と短所に熟知しなければならない[1,2]。

　著者ら[1]は棘下筋の脂肪変性が軽度の腱板広範囲断裂で，腱板部分修復法とパッチ法の臨床成績と画像成績を比較検討した結果，棘下筋腱再断裂率，臨床スコア，筋力の点でパッチ法が有意に勝っていたことを報告し[1]，追加研究の結果から，関節症変化の少ない腱板広範囲断裂に対して鏡視下大腿筋膜パッチ法を，後述する手術適応に従って行っている[2]。しかし，本法は術式が煩雑であり手術時間を要する。

　本項では，特に大腿筋膜を残存腱板に縫着するところを詳細に説明し，煩雑さを少なくする工夫を紹介する。

術前準備

問診および画像診断

　外傷の有無，罹病期間，病状の進行具合から腱板断裂がどのように進行したかを推察する。理学所見をとり，可動域と筋力を測定しておく。画像ではX線像とMRIにて腱板断裂サイズや，腱板筋群の筋萎縮や脂肪変性の程度（Goutallier分類[3]を使用）を評価しておく。

手術適応

●大腿筋膜の残存腱板への固定

　前述のように著者らは腱板大～広範囲断裂で，棘下筋脂肪変性が軽度である群［Goutallier分類StageⅡ以下（L群）］で，部分修復術とパッチ手術の臨床成績と画像成績を比較検討した結果，棘下筋再断裂率，臨床スコア，筋力の点でパッチ法が有意に勝っていたことを報告した[1]。さらにL群のパッチ修復術の経過をみながら，適応拡大をし，パッチ法を棘下筋脂肪変性高度群［Goutallier分類StageⅢ以上（H群）］にも試みた。L群とH群で臨床成績と画像成績を比較した結果，①腱板かつパッチ法の完全修復率は，H群がL群に対して有意に劣っていた（L群：73.1％，H群：10.6％，$p = 0.0003$），②ConstantスコアかつAmerican Shoulder and Elbow Surgeons（ASES）スコアが最終経過観察時に，H群はL群に比べて有意に劣っていた（$p < 0.001$かつ$p = 0.0002$）[2]。以上のことから現時点では，パッチ手術の適応はH群，つまり棘下筋脂肪変性がGoutallier分類StageⅢ以上の場合には適応としてない[2]。著者らの鏡視下大腿筋膜パッチ法の適応としては次のように考えている。

①若年から壮年者で腱板大〜広範囲断裂で棘上筋脂肪変性がGoutallier分類StageⅢ以上で棘下筋脂肪変性がGoutallier分類StageⅡ以下。
②腱板大断裂でも腱板が筋腱移行部付近で断裂し，腱板のremnant（遺残組織）が大結節に残っているタイプ。

インフォームド・コンセント

これまでの研究から以下のことを強調している。
①腱板とパッチの修復が良好である場合には，時間がかかるが，疼痛，機能，筋力も回復し，ADL上で支障のないレベルに到達する可能性が高い。ただし，筋力（外転や外旋）は健側の70％までになる[2]。
②腱板とパッチの修復が不良の場合は，疼痛が残存したり，重量物の運搬に支障をきたす可能性がある。筋力も十分な回復をせずに，健側の50％以下になることが予想される。従って，後療法の重要性を徹底して説明している[2]。
③著者らの症例では，大腿筋膜採取後歩行困難になった症例はいない。

体位・麻酔

手術体位は全身麻酔下のビーチチェア位であり，大腿筋膜の採取はビーチチェア位にする前に行う。

手術手技

関節内鏡視

関節内鏡視にて，①肩甲下筋腱の上腕二頭筋長頭腱（long head of biceps tendon；LHB）の損傷の程度，②脱臼・亜脱臼，③肩甲下筋腱と上関節窩上腕靱帯の損傷，④棘上筋，棘下筋腱の断裂の広がりを観察する。LHBの処置としては，肩甲下筋腱の損傷がなくLHBの損傷がない，あるいは実質部のfrayingまでなら残しておく。しかし，肩甲下筋腱断裂を伴う症例では，肩甲下筋腱の修復とLHBの固定を行う。肩甲下筋腱断裂のLafosse分類Grade 2までは関節内鏡視で行う。その場合の修復はアンカー法で行う。LHBの固定は肩峰下滑液包鏡視で行う。Lafosse分類Grade 3以上の肩甲下筋腱断裂は関節内鏡視と肩峰下滑液包鏡視を併用して修復する。

肩峰下滑液包鏡視

肩甲下筋腱修復はstandard double row法で，LHBの固定はsuprapec tenodesisをインターフェランススクリュー[SwiveLock® Tenodesis System（Arthrex社）]を用いて行う。肩甲下筋腱修復やLHBの固定のviewingポータルは，肩峰前角近傍か前外側ポータルにて行う。次に後上方断裂部の処置に移る。

後上方断裂部の処置とパッチ法術式

鏡視下パッチ法の概要を図1に示す。

断裂形態や棘上筋，棘下筋腱のモビリティーをグラスパーで確認する。断裂部は関節窩付近より内側に引き込まれることが多く，滑膜や滑液包などの脆弱な組織に覆われているために，腱板の腱成分を見極めることが大事である。滑膜や滑液包が肥厚して硬くなっていることもあり，腱板との見極めがはじめは難しいことが結構な頻度でみられる。

まずシェーバーで視野の妨げとなる滑膜や脆弱な腱版断端を取りきることが大事である。腱板断端をどの程度切除するかの判断は，脆弱な腱では，残存腱と骨，残存腱と大腿筋膜の癒合は困難と考え，腱板断端が全周にわたり同定できるまで脆弱な腱断端は切除する（図2a）。棘上筋腱は，7mmのバイトのグラスパーで把持し，大結節superior facet前方の方向に引き寄せるが，footprint内に固着することは難しい，ないしは過緊張な修復になるために棘上筋腱の修復は行わ

ない．この引き寄せで棘上筋腱断端が破綻しない場合は，しっかりした組織と判断し，これ以上の断端切除は行わない．一方，棘下筋腱は，断端をグラスパーで把持して（**図2a，b**）大結節のmiddle facetの方向に引き寄せる．この際に，緊張がなく大結節に引き寄せられる場合（**図2c**）は，断端はしっかりした組織と判断し，断端切除は行わない．腱板関節包側の関節包切離は，関節包の骨頭安定化機能を考慮して，全周には行っていない[4,5]．しかし，棘下筋腱のモビリティーが悪い場合には後方関節包の切離を行う．

　腱板断端切除や関節包切離を行った後に，再度棘下筋腱のモビリティーをグラスパーで確認し，Mochizukiらの報告に基づき，後方に引きこもった棘下筋腱を大結節のより前方部に固定するように試みる（**図2c**）[6]．腱板への過度の緊張は再断裂のリスクであることから，肩関節を30°外転

図1 鏡視下大腿筋膜パッチ法の概要

a：腱板断端の脆弱組織の郭清を行う．
b：棘下筋腱にdouble row法でアンカー糸を装着し，パッチにマットレスで縫合糸を装着する．
c：パッチを残存腱板の下面にマットレス縫合で固定する．
d：パッチと残存腱板を大結節に固定する．

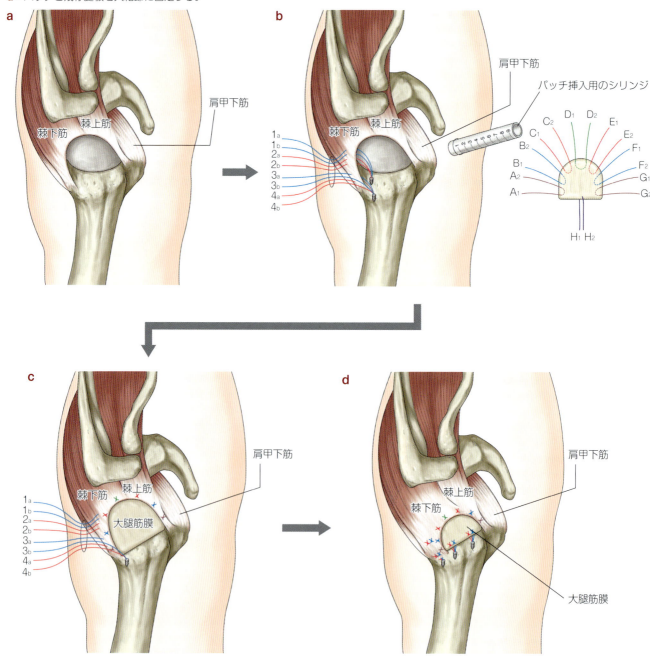

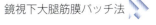

位で棘下筋腱が大結節に緊張なく固着できる部位を見極め，アンカーを大結節に挿入する。棘下筋腱は基本的にはdouble row法にて固定する（図1b）。パッチ挿入に先立ち，棘下筋腱にはアンカー糸を装着してアンカー糸はいったん後方ポータルから体外に逃がしておく。

次に前方ポータルからマットレスに2号高強度糸を装着した大腿筋膜を体内に挿入して，大腿筋膜に縫着した糸を腱板関節面側から残存腱板に装着し，装着した糸を縫合していき残存腱板を大腿筋膜に固定する（図1c）。大腿筋膜の残存腱板への固定後は，大腿筋膜にアンカー糸を装着する。大腿筋膜はsingle row法で固定する。Single row法で固定する理由としては，double row法では内側アンカーへの応力集中により，大腿筋膜と残存腱の接合部への緊張が強くなり，接合部が破綻するリスクが高くなるからである。大腿筋膜へのアンカー糸の装着後は，残存腱板に装着したアンカー糸をknot tyingし，大腿筋膜に装着したアンカー糸をknot tyingして固定性を確認し，パッチ法を終了する（図1d，図3）。

本手術は棘下筋腱部分修復術にパッチを補強することで棘下筋腱への負荷を軽減することを目的とし，棘下筋腱の再断裂を防ぐことと残存腱板機能を最大限に引き出すことを主眼としている[1, 7]。

図2 棘下筋腱のモビリティーを確認

a：脆弱組織の郭清後に残存腱板を同定する。
b：グラスパーで腱板が把持できるか確認する。
c：大結節に棘下筋腱を引き寄せて修復デザインを確認する。

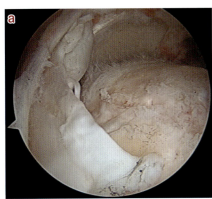
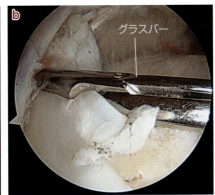
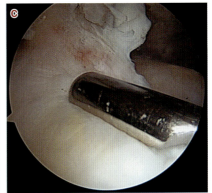

図3 パッチ修復後

レトリバーでパッチと残存腱板の固定性を確認する。

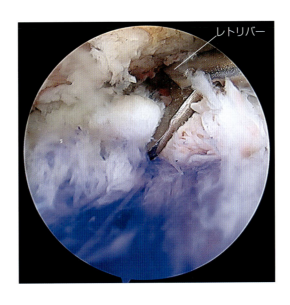

大腿筋膜の残存腱板への固定

　図1bから図1cへのステップが一番煩雑で手術時間がかかる。煩雑さを少なくする著者らの術式を紹介する。欠損部は腱板断端の処置をしているので，多くの症例でU-shape typeになることが多い。Crescent typeの断裂形態である症例も，脆弱な組織を切除すると腱板欠損部はU-shapeに近くなる（図4）。腱板の断裂サイズを目盛り付きプローブで計測する（図5a）。パッチのサイズが決まれば，皮膚ペンでパッチの形を採型する（図5b）。断裂サイズより大きめにする。プローブで計測したサイズより最大横径・縦径ともに1cm大きくする。これは，パッチにかけた縫合糸を腱板断端に大きくかけることで，腱板断端とパッチの接合部をしっかり固定し，接合部での再断裂を避けるためである。パッチの滑液包側はピオクタニンで印を付けておく。これは体内に入れた際にパッチはたるみがあるため，体内に入った後に残存腱板と接合する側をわかりやすくするためである。

図4 腱板断端の同定
a：後外側鏡視像。滑液包や脆弱な腱板（＊）の郭清前。
b：郭清後。しっかりした腱板断端が露出している。
c：前外側鏡視像。腱板断端がfootprintまで可動しない。

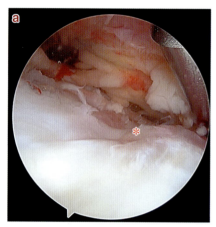 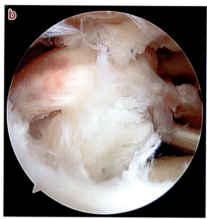 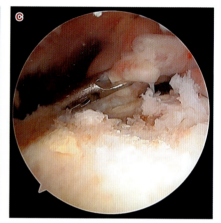

図5 パッチ作製の準備
a：断裂部を目盛付きプローブで計測する。
b：皮膚ペンにてパッチをトレースしておく。
c：大腿筋膜に高強度糸をマットレスにて装着する。
d：割を入れたシリンジ。

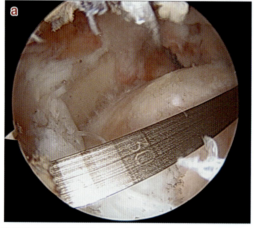

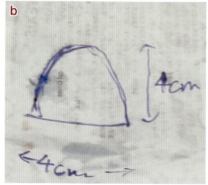 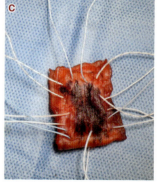 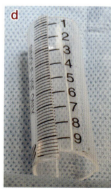

次に前方ポータルをやや大きくし，割を入れた10ccのシリンジを挿入して，ここからパッチを関節内に縫合糸を装着したまま挿入する（図5d）。

パッチを体内に挿入するステップに移る。腱板欠損部の最内側にかける糸（**図6a**のD_1，D_2）をシリンジ越しに体内にいったん入れ，その糸をNeviaser ポータルから体外に出す。腱板欠損部後方部にかける糸（**図6a**のA_1，A_2，B_1，B_2，C_1，C_2の糸）は，後方ポータルから体外に出す。**図6a**のH_1，H_2の糸は前外側ポータルから体外に出す。このHの糸はtraction sutureである。ポータル越しに体外に出した糸を引っ張り，前方からもパッチを押し込んで体内に挿入する（**図7b～d**）。パッチが関節内に挿入されたらシリンジを抜去する。体内に入れたときにはパッチはたるんでいる。①Dの糸，②Hの糸，③A～Cの糸の束，④E～Gの糸の束を引っ張り合ってパッチのたるみをとり（**図7d～f**），最初にピオクタニンでマーキングした側が滑液包側面に向くようにする（**図7a, f**）。

図6 パッチ挿入前

a：パッチに装着した，D糸はNeviaserポータルから，A～Cの糸は後方ポータルから，Hの糸は前外側ポータルからシリンジ越しに体外に出す。
b：パッチ挿入前の手術風景。

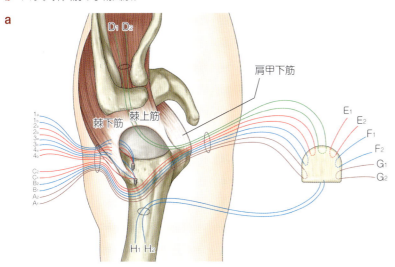
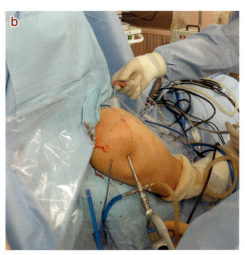

図7 パッチの関節内への挿入

a：パッチが関節内に挿入され，たるみがない状態。
b：上方からみた視野。糸を引っ張りながら，前方からパッチを挿入する。
c：各ポータルから出た糸を引っ張り合ってパッチのたるみをとる。

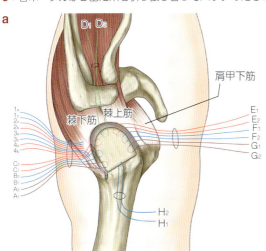
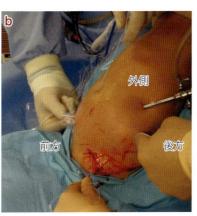
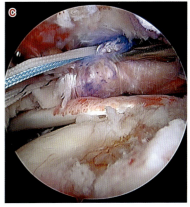

図7 パッチの関節内への挿入（つづき）

d：レトリバーでパッチを関節内に取り込む。
e：後方ポータルから出た糸の束を引っ張り、パッチをさらに関節内に取り込む。
f：A_1，A_2の糸を引っ張り、たるみをとり、パッチの表裏を確認する。

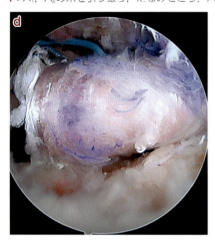
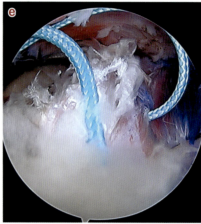
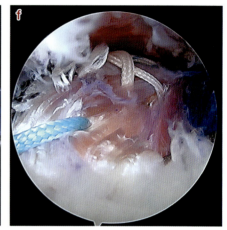

図8 腱板へのパッチに装着された腱板に装着

60°のIDEAL™ Suture Grasperで腱板を貫通させ、糸を把持する。

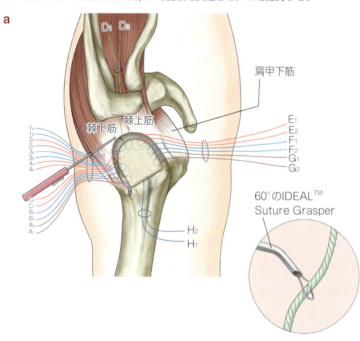
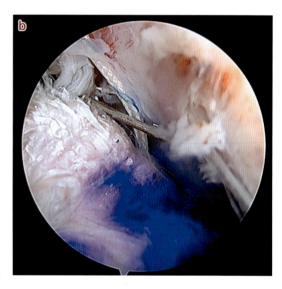

次に腱板欠損部の最内側にパッチの糸を装着する。Neviserポータルか後方ポータルから60°のIDEAL™ Suture Grasper（Depuy Mitek社）を挿入し、腱板を貫通させてパッチの縫合糸を装着する（図8）。スーチャーグラスパーの刺入部位は断端より10mmほど内側とするが、前述のバイトが7mmのグラスパーで腱板を把持し、刺入部位の確認をする（図9）。同様にして対の同じ糸も腱板に装着して（図10），knot tyingを行う（図11）。同様な操作を行い、腱板とパッチを固定する。A～Cの糸は棘下筋に、E～Gの糸は棘上筋、肩甲下筋に装着して固定する（図1c，図12）。

鏡視下大腿筋膜パッチ法

図9 パッチ糸を棘下筋腱に装着
グラスパーで腱板を把持し，断端より10mm内側にパッチ糸を装着する。

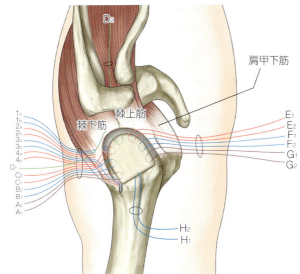
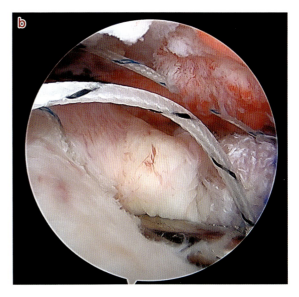

図10 棘下筋のパッチ糸をマットレスに装着
D₁とD₂の糸をマットレスに装着する。

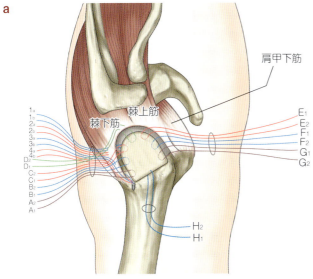
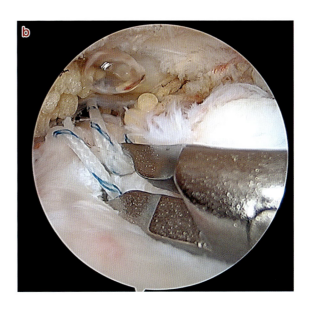

図11 パッチ糸のknot tying
D₁とD₂のknot tying（〇）。

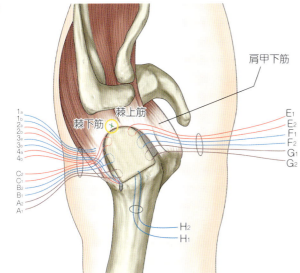
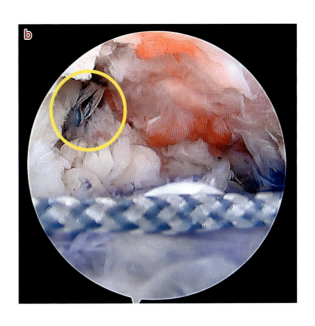

115

図12 パッチと残存腱板の固定

★：残存腱板，＊：パッチ

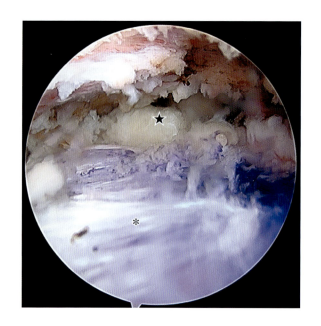

後療法

　スマートスリング（アルケア社）を用いて外転20°で8週の外固定を行う。術翌日から胸郭，肩甲帯，肘下のエクササイズを行う。術後4週目から他動運動を開始する。術後9週目から自動運動を開始する。術後13週目から抵抗運動を開始する。術後3カ月は再建腱板やパッチに無理な負荷がかからないように気を付けている。

コツとPitfall

　本手術は煩雑であるために視野の確保が大事である。パッチ挿入前に腱板後方の脂肪や滑膜はある程度切除する。腱板断端が明瞭にみえるのは当然として，ポータル周辺の郭清も重要である。三角筋下滑液包は郭清しすぎないことが重要でradiofrequency（RF）装置で凝固をしておく。これは筋肉が落ちてくると視野が不良になるからである。また，腱板挿入後もたるみがあるために，助手との連携が大事である。たるんだ場合は執刀医，助手の連携で糸を引っ張り合うことでたるみはとれてくる。しかし，最初の糸（**図7a**のD₁，D₂の糸）を腱板に固定するまでは視野は必ずしもよくはない。レトリバー，スイッチングロッドなどを用いてパッチが水中で浮遊するのをおさえておくと視野がよくなる。糸に注意しながら浮遊するパッチ表面の線維組織はVAPR®（DePuy Synthes社）で蒸散させておく。

文献

1) Mori D, Funakoshi N, Yamashita F. Arthroscopic surgery of irreparable large or massive rotator cuff tears with low-grade fatty degeneration of the infraspinatus: patch autograft procedure versus partial repair procedure. Arthroscopy 2013;29:1911-21.
2) Mori D, Funakoshi N, Yamashita F, et al. Effect of Fatty degeneration of the infraspinatus on the efficacy of arthroscopic patch autograft procedure for large to massive rotator cuff tears. Am J Sports Med 2015;43:1108-17.
3) Goutallier D, Postel JM, Gleyze P, et al. Influence of cuff muscle fatty degeneration on anatomic and functional outcomes after simple suture of full-thickness tears. J Shoulder Elbow Surg 2003;12:550-4.
4) Mihata T, Mcgarry MH, Pirolo JM, et al. Superior capsule reconstruction to restore in irreparable rotator cuff tears: A biomechanical cadaveric study Am J Sports Med 2012;40:2248-25.
5) Nimura A, Kato A, Yamaguchi, K, et al. The superior capsule of the shoulder joint complements the insertion of the rotator cuff. J Shoulder Elbow Surg 2012;21:867-72.
6) Mochizuki T, Sugaya H, Uomizu M, et al. Humeral insertion of the supraspinatus and infraspinatus. New anatomical findings regarding the footprint of the rotator cuff. J Bone Joint Surg Am 2008;90:962-9.
7) 菅谷啓之, 萩原嘉廣, 高橋憲正, ほか. 一次修復不能な腱板広範囲断裂に対するテフロンフェルトを用いた鏡視下パッチ法の中長期成績. 肩関節 2010;34:459-62.

Ⅲ 一次修復不能な腱板広範囲断裂

鏡視下肩上方関節包再建術

大阪医科大学整形外科学　**三幡輝久**

腱板広範囲断裂の多くは陳旧性断裂を伴っており，棘上筋や棘下筋の高度な萎縮や変性を認める場合には修復が困難なことも少なくない。またそのような症例においては，修復が可能であったとしても再断裂のリスクは高くなる。著者らの考案した上方関節包再建術は，肩甲上腕関節の安定性を高め，骨頭を求心位に保持することにより機能回復を図る術式である[1〜14]。

術前準備

問診と理学所見

腱板断裂の主訴の多くは痛みと挙上困難である。**上方関節包再建術は，疼痛軽減だけでなく自動挙上回復も期待できるため，どちらの主訴に対しても適応となる。**偽性麻痺とよばれる高度な自動挙上制限を認める場合でも，上方関節包再建術を行うことにより自動挙上の回復が得られるが，ときに頚椎症性神経根症や腋下神経麻痺などによる三角筋筋力低下を合併している場合があり，その場合には上方関節包再建術を行っても機能回復が得られにくい。

画像検査と術式選択

術式選択（腱板修復術，あるいは上方関節包再建術）は，術前のMRI所見で判断する（**図1a**）。①棘上筋や棘下筋の脂肪変性がほとんどなく，腱板断端における腱成分の厚みと輝度が正常に近い場合には，腱板修復術を行う。②棘上筋や棘下筋の萎縮や脂肪変性がほとんどなくても，腱板断端における腱成分の厚みが薄く，MRI T2強調像で広範囲に高輝度を認める場合には上方関節包再建術を選択する。この条件では修復可能な症例が多いが，再断裂のリスクも高い。そのため修復可能な症例においては，上方関節包再建術を行った後にそのうえで腱板修復術を行っている。③棘上筋や棘下筋の高度な萎縮や脂肪変性を認める場合，あるいは腱板断端における腱成分が消失している場合には上方関節包再建術を選択する。

術前の単純X線像によりHamada分類も行う（**図1b**）。Hamada grade 1（6mm以上の肩峰−骨頭間距離）とHamada grade 2（6mm以下の肩峰−骨頭間距離）の場合には，graft（移植腱）の厚みは比較的薄くても良好な治療成績が得られやすいが，Hamada grade 3（acetabulization）とHamada grade 4b（肩甲上腕関節の関節症性変化を伴うacetabulization）においては，骨頭を引き下げるためにはgraftの剛性（stiffness）を高める必要があり，大腿筋膜を用いる場合には6〜8mmの厚みをもたせることが重要である。高齢患者におけるHamada grade 4bやHamada grade 5（骨頭の圧潰）を認める場合には，人工肩関節全置換術とともに上方関節包再建術を行う。

鏡視像からも術式を検討する。棘上筋腱，棘下筋腱，小円筋腱の断端が大結節まで届かない場合には上方関節包再建術のみを行うが，腱板断端の変性が強いにもかかわらず断端のmobility（可動性）がよく，容易に大結節まで届く場合には，上方関節包再建術を行ったうえで腱板修復術を追加する。その際の移植腱の厚みは2〜3mmで十分である。

神経麻痺が疑われる場合には筋電図検査を行い，頚椎症性神経根症や腋窩神経麻痺を除外する。

手術器具

通常の鏡視下腱板修復術と同様の器械[スーチャーレトリーバー，KingFisher®（Arthrex社），ノットプッシャー，スーチャーカッター]を用いる。使用するアンカーは術式により異なる。

コンプレッション重層固定法[15〜18]（後述図8）では4.5mm径Corkscrew® FT Suture Anchor（Arthrex社）6本を使用し，SpeedBridge™法（Arthrex社，後述図9）では4.5mm径Corkscrew® FT Suture Anchor 2本，4.75mm径SwiveLock®（Arthrex社）4本，FiberTape®（Suture Button, Arthrex社）2本を用いる。腱板への糸を通す器具としてSutureLasso™（Arthrex社）を使用する（図2）。Graftを関節内に挿入する際に，10ccのディスポ注射器を用いる（先端を切り落とし縦にスリットを入れる）。

図1 術前単純MRIとX線像

a：MRI T2強調像。棘上筋腱は断裂し，肩甲骨関節窩のレベルまで引き込まれている。筋腱移行部に強い変性を認める。
b：単純X線像。肩峰-骨頭間距離3mm，Hamada分類grade 2。

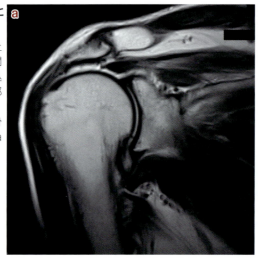
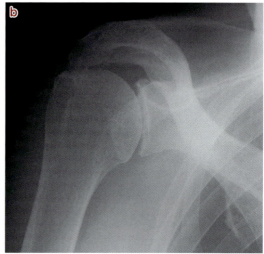

図2 腱板への糸通し：SutureLasso™の使い方[12]

a：本来のSutureLasso™の使い方。複数のポータルが必要である。
b：糸を逆に装着したSutureLasso™の使い方。1つのポータルから腱板の前方・後方部分に糸を通すことができる。

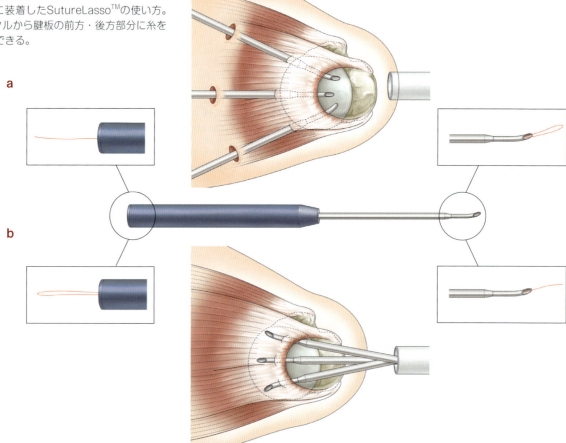

体位

著者は側臥位で手術を行うが，ビーチチェア位でも可能である．約30°の外転位で牽引(男性4kg，女性3kg)を加える．消毒は肩関節周囲だけでなく，大腿筋膜採取部も行う．

手術手技

肩甲上腕関節内視鏡視と関節内病変の処置

まず肩甲上腕関節内視鏡視により腱板断裂部とその合併病変を観察する．上腕二頭筋長頭腱に脱臼，あるいは亜脱臼を認める場合には鏡視下腱固定術，あるいは腱切離術を併用する．不全断裂のみを認める場合には特に処置を行わない．肩甲下筋腱断裂については，4.5mm径Corkscrew® FT Suture Anchorを用いて単層固定法または重層固定法により鏡視下に修復する．修復不能な肩甲下筋腱断裂に対しては，必ずしも前方関節包再建や筋移行などを行う必要はなく，そのまま放置したとしても十分な機能回復が期待できる．

肩峰下滑液包内視鏡視と肩峰下除圧術

続いて肩峰下滑液包内視鏡視を行う．肩峰前外側から肩鎖関節部の骨棘を切除し，烏口肩峰靱帯を肩峰付着部から切離する．肩峰下面も，前縁から後縁まで広範囲に2〜3mmの厚さで切除する．大結節の遺残軟部組織は可及的に除去して骨組織を露呈する．

6〜8mmの厚さをもつgraftを移植するためには，肩峰下面の骨切除をしっかりと行い，スペースを確保する必要がある．肩峰下面の骨切除を行い，肩峰下面の変形を取り除くことにより，graftが肩峰下で摩耗されるリスクが減少し，graftの術後断裂率も減少すると考える．

移植する大腿筋膜の大きさの決め方と採取法

上方関節包の欠損範囲(前後方向，内・外側方向)を目盛り付きのプローブを用いて計測する．前後方向の計測は大結節上で行う．その際，変性した薄い残存腱板はすべて切除し，部分修復を行うことなく，実際の欠損範囲を計測する．内・外側方向には，欠損している大きさではなく，肩甲骨関節窩上縁(関節唇付着部)から大結節外側縁までの長さを計測する(肩30〜45°外転位)．それらの計測値を基に移植する大腿筋膜の大きさを決定する．大腿筋膜の前後幅は欠損部の前後方向の長さと同じ長さとし，大腿筋膜の内・外側長は肩甲骨関節窩上縁から大結節外側縁までの長さに1.5cm加えた長さとする(図3)．今までの治療経験から移植する大腿筋膜の厚みは6〜8mmが最良と考えているため(図3)，採取した大腿筋膜を二重あるいは三重に重ね合わせて作製する．大転子から約4〜5cm遠位後方に大腿筋膜から大腿骨に連続する2本の腱線維(筋間中隔)が存在する．6〜8mmの厚みのあるgraftを作製するためには，この2本の腱線維を必ず含むようにする(図4，5)．

図3 Graftのサイズの決定[6)]

a：腱板欠損部分の大きさ
b：Graftの大きさ

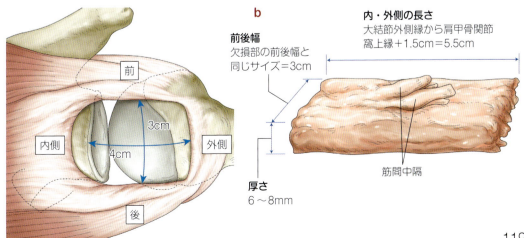

図4 大腿筋膜の採取

a, b：大転子から約4〜5cm遠位後方に大腿筋膜から大腿骨に連続する2本の腱線維（＊筋間中隔）が存在する。6〜8mmの厚みのあるgraftを作製するためには，この2本の腱線維を必ず含むようにする。
c：採取した大腿筋膜

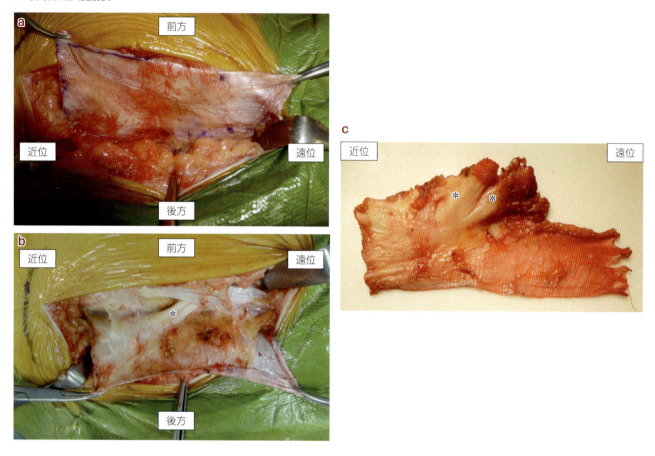

図5 大腿筋膜から作製したgraft

a：下面，**b**：側面

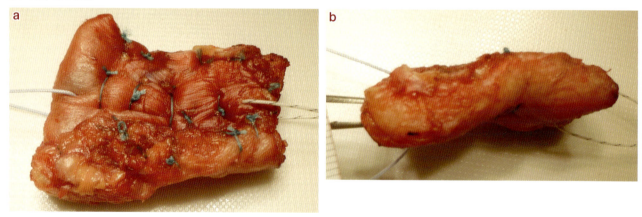

大腿筋膜の移植（肩甲骨関節窩への縫着）

肩甲骨の関節上結節の軟部組織を可及的に除去して骨組織を露呈する。その後，2本の4.5mm径Corkscrew® FT Suture Anchorを肩甲骨関節窩上縁（右肩の場合は10～11時と11～12時，左肩の場合には12～1時と1～2時）に設置する（図6）。約2.0cmに拡大した外側ポータルから，関節上結節に設置したCorkscrew® FT Suture AnchorのNo.2 FiberWire®（Arthrex社）を関節外に引き出し，そのNo.2 FiberWire®を関節外で大腿筋膜にマットレスでかける。そのNo.2 FiberWire®をノットプッシャーを使って縫合しながら，大腿筋膜を関節内に押し込むと大腿筋膜が肩甲関節上結節に縫着される。関節外でFiberWire®を通した大腿筋膜を関節内に押し込む際，10ccのディスポ注射器をカニューラとして使用すると軟部組織が絡まることがなく，トラブルになることが少ない（図7）。あらかじめディスポ注射器に縦方向にスリットを入れておくと，大きな大腿筋膜に対しても使用可能である。移植するgraftがかなり大きな場合には，FiberWire®を大腿筋膜に通すときのみ10ccのディスポ注射器をカニューラとして使用し，graftを挿入するときにはディスポ注射器を抜去してもよい。

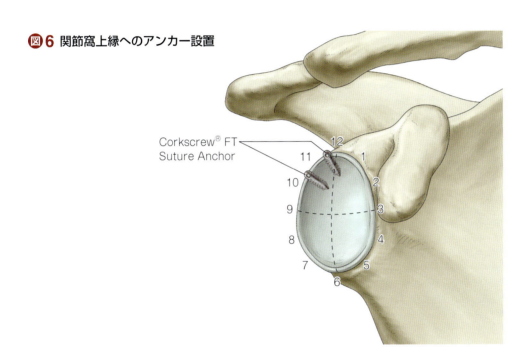

図6 関節窩上縁へのアンカー設置

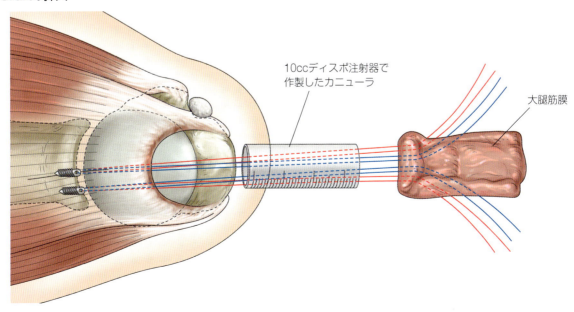

図7 Graftの挿入[12]

大腿筋膜の移植（大結節への縫着）

●コンプレッション重層固定法（図8）[15〜18]

　大結節に遺残する軟部組織を可及的に除去して骨組織を露呈する。大結節内側縁に沿って2〜3本の4.5mm径Corkscrew® FT Suture Anchorを設置し，さらに大結節外側縁より約5〜10mm下方にも2〜3本の4.5mm径Corkscrew® FT Suture Anchorを設置する。内側アンカーのFiberWire®はマットレス縫合し，外側アンカーのFiberWire®は単純縫合する（重層固定法）。多くの場合，内側マットレス縫合と外側単純縫合はそれぞれのアンカーに対して1本ずつを使用するため，内側アンカーのもう1本のFiberWire®は抜去する。外側アンカーのもう1本のFiberWire®はスーチャーブリッジ用に残しておく。内側でマットレス縫合を行ったFiberWire®1本と外側Corkscrew®の縫合していないFiberWire®を外側のカニューラから取り出し，内側でマットレス縫合を行ったFiberWire®を間にはさんだ状態で外側Corkscrew®のFiberWire®を縫合する。それにより内側でマットレス縫合を行ったFiberWire®が外側Corkscrew®の直上で固定されることになる。その固定されたFiberWire®と内側でマットレス縫合を行った別のFiberWire®を縫合すると，外側FiberWire®のループを介して内側の2本のFiberWire®によるスーチャーブリッジが完成する。内側でマットレス縫合を行った残りのFiberWire®についても，同様の方法で別の外側FiberWire®を介して縫合することによりコンプレッション重層固定法が完成する。

図8 コンプレッション重層固定法[12,15]

大結節内側縁に沿って2〜3本の4.5mm径Corkscrew® FT Suture Anchorを設置し，さらに大結節外側縁より約5〜10mm下方にも2〜3本の4.5mm径Corkscrew® FT Suture Anchorを設置する。内側アンカーのFiberWire®はマットレス縫合し，外側アンカーのFiberWire®は単純縫合する（重層固定法）。内側でマットレス縫合を行ったFiberWire®1本と外側Corkscrew®の縫合していないFiberWire®を外側のカニューラから取り出し，内側でマットレス縫合を行ったFiberWire®を間にはさんだ状態で外側Corkscrew®のFiberWire®を縫合する。それにより内側でマットレス縫合を行ったFiberWire®が外側Corkscrew®の直上で固定されることになる。その固定されたFiberWire®と内側でマットレス縫合を行った別のFiberWire®を縫合すると，外側FiberWire®のループを介して内側の2本のFiberWire®によるスーチャーブリッジが完成する。内側でマットレス縫合を行った残りのFiberWire®についても，同様の方法で別の外側FiberWire®を介して縫合することによりコンプレッション重層固定法が完成する。

a：重層固定法
b：コンプレッション重層固定法

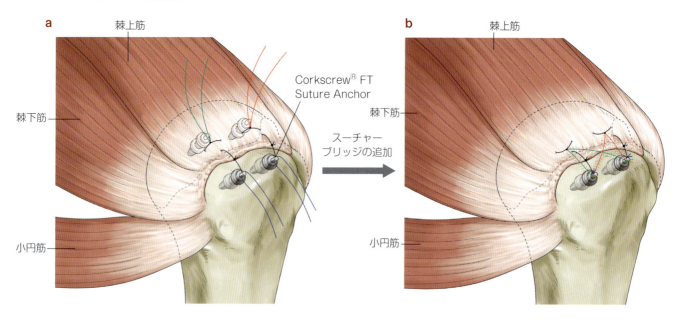

● SpeedBridge™法(図9)

　FiberTape®(Suture Button)を通した4.75mm径SwiveLock®を，大結節footprintの内側縁に2本設置する．すべてのFiberTape®とFiberWire®(もともとSwiveLock®に付属している)を大腿筋膜にマットレスで通す．FiberTape®のみを外側のカニューラから取り出し，別のSwiveLock®の先端の穴に通す．そのSwiveLock®を大結節外側縁より約5〜10mm下方に刺入する(通常は外側においても2本のSwiveLock®を用い，それぞれのSwiveLock®を約1cm離して設置する)ことで，FiberTape®によるスーチャーブリッジが完成する．最後に大腿筋膜にマットレスで通している2本のFiberWire®を縫合する．

　最後に，大腿筋膜と棘下筋腱の間，あるいは大腿筋膜と小円筋腱の間を2〜3本のFiberWire®を用いて側側縫合を行う(図9，10)．術後拘縮のリスクを減らすために前方の側側縫合を行わないことが多いが，大腿筋膜と肩甲下筋腱あるいは残存する棘上筋腱の間に間隙がみられる場合には，1本のFiberWire®を用いて側側縫合を行う．その際には緊張が強すぎないように注意する．

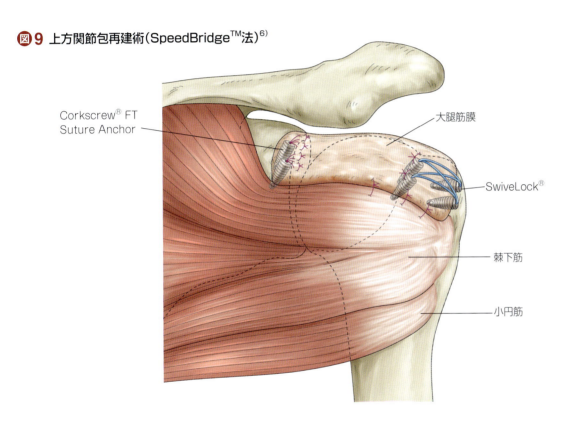

図9 上方関節包再建術(SpeedBridge™法)[6]

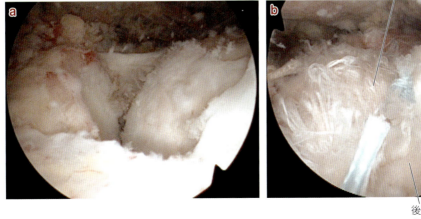

図10 後方からの鏡視像
a：腱板広範囲断裂
b：鏡視下上方関節包再建術後

後療法

外転装具[Block Shoulder Abduction Sling(永野義肢社，図11)]を4週間装着し，可能であれば術直後から等尺性筋力訓練を行う。5週目から外転保持用の三角ブロックをはずしてslingのみとし，振り子運動を開始する。6週目からslingをはずし，仰臥位での他動運動，自動挙上運動を開始する。2カ月後からは坐位での自動挙上運動，筋力訓練を開始する。術後1年以上経過してから自動挙上が可能となる症例もあり，リハビリテーションを継続することが重要と考える。

術後フォローアップ

術後はMRIによりgraftの生着状態を確認する(図12，13)。術後1年時にMRIで生着状態が良好である場合には，その後にgraftが断裂することはほとんどない。またgraftに断裂が起こらなければ，良好な機能回復が期待できる。術後半年〜1年の理学療法が必要である。

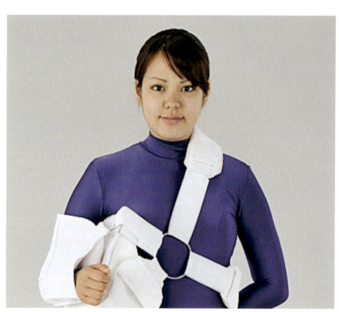

図11 Block Shoulder Abduction Sling

(永野義肢社より提供)

図12 術後3カ月の単純X線像とMRI

a：単純X線像。肩峰－骨頭間距離は9mmまで拡大している。
b：MRI T2強調像。移植腱の再断裂はない。

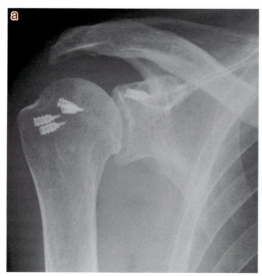
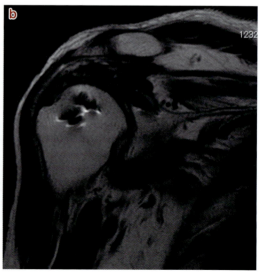

図13 術後8年の単純X線像とMRI

a：単純X線像。肩峰－骨頭間距離は8mmであり，骨頭の上方化は起こっていない。
b：MRI T2強調像。移植腱の再断裂はなく，生着していると思われる。

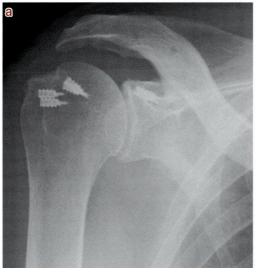
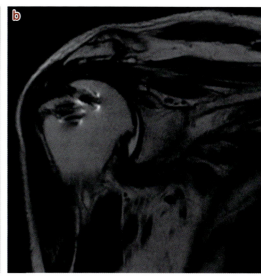

コツとPitfall

①上方関節包再建術の治療成績は，graftが生着するかどうかによって決まる。手術操作が困難であるからといって，薄いgraftや小さいgraftを移植することは術後成績不良の原因となる。**大腿筋膜をgraftとして用いる場合には，6〜8mmの厚みが最適**と考える。
②大腿筋膜をgraftとして用いた上方関節包再建術を行う場合，設置は30°外転位で行い，**後方に残存する腱板（小円筋腱あるいは棘下筋腱）とgraftの間に側々縫合を追加**する。
③鏡視下に手術操作が難しい場合には，直視下に上方関節包再建術を行うことも選択肢の1つである。

文献

1) Mihata T, McGarry MH, Kahn T, et al. Biomechanical Role of Capsular Continuity in Superior Capsule Reconstruction for Irreparable Tears of the Supraspinatus Tendon. Am J Sports Med 2016；44：1423-30.
2) Mihata T, McGarry MH, Kahn T, et al. Biomechanical Effect of Thickness and Tension of Fascia Lata Graft on Glenohumeral Stability for Superior Capsule Reconstruction in Irreparable Supraspinatus Tears. Arthroscopy 2016；32：418-26.
3) Mihata T, McGarry MH, Kahn T, et al. Biomechanical Effects of Acromioplasty on Superior Capsule Reconstruction for Irreparable Supraspinatus Tendon Tears. Am J Sports Med 2016；44：191-7.
4) Mihata T, Lee TQ, Watanabe C, et al. Clinical results of arthroscopic superior capsule reconstruction for irreparable rotator cuff tears. Arthroscopy 2013；29：459-70.
5) Mihata T, McGarry MH, Pirolo JM, et al. Superior capsule reconstruction to restore superior stability in irreparable rotator cuff tears：a biomechanical cadaveric study. Am J Sports Med 2012；40：2248-55.
6) 三幡輝久. 肩関節腱板広範囲断裂に対する上方関節包再建術. MB Orthop 2014；27(5)：51-5.
7) 三幡輝久. 肩関節腱板広範囲断裂に対する上方関節包再建術－肩外転時の動態－. 整・災外 2014；57：507-10.
8) 三幡輝久. 肩関節腱板広範囲断裂に対する上方関節包再建術. MED REHABIL 2013；157：67-70.
9) 三幡輝久. 鏡視下上方関節包再建術－コツとピットフォール－. 関節外科 2012；31：1448-52.
10) 三幡輝久. 肩関節腱板広範囲断裂に対する上方関節包再建術. 整・災外 2012；55：1505-9.
11) 三幡輝久. 上方関節包再建術. MB Orthop 2012；25(11)：53-8.
12) 三幡輝久. 腱板広範囲断裂に対する新しい手術法－上方関節包再建術－. 整外最小侵襲術誌 2012；63：43-9.
13) 三幡輝久. 一次修復不能な腱板断裂に対する上方関節包再建術. MB Orthop 2011；24(3)：69-75.
14) 三幡輝久, 渡辺千聡, 木下光雄, ほか. 腱板断裂一次修復不能例に対する上方関節包再建術. 肩関節 2010；34：451-3.
15) Mihata T, Watanabe C, Fukunishi K, et al. Functional and structural outcomes of single-row versus double-row versus combined double-row and suture-bridge repair for rotator cuff tears. Am J Sports Med 2011；39：2091-8.
16) Mihata T, Fukuhara T, Jun BJ, et al. Effect of shoulder abduction angle on biomechanical properties of the repaired rotator cuff tendons with 3 types of double-row technique. Am J Sports Med 2011；39：551-6.
17) 三幡輝久, 渡辺千聡, 辻村知行, ほか. 腱板大断裂・広範囲断裂に対するコンプレッション重層固定法による関節鏡視下腱板修復術の治療成績：単層固定法と重層固定法との比較. 関節鏡 2009；34：208-14.
18) 三幡輝久, 渡辺千聡, 木下光雄, ほか. コンプレッション重層固定法による関節鏡視下腱板修復術の治療成績：単層固定法および重層固定法と比較して. 肩関節 2009；33：423-6.

III 一次修復不能な腱板広範囲断裂

Debeyre-Patte変法併用 鏡視下腱板修復術

AR-Ex尾山台整形外科東京関節鏡センター　**平田正純**

術前準備

リバース型人工肩関節置換術（reverse shoulder arthroplasty；RSA）がわが国でも使用可能となったが，年齢，活動性などからRSAの適応とはならず，通常の一次修復では対応不可能な腱板広範囲断裂症例は少なくない。本項ではDebeyre-Patte変法[1,2]による筋前進術を併用した鏡視下腱板修復術の適応と実際につき紹介する。修復部に加わる力学的ストレスを軽減させ，腱板断端と上腕骨間を通常法と同様に修復できる機能再建術として本術式は有効である。

手術適応

50〜60歳代の比較的若年で一次産業従事者など活動性が高く，挙上障害や筋力低下などの機能障害を主訴とする症例が本術式のよい適応である。70歳以上であっても，RSAの適応とならない関節症変化の少ない一次修復不能な腱板広範囲断裂症例，および腱板修復術後の再断裂症例も含まれる。

画像検査

画像検査は単純X線撮影に加え，超音波検査，MRI撮像を行う。特にMRI斜位冠状断像で腱板断端が関節窩縁近傍まで退縮し，一次修復が不可能と予想される場合に本術式を計画する。後述する術中評価を行い，本術式の適応が最終決定される。MRI斜位矢状断像において**腱板筋群の筋腹評価も重要である**。筋萎縮および脂肪浸潤を認めても修復は可能な症例もあるが，長期的な修復状態の維持については慎重な術後経過観察が必要である[3]。

体位

手術では背部での操作を伴うため，ワーキングスペースを十分に確保する必要がある。

側臥位で行う場合には3kg介達牽引またはSPIDER Limb Positioner（Smith & Nephew社）を用い，肩関節外転30°保持下に行う。胸椎まで消毒し，肩甲骨内側縁が露出するようにドレーピングを行う（**図1**）。ビーチチェア位で行う場合は，対側の肩甲骨が手術台に接地するように体幹を少し健側に回旋させて骨盤と下肢を固定する（**図2**）。

前処置，術中評価

通常の鏡視下腱板修復術と同様に，関節内と肩峰下滑液包内の処置を行う。烏口肩峰アーチ破綻による術後の上腕骨頭の前上方移動を回避する目的に，肩峰下骨棘の切除は最小限にとどめ，烏口肩峰靱帯（coracoacromial ligament；CAL）は極力温存する。高周波凝固蒸散装置や鏡視下手術用ラスプを用いて関節窩と腱板間の関節包を切離し，癒着を徹底的に剥離して烏口上腕靱帯（coracohumeral ligament；CHL）の切離を行う。肩甲下筋断裂を伴う場合には，同様に関節包切

離や中関節上腕靱帯(middle glenohumeral ligament；MGHL)の切離を行う．十分なmobilizationを行った後，グラスパーで断端を把持して，棘上筋は外側，棘下筋は前外側に牽引し，整復を行っても上腕骨footprintまで容易に到達しないこと，整復されたとしても腱板が過緊張にあることを確認する．

図1 術前後の鏡視像時のセッティング

胸椎まで消毒して肩甲骨内側縁が露出するようにドレーピングを行う．支持器は骨盤の前後，胸骨前面に設置する．

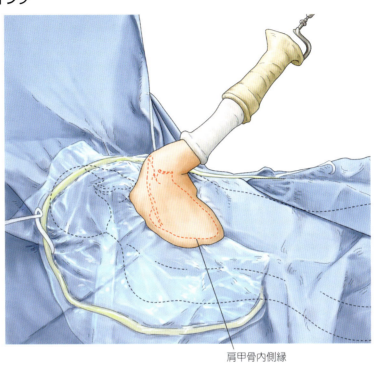

肩甲骨内側縁

図2 ビーチチェア位時のセッティング

a：対側の肩甲骨が手術台に接地するように体幹を少し健側に回旋させ骨盤を固定する．
b：上肢を水平内転させるとアプローチしやすい．

a

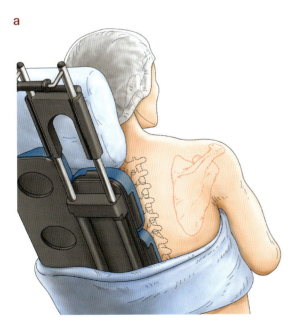

b

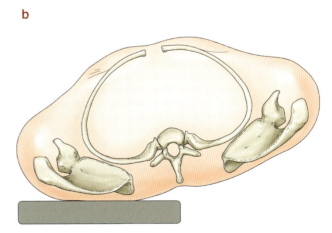

手術手技

肩甲上神経剥離

筋前進を行うと，肩甲上神経の走行が急激に変化して神経麻痺を引き起こす可能性があり[4]，本法において肩甲上神経剥離を行うことが望ましい。肩甲棘内側端と肩峰前内側角を結ぶ直線の中点にsuprascapular nerve portal（SNポータル）[5]を作製し，前外側ポータルから鏡視を行い烏口突起基部の軟部組織を切除して視野を確保のうえ，SNポータルから鏡視下手術用剪刀を挿入して上肩甲横靱帯を切離する（**図3**）。鈍棒で神経周囲を剥離して肩甲上神経の可動性が得られることを確認する。

筋前進

上肢を水平内転させ，肩甲骨内側のスペースを確保した後，**肩甲棘上中枢側に肩甲棘の走行に沿って約3〜5cmの横切開を加える**。皮下組織を鈍的に剥離して電気メスで僧帽筋筋膜を切開後に肩甲棘内側縁に達し，肩甲骨内側縁を胸郭側まで露出（**図4**），ここから棘下窩に向けツッペルガーゼを用い棘下筋付着部を骨膜下に丁寧に剥離する（**図5**）。ある程度**棘下筋が大菱形筋と筋膜の連続性を保ったまま**肩甲骨から浮き上がるようになれば，専用デバイス［Masa peeler Ⅱ®（Smith & Nephew社）］または骨膜剥離子の先の形状を肩甲骨の内縁に沿わせ，肩甲骨内側縁からの剥離を尾側の肩甲骨下角まで進める（**図6**）。

図3 鏡視下肩甲上神経剥離
a：肩甲棘内側端と肩峰前内側角を結ぶ直線の中点にSNポータルを作製する。
b：上肩甲横靱帯を同定して鏡視下手術用剪刀で切離する。

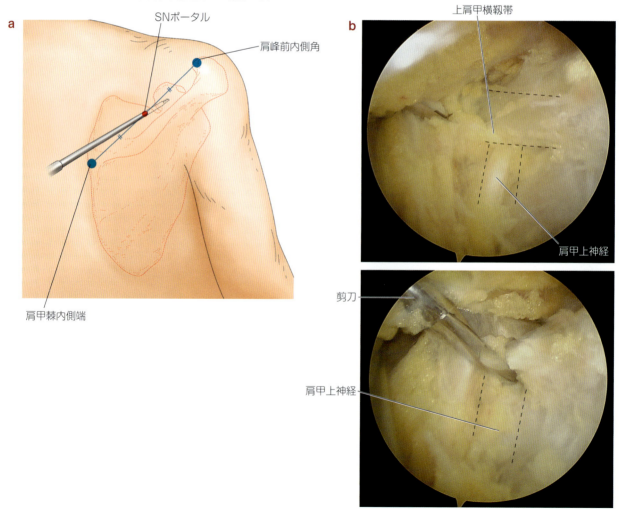

図4 肩甲棘の展開
肩甲棘直上に切開を加えて肩甲骨内側縁を露出する。

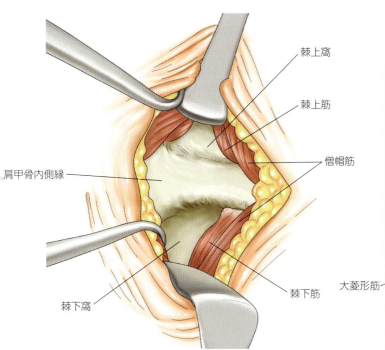

図5 背部創からの腱板付着部剥離
迷入を防ぐためツッペルガーゼには絹糸を付けておく。

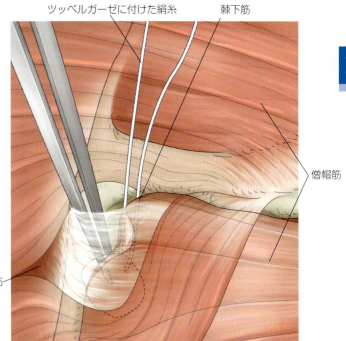

図6 棘下筋の付着部剥離操作
a：骨膜剥離子の先端を肩甲骨内縁の形状に沿わせて剥離を行う。
b：骨膜剥離子の向きは常に助手と確認を行う。ビーチチェア位の際は体幹が傾斜・回旋しており注意が必要である。

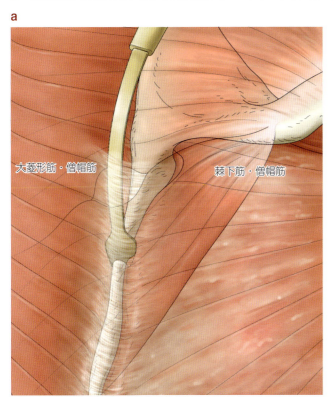

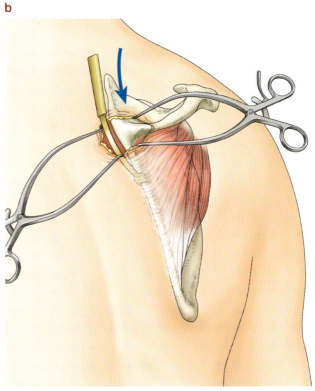

次に棘上窩においても，棘上筋付着部の剥離後，小菱形筋・肩甲挙筋と**筋膜の連続性を保ったまま**棘上筋の剥離・浮上を行う（**図7**）。切開創から関節鏡を挿入し，鏡視下に肩甲骨上角・下角まで剥離ができたことを確認する。指を入れ，用手的に剥離の確認も可能である。

再び肩峰下滑液包鏡視を行い，切開創から曲がりのエレバトリウムを肩甲棘の上下から肩甲骨に沿わせて挿入し，関節窩・腱板間にエレバトリウム先端を確認する（**図8**）。

腱板修復

これまでの操作で腱板断端の引き出しが上腕骨footprintまで可能なことを確認し，その後は鏡視下にスーチャーアンカーを用いたスーチャーブリッジ法で腱板修復を行う。上腕骨骨髄からの細胞の遊走を期待して，大結節footprintにmarrow ventを作製する。腱板修復法の詳細については別項に譲る。肩甲棘上の切開創は，筋膜と皮下を吸収糸で縫合し，皮膚はナイロン糸またはステープラーで閉創する。ドレーンチューブ留置は必要ない。

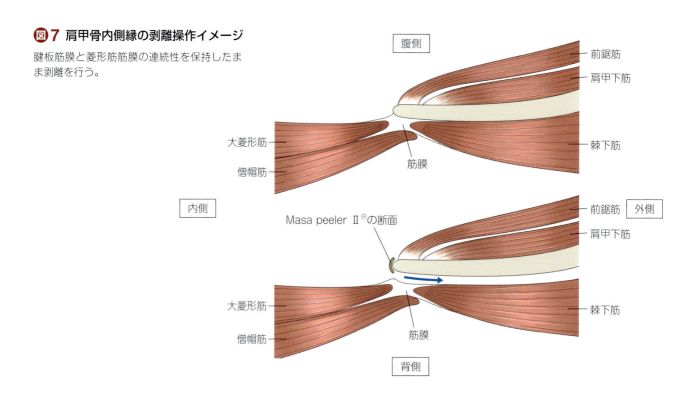

図7 肩甲骨内側縁の剥離操作イメージ
腱板筋膜と菱形筋筋膜の連続性を保持したまま剥離を行う。

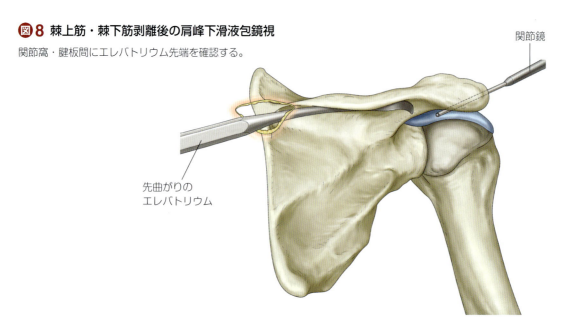

図8 棘上筋・棘下筋剥離後の肩峰下滑液包鏡視
関節窩・腱板間にエレバトリウム先端を確認する。

Debeyre-Patte変法併用鏡視下腱板修復術

後療法

術後外転枕[Kenbag(リハビテック社)]を装着して外転角度を保持する。3週経過後に内部の梱包材を1週ごとに抜去し，段階的に外転角度を下降させて術後6週経過後に枕を除去する(**図9**)。下降後は一過性に手指や前腕の腫脹を認めることがあるため，患者には手指の自動運動励行を徹底させる。他動運動訓練は術後4週から愛護的に開始し，自動屈曲運動は9週で開始する(**図10**)。

図9 術後外転装具の着用
段階的に外転角度を下げ，修復部に加わる力学的ストレスを緩和している。
a：術直後～術後3週
b：術後4週
c：術後5週

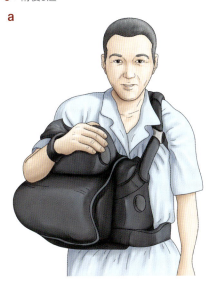
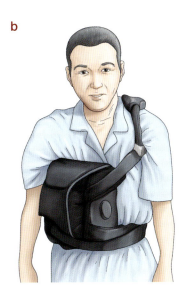
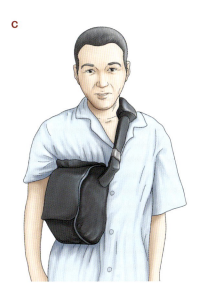

図10 術後リハビリテーションプロトコール

肩甲棘直上に皮切を加える
　鏡視下処置により潅流液で肩が腫脹している場合は肩甲棘の触知が困難となるため，切開を加える前にカテラン針を皮膚に刺して肩甲棘の走行を確認しておく。

肩甲骨内縁（三角）を確実に展開する
　前述のドレーピング，術野の確保が重要である。

菱形筋・肩甲挙筋と腱板筋膜の連続性を保つ
　腱板起始部を同定後に剥離し，筋膜の連続性を保つことが重要であり，皮切の小ささにこだわる必要はない。

文献

1) 平田正純, 黒川正夫. 一次修復不可能な腱板広範囲断裂に対する筋前進術を併用した鏡視下腱板修復術. 別冊整形外 2010; 58: 181-4.
2) 黒川正夫. 腱板断裂Debeyre変法. OS NOW No.15 肩関節疾患の手術療法. 松崎昭夫, ほか編. 東京: メジカルビュー社; 1994. p145-51.
3) 平田正純, 黒川正夫, 小椋明子, ほか. 腱板広範囲断裂に対するDebeyre-Patte変法の適応と限界. 肩関節 2012; 36: 581-4.
4) Warner JP, Krushell RJ, Masquelet A, et al. Anatomy and relationships of the suprascapular nerve; anatomical constraints to mobilization of the supraspinatus and infraspinatus muscles in the management of massive rotator-cuff tears. J Bone Joint Surg Am 1992; 74: 36-45.
5) 大泉尚美, 末永直樹, 船越忠直, ほか. 鏡視下上肩甲横靱帯切離術の臨床成績とMRIによる筋萎縮の評価. 肩関節 2010; 34: 867-71.

III 一次修復不能な腱板広範囲断裂

鏡視下広背筋移行術

福井総合病院スポーツ整形外科 **山門浩太郎**

後上方広範囲腱板断裂に対する再建術としての広背筋移行術は，10年を超える長期の検証に耐えた優れた術式である[1~5]。移行腱は，破綻した肩関節内の「力の平衡(force couples)」の再構築，あるいは静的な骨頭引き下げ効果による骨頭求心位の再獲得(tenodesis effect)により，喪失した腱板機能を代償すると考えられている。

2000年代中ごろより，鏡視下広背筋移行術が試みられるようになってきた[6~10]。三角筋機能と後方腱板の状態が広背筋移行術の成績に強く影響することから，鏡視下手術の理論的優位性が期待されている。すなわち，移行操作を鏡視下に行うことで三角筋への侵襲を低減し，鏡視を用いることで，より低侵襲に後方腱板(棘下筋~小円筋)の修復(部分修復)を行うことが可能となる。

術前準備

問診および理学所見

病歴と症状，患者の期待を聴取する。理学所見では，自動可動域，他動可動域を計測し，偽性麻痺と拘縮が存在するか確認する。

画像検査

単純X線・MRI検査を施行する。単純X線検査では骨頭の求心性と肩峰骨頭間距離(acromiohumeral interval；AHI)および変形性関節症性変化を評価し，必要に応じて3D-CTを追加する。

プランニング

広背筋移行術は，保存療法の奏効しない後上方腱板広範囲断裂が適応となる[1~5]。一方，三角筋機能不全，肩甲下筋腱機能不全，関節拘縮，中等度以上の変形性関節症性変化，前上方不安定性を伴う症例は原則として適応とならない。また，AHIと術後成績の相関が指摘されており，浜田分類grade 3以上(AHI＜5mmかつ肩峰下面の臼蓋化)での成績は良好とはいえず，偽性麻痺症例の機能予後は一定しない。侵襲性の高い術式であり，他の術式(部分修復術，上方関節包再建術あるいはリバース型人工肩関節置換術)と比較しつつ，慎重に適応を決定する。

手術手技

体位

　本術式は鏡視下腱板修復術(arthroscopic rotator cuff repair；ARCR)の追加処置として行う。従って，ARCRの体位(ビーチチェア位あるいは側臥位)とするが，広背筋採取に支障をきたさないよう肩甲骨後下方まで広く露出させる(**図1**)。腋窩部から肩甲骨後面はプラスチックドレープで被覆する。

残存腱板の処置

　①後方，②側方，③前上方，④前方の4つのポータルを作製し，ARCRを行う(**図2**)。後方腱板の部分修復にあたっては，縫合部に無理のかからない程度のテンションで余裕をもって固定する。修復に使用した縫合糸は，移行腱との締結のため一組残しておく。

図1 体位

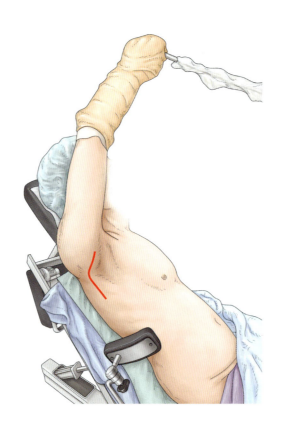

図2 鏡視下腱板修復術(ARCR)

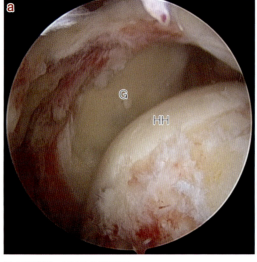
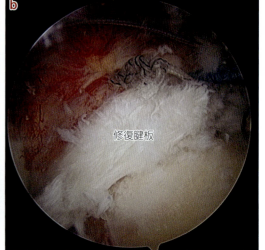

a：広範囲断裂(棘上筋，棘下筋)。右肩，側方ポータルより鏡視。
b：部分修復後。Footprint内側に，無理のないテンションで縫合する。

G：関節窩，HH：上腕骨頭

図3 上腕三頭筋長頭
右肩，側方ポータルより鏡視。

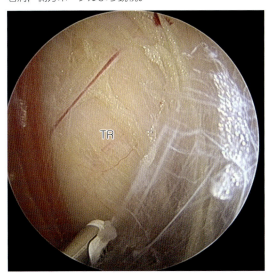

TR：上腕三頭筋長頭

図4 腋窩神経
右肩，側方ポータルより鏡視。

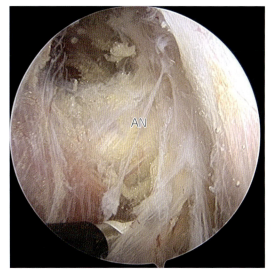

AN：腋窩神経

　肩甲下筋腱機能不全は広背筋移行術の禁忌となるため，肩甲下筋腱の断裂部は必ず修復を試みる。修復不能例や修復腱の状態に不安のある症例では，広背筋移行は断念する。

　腱板修復を行った後，肩関節後内側下方（deep posterior field）の処置に移る。小円筋に沿って結合組織をVAPR® Radiofrequency Electrode System（DePuy Synthes社）で慎重に剥離し，小円筋下方で上下方向に走行する白色の上腕三頭筋長頭を同定する（**図3**）。上腕三頭筋長頭外側には腋窩神経が存する（**図4**）。移行ルートを上腕三頭筋長頭の後方かつ腋窩神経上方（近位）に作製することから，これらを必ず同定する（**Anatomical Key Shot**，p.139参照）。

広背筋グラフトの作製

　上肢を屈曲，内転，最大内旋位とし，肩甲骨外側縁に沿って皮切を加える。皮下をガーゼで鈍的に剥離することで，皮神経損傷や血管損傷を回避できる（**図5a**）。皮下組織をよけると筋腹（大円筋，広背筋）と白色の広背筋腱が露出する。大円筋と広背筋は上腕骨停止部では融合しているため，まず胸郭まで皮下を剥離し，筋腹に沿って遠位（下方）に展開する。皮切の下方で大円筋－広背筋の筋間を確認し，広背筋にペンローズドレーンをかけて牽引しつつ近位に展開を進める（**図5b**）。術野の上方では，前方に橈骨神経が，背面には腋窩神経が存在するので，きわめて慎重に上腕骨まで腱性部を剥離する。腱停止部の前方（皮切の上方）で上腕骨に鈍Hohmann鉤をかけ停止部を直視しつつ，広背筋のみ上腕骨より鋭的に切離する。次に広背筋を二つ折りにし，筋腱移行部から2号ストロングスーチャーで牽引糸をロッキングパターンで両側にかける（Krackow stitch，**図6**）。牽引糸を引きながら，皮切下方でグラフトの剥離を進めるが，ガーゼと指を用いて筋間を分けるように進めると簡単である。剥離は，広背筋の裏側に存在する神経血管束に到達するまで進める。**肩甲骨に広背筋が付着する場合はこれをリリースする。広背筋腱先端が肩峰後外側縁に届くまで剥離を行う。**

図5 皮下の展開

白色の広背筋腱は皮下で容易に同定できる。皮神経(矢印)に注意する。

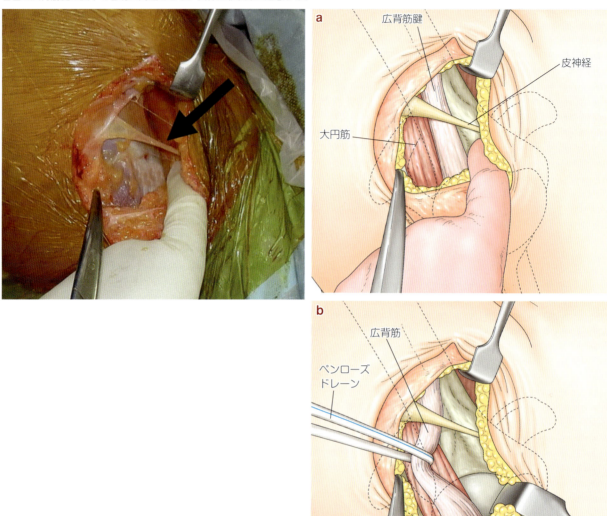

図6 広背筋グラフト

筋腱移行部から2号ストロングスーチャーを両側にロッキングパターンでかけて，牽引糸とする。広背筋裏面前下方に存在する神経血管束(矢印)に注意する。

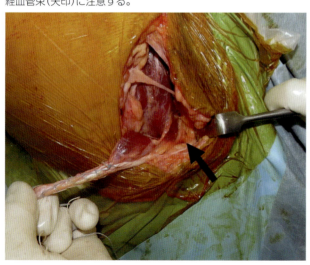
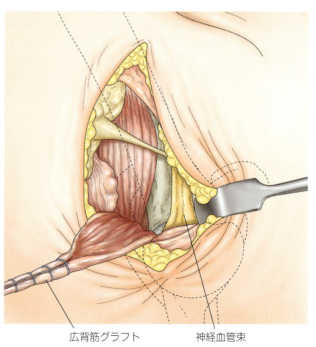

鏡視下広背筋移行術

移行の準備

　上腕三頭筋外側頭と三角筋間を，内側から近位に向けて指を用いて鈍的に展開すると，骨頭と部分修復した腱板が関節内に触知できる。上肢を鏡視ポジションに戻し側方ポータルから鏡視を行い，後内側下方に関節鏡を進める。**腋窩皮切部から進めた指を鏡視下に確認し**，上腕三頭筋後方空間を指で拡大する。次いで，前外側ポータル（あるいは後方ポータル）からレトリバーを挿入して術者の指を把持し，そのまま指とレトリバーを腋窩に引き出す（**図7**）。腋窩からペンローズドレーンをレトリバーで前外側ポータルに引き出し，移行ルートの確認を行った後に，ペンローズドレーンの腋窩側に牽引糸を通し，前外側ポータルからペンローズドレーンを引き抜いて牽引糸を誘導する。関節内を経由して前外側ポータルに引き出された牽引糸をノットレスアンカー（VERSALOK® Suture Anchor, Depuy Synthes社）に通し，結節間溝にVERSALOK® Suture Anchorを打ち込み固定する（**図8a**）。**牽引糸のスリップアウトを予防するため，VERSALOK® Suture Anchor上で牽引糸を縫合する**。患肢の内旋動作に伴い移行腱が骨頭上でウインドワイパー動作を生じることのないよう，後方腱板部分修復に用いた縫合糸を使用して大結節後方で移行腱と残存腱を縫合する（**図8b**）。

図7 グラフトの関節内導入の準備
鏡視下に移行予定ルートを確認しつつ，レトリバーを腋窩に引き出す。

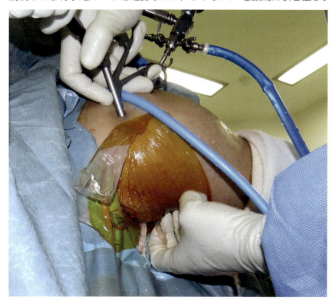
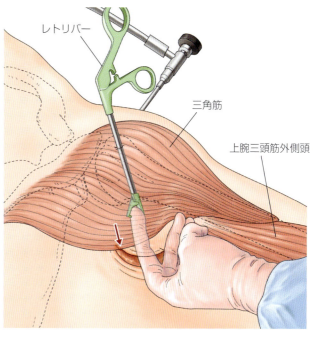

レトリバー／三角筋／上腕三頭筋外側頭

図8 グラフトの固定
a：結節間溝にノットレスアンカー（VERSALOK® Suture Anchor）を挿入し，グラフト牽引糸を固定する。
b：部分修復に用いた縫合糸で，移行グラフトを残存腱板に固定する。

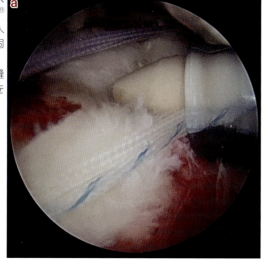
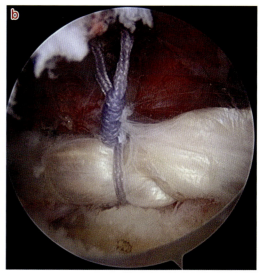

後療法

　後療法は術後6週間の外転位固定を行い（SlingShot 3 Shoulder Brace，Breg社），自動可動域訓練は術後6週より開始する。抵抗運動は12週より許可する。ドレーンは留置せず，吸収糸で埋没縫合した腋窩皮切部にはアクアセル® サージカル（ConvaTec社）を14日間貼付する。シャワーや入浴は術後3日目より許可する。

コツとPitfall

　"Deep posterior field" の鏡視では，シェーバーの使用により容易に出血をきたし，VAPR®の使用で腋窩神経刺激を生じやすいため，できるだけ鈍的に剥離を進める。三角筋筋膜と小円筋間の結合組織を分けつつ，出血時のみ凝固モードで慎重に止血する。関節窩レベルで下方へと走行する上腕三頭筋長頭（小円筋，三角筋とも走行が異なる白色の組織）を同定し，その外側に位置する腋窩神経を探索する。

　広背筋採取では橈骨神経と腋窩神経の損傷を予防するため，患肢を最大内旋位に保持する。広背筋腱は停止部に近付くと大円筋と合一するため，両者を慎重に分離して切離する。停止部の後方（視野内の上方）にHohmann鉤をかけると展開の助けとなる。重要な神経・血管が常に近接するため，**盲目的な切離操作は絶対に行わない**。

文献

1) Gerber C, Vinh TS, Hertel R, et al. Latissimus dorsi transfer for the treatment of massive tears of the rotator cuff. A preliminary report. Clin Orthop Relat Res 1988；232：51-61.

2) Gerber C. Latissimus dorsi transfer for the treatment of irreparable tears of the rotator cuff. Clin Orthop Relat Res 1992；275：152-60.

3) Namdari S, Voleti P, Baldwin K, et al. Latissimus dorsi tendon transfer for irreparable rotator cuff tears：a systematic review. J Bone Joint Surg Am 2012；94：891-8.

4) Omid R, Lee B. Tendon transfers for irreparable rotator cuff tears. J Am Acad Orthop Surg 2013；21：492-501.

5) 山門浩太郎. 広範囲腱板断裂（後上方断裂）に対する広背筋移行術. 整・災外 2014；57：527-33.

6) Gervasi E, Causero A, Parodi PC, et al. Arthroscopic latissimus dorsi transfer. Arthroscopy 2007；23：1243.

7) Castricini R, Longo UG, De Benedetto M, et al. Arthroscopic-Assisted Latissimus Dorsi Transfer for the Management of Irreparable Rotator Cuff Tears：Short-Term Results. J Bone Joint Surg Am 2014；96：e119.

8) Grimberg J, Kany J, Valenti P, et al. Arthroscopic-assisted latissimus dorsi tendon transfer for irreparable posterosuperior cuff tears. Arthroscopy 2015；31：599-607.

9) 山門浩太郎. 鏡視下広背筋移行術の短期成績. 肩関節 2015；39：517-20.

10) 山門浩太郎. 広範囲腱板断裂に対する腱移行術：広背筋移行術と大胸筋移行術. 整外Surg Tech 2017；7：66-75.

Anatomical Key Shot

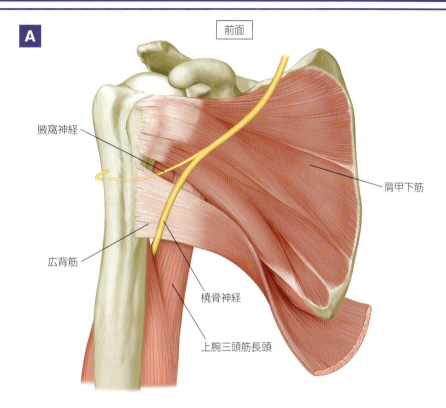

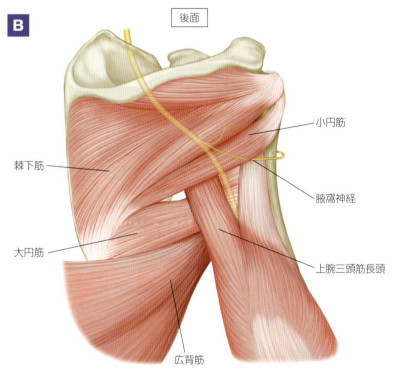

　広背筋は，①胸椎（T7からT12），②腰椎・仙椎の棘突起，③腸骨稜（後部1/3），④下位肋骨（第9〜12肋骨），⑤肩甲骨下角に起始し，上腕骨小結節稜に停止する（A）。胸背神経（C6-8）の支配を受け，肩関節の内旋，内転，伸展および呼吸補助（呼気）に働き，三角筋と僧帽筋が拮抗作用を担う。

　広背筋移行を行うに当たって，腋窩から肩後面では後方腱板群（棘下筋，小円筋）と上腕三頭筋長頭の位置関係，上腕三頭筋長頭外側に位置する腋窩神経，および広背筋腱前方を走行する橈骨神経を理解することがきわめて重要となる（B）。

Ⅲ 一次修復不能な腱板広範囲断裂

大胸筋移行術

福井総合病院スポーツ整形外科 **山門浩太郎**

縫合不能の肩甲下筋腱断裂は，頻度は少ないものの治療手段はきわめて限られたものとなる。特に，リバース型人工肩関節置換術(reverse shoulder arthroplasty；RSA)の適応とならないhigh demandの比較的若年者に対する選択肢は少ない。大胸筋移行術は，1990年代後半に報告されて以来，肩甲下筋不全に対する再建術式として広く用いられてきた術式である[1~7]。

大胸筋移行のバイオメカニクス上の目的は，前上方腱板機能の喪失により破綻した肩関節内の「力の平衡(force couples)を再構築すること，肩関節前方の「壁の構築」(buttress効果)，および骨頭の引き下げ効果(tenodesis effect)にある[1~8]。しかしながら，関節外筋であり胸壁前方に起始する大胸筋が，胸壁後面に位置する肩甲下筋腱の機能を完全に再現することは不可能である。期待しうる成績は，8研究(195肩)を統合したシステマティックレビューによれば，コンスタントスコア61点，前方挙上が135°であり，**本質的に本術式はサルベージ**であることも理解しておかねばならない[6]。

術前準備

適応

大胸筋移行術の適応は，保存療法の奏効しない前上方腱板広範囲断裂や縫合不能の肩甲下筋腱断裂であり，一方で三角筋機能不全，高度の関節拘縮，中等度以上の変形症性変化，あるいは前上方不安定性を伴う症例は原則として適応とならない[1~8]。また，**大胸筋移行術の成績は後方腱板の機能に相関する**と指摘されており[2~4,6]，後方腱板の修復不能症例を相対的禁忌と指摘する報告もある[2]。

問診および理学所見

病歴と症状，患者の期待を聴取する。肩甲下筋不全では，「入浴時に体が洗いにくい」「物をおさえる力が落ちた」「オーバーヘッド動作が長続きしない」といった，漠然とした日常生活上の不都合のみが訴えとなることもある。

理学所見では，自動・他動可動域を計測し，偽性麻痺と拘縮の有無を確認する。肩甲下筋不全の特殊テストとして，belly press test，lift off test，bear hug testをチェックする。

画像検査

単純X線検査とMRI検査を施行する(**図1**)。単純X線検査では，骨頭の求心性と肩峰−骨頭間距離および変形症性変化を評価し，必要に応じて3D-CTを追加する。

プランニング

採取する大胸筋腱の部位・サイズと移行ルートを事前に想定しておく（**図2**）。

大胸筋腱をすべて採取するのか，鎖骨部あるいは胸肋部のみを使用するのか，上方1/2〜2/3のみを分割して使用するかを，患者の体格と移行経路に合わせて決定する。

図1 MRI矢状断像

高度脂肪変性（Goutallier分類[9] 4度）を伴う関節窩まで引き込まれた棘上筋断裂を認める（矢印）。また，骨頭は上方化し求心性が失われている。

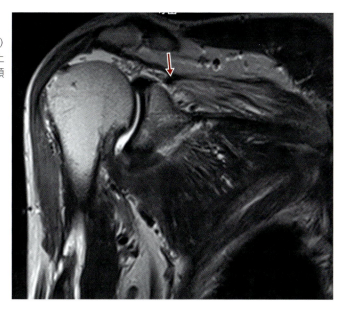

図2 プランニング（右肩）

a：大胸筋鎖骨部（薄茶色），大胸筋胸肋部（薄緑），共同腱（青）。
b：全層グラフトー共同腱後方ルート。
c：胸肋部グラフトー鎖骨部後方ルート。

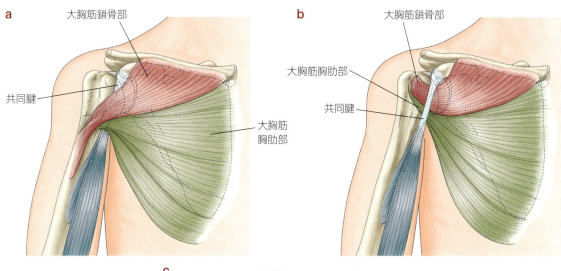
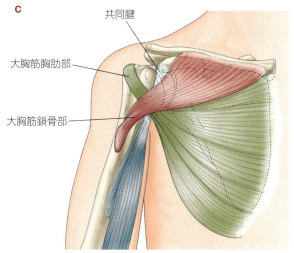

移行経路には，共同腱前方ルートと共同腱後方ルートがある。共同腱後方ルートには共同腱がpulleyとなり移行腱の走行を肩甲下筋腱の走行に近似させる利点と，coracoid impingementに対する緩衝効果があるが，筋皮神経との干渉リスクと移行腱の直線性が損なわれること（pulley部での筋力伝達ロス）がデメリットとなる。一方で，共同腱前方ルートは手術手技が容易かつ移行腱の直線性保持がメリットではあるが，移行腱の走行が肩甲下筋腱のものからかけ離れることがデメリットとなる。

著者は，高齢女性では全腱を採取して共同腱後方ルートで移行を行い（後述図5），筋量の多い若年者では胸肋部のみを採取して鎖骨部下共同腱前方ルートを用いることが多い（後述図6）。ただし，大胸筋移行術の成績は採取部位や経路より，後方腱板の状態（棘上筋，棘下筋，小円筋）に影響されるようである。

手術手技

体位と麻酔

約40°上体を挙上したビーチチェア位で斜角筋間ブロック併用全身麻酔下にdeltopectoral approachで行う。皮切は烏口突起近位から大胸筋停止部とするが（図3），展開が悪い場合は皮切を遠位に延長する。

残存腱板の処置

棘上筋，棘下筋，小円筋腱の状態が術後成績に強く影響するため，できるだけ修復を試みる。上腕二頭筋長頭腱（long head of biceps；LHB）が残存している場合は切腱/腱固定を追加する。

腱採取

Deltopectoral approachで展開し，橈側皮静脈を付けて三角筋を外側にレトラクトする。皮切遠位に大胸筋の停止部が容易に確認できる。大胸筋停止部の遠位側まで展開後，内側に向けて鈍的に皮下を剥離すると大胸筋の筋腹が明らかとなる。

大胸筋腱全層採取時は，近位から鋭的に停止部を全層で切離する。上1/2〜2/3のスプリットグラフトを採取する場合は，同様に近位から必要なだけ鋭的に停止部を切離した後，内側へスプリットを加える。胸肋部単独採取の場合は，鎖骨部と胸肋部の筋腹が同定できるまで**皮下を内側へと展開し，遠位から筋腹間を剥離する**（図4）。停止部で一体化する大胸筋腱を，停止部で鋭的に2層に分離し，深部に位置する胸骨部を上腕骨より切離する。

図3 皮切
烏口突起近位から大胸筋停止部遠位まで皮切を置く。

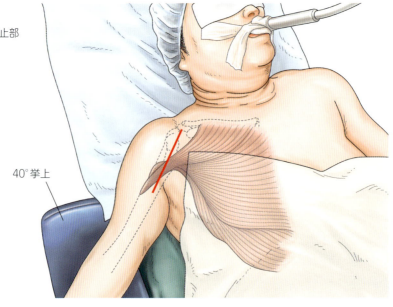

40°挙上

図4 胸肋部と鎖骨部の分離

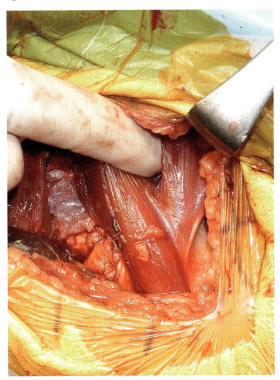

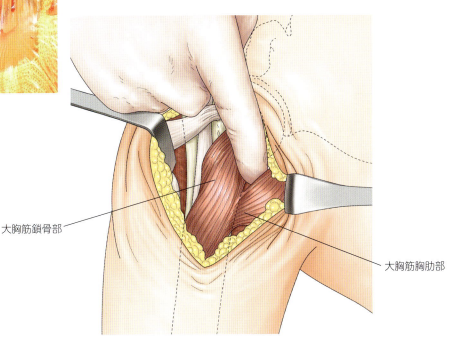

大胸筋鎖骨部
大胸筋胸肋部

移行の準備〜腱移行

　腱に牽引糸をかけて移行の準備を行う(**図5, 6**)。大胸筋の腱性部は短いため，modified Mason-Allenタイプ**図7a**の縫合パターンを使用することが多いが，両サイドにKrackow stitchなどのロッキングスティッチ**図7b**を使用することも可能である。牽引糸を把持し，大胸筋の剥離を進め腱の滑走を確保する。このとき，上腕骨停止部から約12cm内側に位置している胸筋神経(内側胸筋神経と外側胸筋神経)を傷付けないよう剥離は鈍的に行う。

　大胸筋グラフトを，共同腱後方ルートでは小結節外側まで，前方ルートでは大結節まで引き出す。牽引糸はノットレスアンカーを用いて固定するか(**図8**)，経骨的に大結節外側で固定する(**図9**)。

図5 全層グラフト－共同腱後方ルート

a：引き出した大胸筋全層グラフト。
b：大胸筋全層グラフト後面。
c：グラフト固定後。

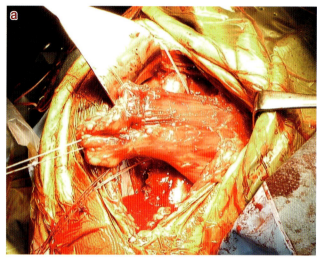
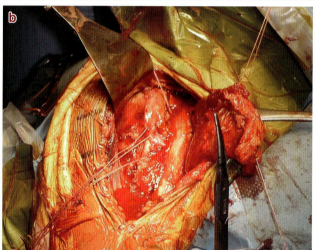
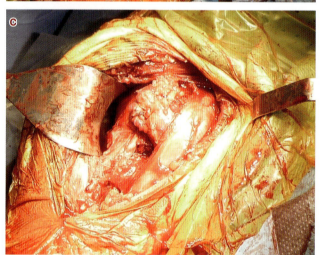
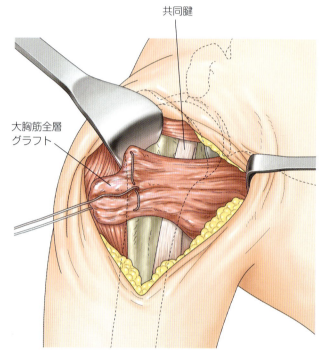
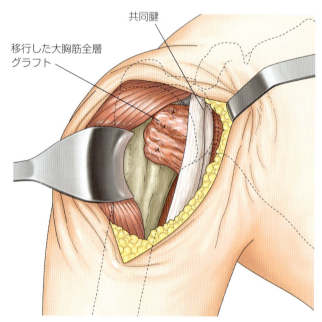

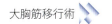

図6 大胸筋胸肋部グラフト－鎖骨部後方ルート

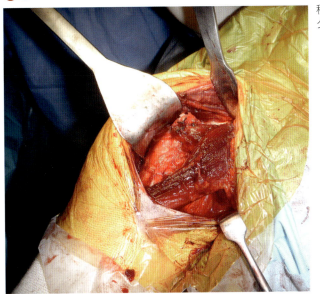
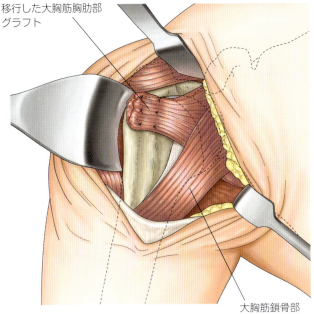

移行した大胸筋胸肋部グラフト

大胸筋鎖骨部

図7 大胸筋への牽引糸のかけ方
a：Modified Mason-Allen stitch
b：Krackow stitch

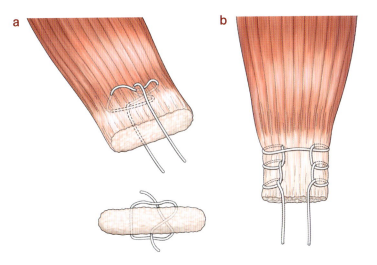

図8 牽引糸の固定

ノットレスアンカー（VERSALOK® Suture Anchor, DePuy Synthes社）による固定。胸肋部を共同腱後方ルートで移行。アンカーは骨質の優れた結節間溝部に挿入。

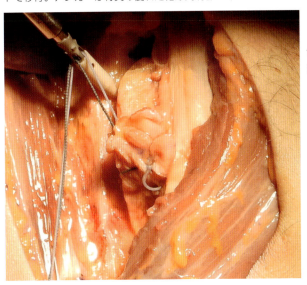
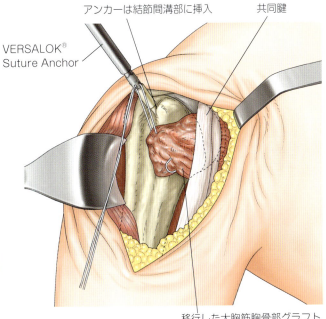

アンカーは結節間溝部に挿入　共同腱

VERSALOK® Suture Anchor

移行した大胸筋胸骨部グラフト

図9 経骨(transosseous)固定
胸肋部を共同腱前方ルートで小結節に固定。プレート(Button Plate，DePuy Synthes社)による補強を追加。

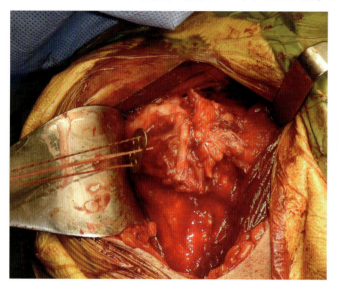
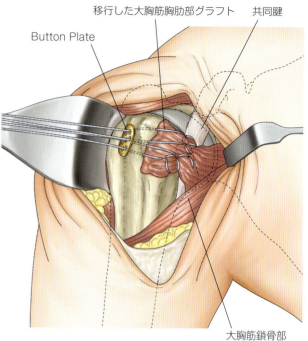

後療法

外転装具(SlingShot 3 Shoulder Brace，Breg社)で患肢を6週間固定する。他動可動域訓練は早期に開始するが，外転外旋動作は患肢固定期間中禁止する。その後，自動可動域訓練を開始し，抵抗運動は術後3カ月より許可する。

大胸筋移行術

コツとPitfall

　大胸筋移行の成績は，肩甲下筋単独断裂で最良となる。また，広範囲断裂例においても棘上筋腱の修復が行われた場合に良好となる。一方，人工関節置換術後の肩甲下筋不全例での成績は期待できず，術前に骨頭の求心性が失われている症例での成績も劣る傾向にある。このような症例において，あるいは高齢者の関節症性変化を伴う前上方型腱板広範囲断裂では，RSAがより適切な選択となる。

　大胸筋移行術の成績は，移行ルートや固定法よりも，後上方腱板の（修復）状態に依存するため，後方の処置は鏡視下あるいは観血的に，できるだけ試みる必要がある。鏡視下に後上方腱板修復を行う場合は，術前消毒が潅流水で洗い流されるだけでなく皮下組織の腫脹も強くなるため，感染には特に留意する。腱移行処置を開始する前に，術野の消毒やプラスティックドレープによるドレーピングといったプリパレーションを，必ずもう一度行う。

　共同腱後方ルートを選択する場合は，**移行腱と筋皮神経が干渉しないように採取時にグラフトのボリュームを調整する**必要がある。また，移行前に**必ず筋皮神経を同定しておく**。筋皮神経の共同腱への侵入位置には個人差が多く，ときに烏口突起近傍に神経枝が走行することがある。

文献

1) Wirth MA, Rockwood CA Jr. Operative treatment of irreparable rupture of the subscapularis. J Bone Joint Surg Am 1997；79：722-31.

2) Jost B, Puskas GJ, Lustenberger A, et al. Outcome of pectoralis major transfer for the treatment of irreparable subscapularis tears. J Bone Joint Surg Am 2003；85：1944-51.

3) Nelson GN, Namdari S, Galatz L, et al. Pectoralis major tendon transfer for irreparable subscapularis tears. J Shoulder Elbow Surg 2014；23：909-18.

4) Omid R, Lee B. Tendon transfers for irreparable rotator cuff tears. J Am Acad Orthop Surg 2013；21：492-501.

5) Merolla G, Chillemi C, Franceschini V, et al. Tendon transfer for irreparable rotator cuff tears：indications and surgical rationale. Muscles Ligaments Tendons J 2015；4：425-32.

6) Shin JJ, Saccomanno MF, Cole BJ, et al. Pectoralis major transfer for treatment of irreparable subscapularis tear：a systematic review. Knee Surg Sports Traumatol Arthrosc 2016；24：1951-60.

7) 山門浩太郎. 縫合不能の広範囲腱板断裂に対する大胸筋移行術. JOSKAS 2016；41：634-8.

8) 山門浩太郎. 広範囲腱板断裂に対する腱移行術：広背筋移行術と大胸筋移行術. 整外Surg Tech 2017；7：66-75.

9) Goutallier D, Postel JM, Bernageau J, et al. Fatty muscle degeneration in cuff ruptures. Clin Orthop Relat Res 1994；304：78-83.

Anatomical Key Shot

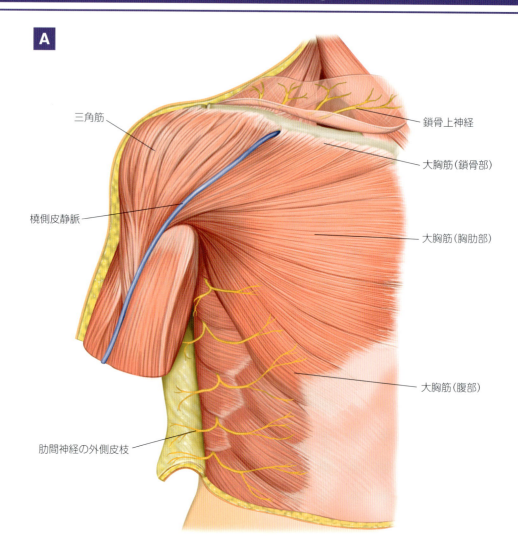

A 大胸筋は鎖骨，胸骨，第2～6肋軟骨（胸肋部），腹長筋鞘（腹部）に起始し，大結節稜に停止する。上肢の内転内旋および補助呼吸筋として働き，胸筋神経（内側胸筋神経と外側胸筋神経，C5～Th1）の神経支配を受ける。①鎖骨部（clavicular part），②胸肋部（sternocostal part），③腹部（abdominal part）の3部で形成されるが，鎖骨部が約60％を占める。

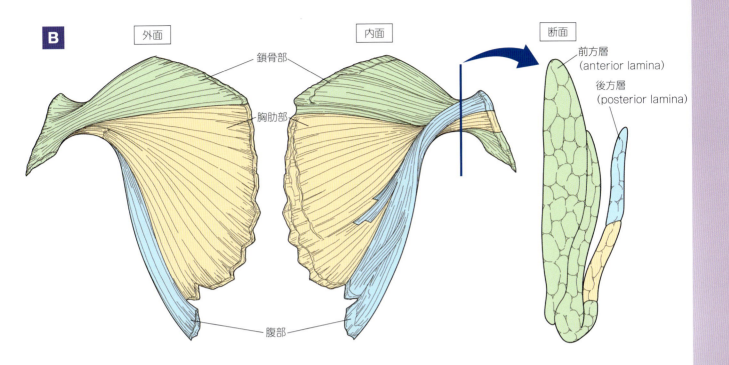

B 上腕骨停止部で，大胸筋腱は2層構造を呈する。より厚い前方層（anterior lamina）は鎖骨部と胸骨部上方成分で構成され（鎖骨部は外側上方，胸骨部は下方），後方層（posterior lamina）は主として胸骨部の線維で形成され，より近位へと停止する。これら2層は下方では一体となる。

IV 肩鎖関節疾患，ほか

IV 肩鎖関節疾患，ほか

変形性肩鎖関節症に対する鏡視下Mumford法

角谷整形外科病院関節整形外科　**中根康博**

　有痛性の変形性肩鎖関節症(osteoarthritis；肩鎖OA)は臨床的にしばしば経験する疾患であり，その原因として，肩鎖関節脱臼などの外傷，加齢や労働，スポーツに伴うもの，姿勢の要因などが考えられる。

　おおむね保存療法が有効であるが，抵抗する場合は外科的治療として鎖骨遠位端切除術の適応となる。鎖骨遠位端切除術は1941年にMumford[1]により初めて報告され，その後，比較的良好な成績が報告されてきた[2]。

　さらに近年では肩関節鏡手術の発展に伴い，鏡視下鎖骨遠位端切除術(鏡視下Mumford法：以下，本法)の有用性が報告されるようになった[3,4]。本法は直視下法と比較して，美容面や低侵襲性に加え，上肩鎖靱帯[5]を温存できること，烏口鎖骨靱帯を同定して損傷を回避できること，また随伴病変の処置も可能なこと[6]，などの利点が挙げられている[7]。

　しかしながら手術手技の難しさや煩雑さが挙げられ，切除不足が生じやすいことも指摘されている[8]。

　本項では本法の手術適応と術式，コツやピットフォールなどについて述べる。

術前準備

問診および診察(理学所見)

　まずスポーツや仕事などの社会的背景，病歴や症状を詳細に聴取する。患者が何に困り来院されたかを把握することが治療のスタートとなる。

　診察では，まず姿勢や肩甲骨ポジション，肩関節可動域や筋力，肩甲帯筋群の柔軟性などの機能的な問題をチェックする。そのうえで肩鎖関節局所の圧痛の有無(**図1a**)や水平内転テスト(horizontal arc test；HAT)での疼痛の再現性をチェックする(**図1b**)。それらが陽性であるならば，治療と診断を兼ねた肩鎖関節ブロックテスト(**図1c**)での効果判定を行う。

画像検査

　画像検査では初診時の単純X線検査(**図2a**)をルーチンとして，前述した理学的所見の程度や症状の経過でCT検査やMRI検査を追加している。特にMRI検査では肩鎖関節の変性病変(骨変形，軟部組織の腫脹，関節液貯留など)の評価と，同部での肩峰下インピンジメント，腱板損傷などの随伴病変(**図2b, c**)の精査に有用である。

治療選択

　前述した機能診断を基に治療を選択するが，おおむねリハビリテーションを中心とした保存療法が有効である。しかしながら保存療法に抵抗性であり，前述した，画像検査での肩鎖関節変形所見，肩鎖関節の局所症状，HATでの疼痛の再現性，肩鎖関節ブロックテストの有効性，をすべて満たす場合は手術適応と考えている。

　手術は冒頭で述べたように，直視下法と比べてメリットが多い鏡視下Mumford法を行っている。

図1 肩鎖OAの理学的所見

a：肩鎖関節局所の圧痛
b：水平内転テスト（HAT）
c：肩鎖関節ブロックテスト

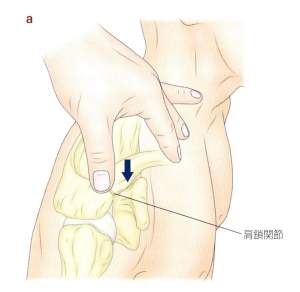
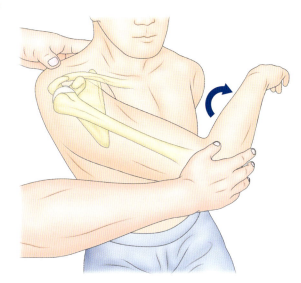
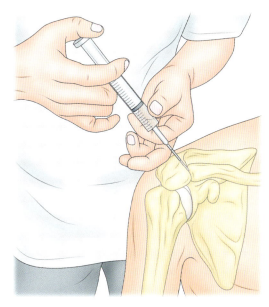

図2 肩鎖OAの画像検査

a：単純X線像。肩鎖関節の骨性評価（矢印）。
b, c：MRI冠状断像。肩鎖関節の変性評価および随伴病変の精査（矢印）。
b：T2強調像，c：脂肪抑制像

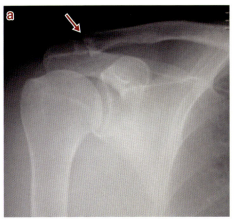
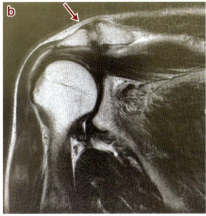
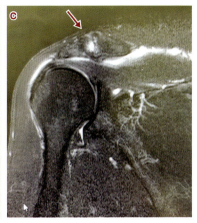

手術手技

全身麻酔，ビーチチェア位で手術を行う．特に本法ではNeviaser portal（Nポータル，図3）を頻用するため，頭部の固定位置は手術操作の妨げにならないよう，またポータル作製の妨げにならないドレーピングなどにも配慮する必要がある．

関節鏡は基本的に4mm径，30°斜視鏡を用いているが，本法では70°斜視鏡も有用であるため準備しておく（後述）．

灌流ポンプを使用し，灌流液はアルスロマチック関節手術用灌流液（バクスター社）1袋（3,000mL）にボスミン®注1mg（第一三共）1/2Aを混入したものを使用している．

手術機器は通常の肩関節鏡手術と同様であり，シェーバー，アブレーダー，電気凝固（radiofrequency；RF）装置などを用いる．

本法で使用するポータルを示す（図3）．手術は通常の肩関節鏡視下手術と同様に肩甲上腕関節内の鏡視から開始し，次に肩峰下滑液包側（以下SAB）の鏡視に移る．有症と考えられる随伴病変があれば，併せて処置を行っている［SLAP（superior labrum anterior and posterior）病変や上腕二頭筋長頭腱損傷，肩峰下インピンジメントに伴う腱板損傷など］．

鏡視下Mumford法（本法）は肩峰下滑液包側の操作になるが，ここでは本法の手順をStep 1～3に分けて手術のコツ，ピットフォールなどを述べる．

Step 1. 鎖骨遠位端の同定（図4）

Step 1は，確実で安全な本法を行うための準備段階である．

基本的に鏡視ポータルは後方（posterolateral portal；PLポータル）とし，操作ポータルを前方（anterior portal；Aポータル），前外側（anterolateral portal；ALポータル）とする．Aポータルから挿入する処置具は烏口肩峰靱帯（coracoacromial ligament；CAL）の外側より挿入すると操作性が悪くなるため，必ずCALの内側から挿入するようにする（図4a）．

まずSAB鏡視で全体のオリエンテーションをつけ（図4a），本法を行うための妨げになる肩峰下骨棘や鎖骨遠位周囲の軟部組織を郭清し，鎖骨遠位端を正しく同定する（図4b）．この際，烏口鎖骨靱帯（菱形靱帯）の損傷の可能性があり，必ず菱形靱帯の鎖骨付着部のオリエンテーション（図4b）をつけることが重要であり，決して損傷しないように注意する．

本法の適応になる肩鎖OAなどでは，肩峰内側下面からの骨棘形成や滑膜増生などで鎖骨遠位の同定が困難な場合も多い．このような場面では，鎖骨を上方から圧迫して鎖骨遠位を確認する

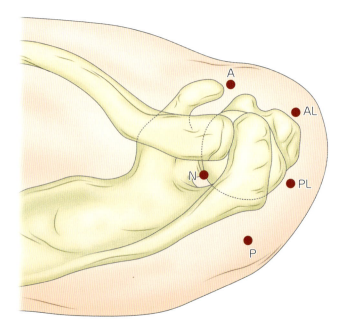

図3 ポータル位置

A：前方ポータル，AL：前外側ポータル，
P：後方ポータル，PL：後外側ポータル，
N：Neviaserポータル

操作が有効である．また肩鎖関節包はおおむね変性が強く欠損している場合もあるが，残存している場合は除去して鎖骨遠位端をしっかり露出する．鎖骨遠位周囲は易出血性であるため，シェーバーやアブレーダーに併せて，RF機器をうまく使う操作が求められる．

以上，このStepは鎖骨遠位端を正しく安全に切除するための準備段階であり，確実に行うようにする（図4b）．

Step 2. 鎖骨遠位端切除（前半）

Step 2は，鎖骨遠位端切除の前半操作である．

Step 1終了の時点でNポータルを作製する．ポータル作製のポイントは上肩鎖靱帯を損傷しないこと，また鎖骨遠位端に適切な角度で処置具が挿入できるようにoutside-inで適切なポータルを作製することである（図5）．

このStepでは基本的に鏡視ポータルをPLポータル，操作ポータルをNポータルとAポータルとする．鎖骨遠位端切除を前後の2つのポータルからアブレーダーを用いて行っていく（図6）．この際，烏口鎖骨靱帯（遠位の菱形靱帯）の損傷に注意する必要があり，切除量は鎖骨遠位端から5mm以上10mm以下が妥当と考えている（切除量の目安の理由：**Anatomical Key Shot**，p.160参照）．

鎖骨遠位端切除が上方に進むにつれて，PLポータルからの鏡視では角度的に鎖骨遠位切除面の視野を確保することが困難になってくる（図6e）．これが本法最大のピットフォールであり，鎖骨遠位上方の切除不足の原因となる．これに対して著者らが行っている方法をStep 3として解説する．

図4 Step 1：鎖骨遠位端の同定（PLポータルから鏡視）

a：SAB全体のオリエンテーション
b：鎖骨遠位端同定（step 1終了）
＊：鎖骨遠位端，＊＊：肩峰下面，†：肩峰前角骨棘，A：烏口肩峰靱帯，B：烏口鎖骨靱帯（菱形靱帯），C：烏口突起

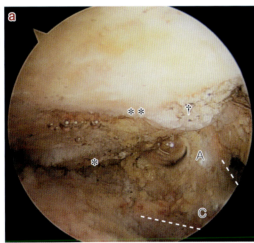
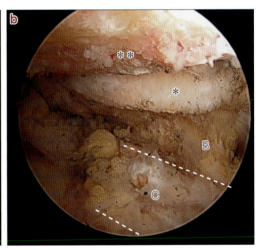

図5 Step 2：Nポータル作製

a：鎖骨・肩峰間のソフトスポット触知して，18G針で位置・方向を確認する．
b：Outside-inでポータルを作製する（上肩鎖靱帯損傷に注意）．

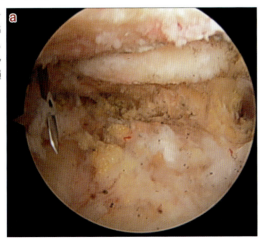
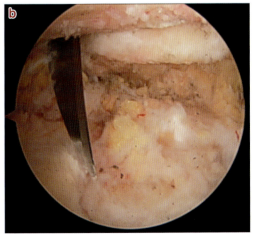

図6 Step 2：鎖骨遠位端切除（前半）

a：鏡視：PLポータル，操作：Nポータル
b：鏡視：PLポータル，操作：Aポータル
c：Nポータルからアブレーダーで鎖骨遠位を削る操作
d：Aポータルからアブレーダーで鎖骨遠位を削る操作
e：鎖骨遠位端切除の前半終了（Step 2終了：PLポータルからの30°斜視鏡では鎖骨上方の視野確保が困難）
＊：鎖骨遠位端，＊＊：肩峰下面

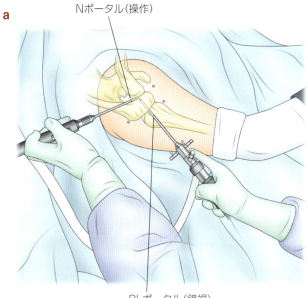

a
Nポータル（操作）
PLポータル（鏡視）

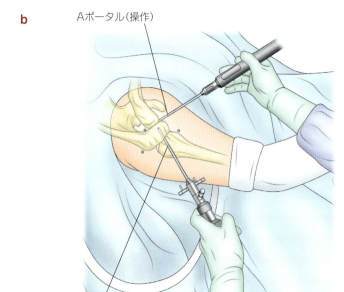

b
Aポータル（操作）
PLポータル（鏡視）

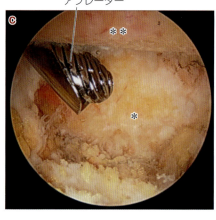

アブレーダー

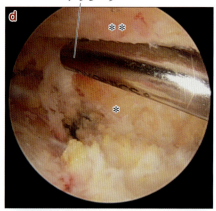

アブレーダー

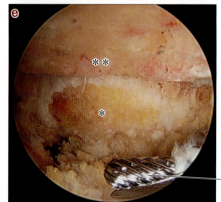

アブレーダー

Step 3. 鎖骨遠位端切除（後半）

Step 3は鎖骨遠位端を確実に切除するための最終段階である。前述のように本法最大のピットフォールになるため要注意である。著者らは以下①，②のいずれかの方法を行っている。

①鏡視ポータルをPLポータルからAポータルに移すことで，肩鎖関節を見上げるイメージで十分な視野が確保される。Nポータルを操作ポータルとして，鎖骨遠位上方と後方の切除不足に注意して確実に仕上げる（図7）。

②鏡視ポータルはPLポータルのままで，30°斜視鏡から70°斜視鏡に交換することで，①と同様に肩鎖関節を見上げるイメージで十分な視野が確保される（図8）。本法は操作ポータルと

図7 Step 3：鎖骨遠位端切除（後半）方法①

a：鏡視：PLポータル→Aポータルに変更，操作：Nポータル
b：Aポータルから肩鎖関節下面を見上げる良好な視野
c：Nポータルからアブレーダーを挿入して鎖骨遠位端切除を行う
d：Step 3終了
＊：鎖骨遠位端，＊＊：肩峰下面，
A：上肩鎖靱帯，B：烏口鎖骨靱帯

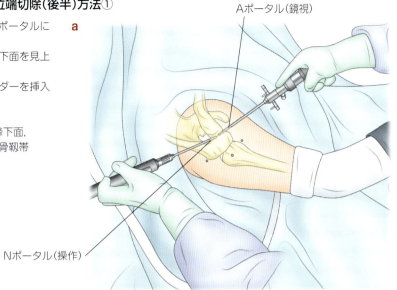

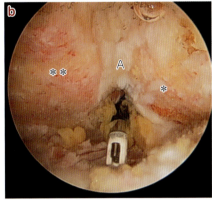
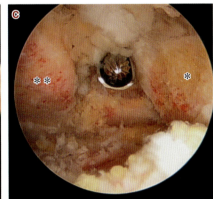
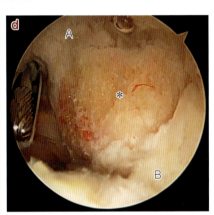

図8 Step 3：鎖骨遠位端切除（後半）方法②（別症例）

a：鏡視：PLポータルのまま30°斜視鏡→70°斜視鏡に変更，操作：Aポータル，Nポータル
b：30°斜視鏡での視野
c：70°斜視鏡での視野（肩鎖関節下面を見上げる良好な視野）
＊：鎖骨遠位端，＊＊：肩峰下面

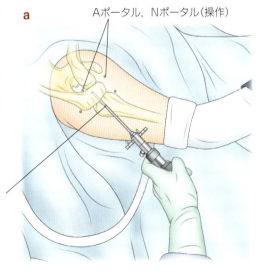
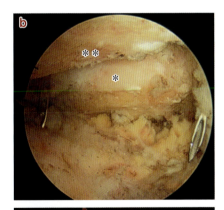
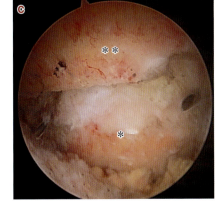

してNポータルとAポータルの2つが使えるため汎用性が高い方法である。①と同様に鎖骨遠位端を確実に仕上げる(図9)。

上記①,②は,ともによい方法であり,良好な視野確保が可能になる。術者の好みや手術の状況でいずれかを選択すればよいと考える。最終の術中評価として,上肢水平内転での鎖骨・肩峰の衝突現象がないことを確認して手術を終了する。

術後X線像を提示する(図10)。

後療法

術後スリング外固定を疼痛の程度に応じて2～3週ほど装着する。

術翌日から肩甲帯～上肢・手指のリラクゼーションを行い,その後,肩甲胸郭関節,肩甲上腕関節の機能訓練へと進めていく。肩鎖関節以外の随伴病変がなければ特に運動制限は行っていない。

活動性の目安は術後1～2カ月でADLに支障なく軽作業が可能な程度,術後3カ月にはスポーツや重労働が行えるようになる。

図9 Step 3:鎖骨遠位端切除(後半)方法②(別症例)
鏡視:PLポータル(70°斜視鏡),操作:Aポータル,Nポータル
a:70°斜視鏡での良好な視野
b:鎖骨前後の2つのポータルから処置が可能
c:Step 3終了
＊:鎖骨遠位端,＊＊:肩峰下面,A:上肩鎖靱帯

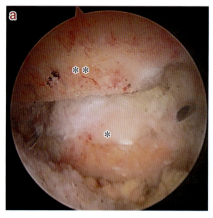
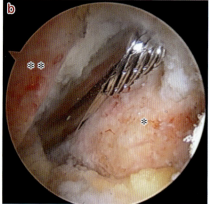
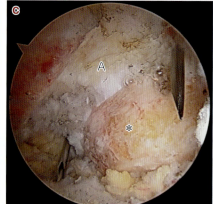

図10 術前後のX線像
a:術前
b:術後

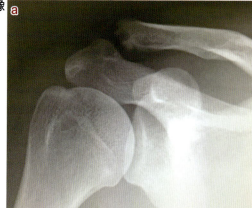
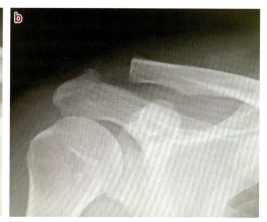

変形性肩鎖関節症に対する鏡視下Mumford法

コツとPitfall

本法は直視下法と比較してメリットの多い手術であるが，手術手技の煩雑さや切除不足が生じやすいことなどが指摘されており，これが最大のピットフォールと考えられる。しかしながら，ある程度肩関節鏡手術に習熟した術者であれば，前述したStep 1〜Step 3を参考にしていただければ比較的容易に手術が遂行できると考える。

加えて，烏口鎖骨靭帯，上肩鎖靭帯などの正確な解剖学的理解が確実で安全な手術を行ううえで重要である（**Anatomical Key Shot**，p.160参照）。

文献

1) Mumford EB. Acromioclavicular dislocation : A new operative treatment. J Bone Joint Surg Am 1941 ; 23 : 799-802.
2) Novak PJ, Bach BR Jr, Romeo AA, et al. Surgical resection of the distal clavicle. J Shoulder Elbow Surg 1995 ; 4 : 35-40.
3) Stephen PK, Dragoo JL, Lee R. Long-term results of arthroscopic resection of the distal clavicle with concomitant subacromial decompression. Arthroscopy 2003 ; 19 : 805-9.
4) 間中智哉, 伊藤陽一, 松本一伸, ほか. 肩鎖関節変形性関節症に対する鏡視下鎖骨遠位端切除術の中期臨床成績. 肩関節 2012 ; 36 : 1011-4.
5) Fukuda K, Craig EV, An KN, et al. Biomechanical study of the ligamentous system of the acromioclavicular joint. J Bone Joint Surg Am 1986 ; 68 : 434-40.
6) Kim J, Chung J, Ok H. Asymptomatic acromioclavicular joint arthritis in arthroscopic rotator cuff tendon repair : a prospective randomized comparison study. Arch Orthop Trauma Surg 2011 ; 131 : 363-9.
7) Pensak M, Grumet RC, Slabaugh MA, et al. Open versus arthroscopic distal clavicle resection. Arthroscopy 2010 ; 26 : 697-704.
8) Morrison DS, et al. Arthroscopic Distal Clavicle Excision. The Shoulder : Master Techniques in Orthopedic Surgery. Craig EV, editor. New York : Raven Press : 1995. p417-28.
9) Eskola A, Santavirta S, Viljakka HT, et al. The result of operative resection of the lateral end of the clavicle. J. Bone Joint Surg Am 1996 ; 78 : 584-7.
10) 高瀬勝己, 山本謙吾, 伊藤正裕, ほか. 烏口鎖骨靭帯の解剖学的特徴. 肩関節 2008 ; 32 : 237-40.
11) Branch TP, Burdette HL, Shahriari AS et al. The role of the acromioclavicular ligaments and the effect of distal clavicle resection. Am J Sports Med 1996 ; 24 : 293-7.
12) Nakazawa M, Nimura A, Mochizuki T, et al. The Orientation and Variation of the Acromioclavicular Ligament: An Anatomic Study. Am J Sports Med 2016 ; 44 : 2690-5.

Anatomical Key Shot

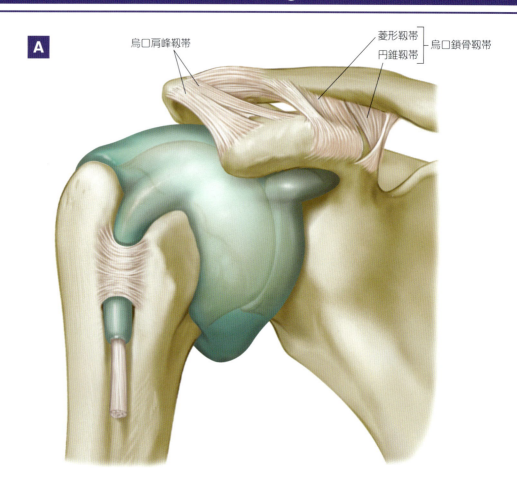

A　烏口肩峰靱帯　菱形靱帯　円錐靱帯　烏口鎖骨靱帯

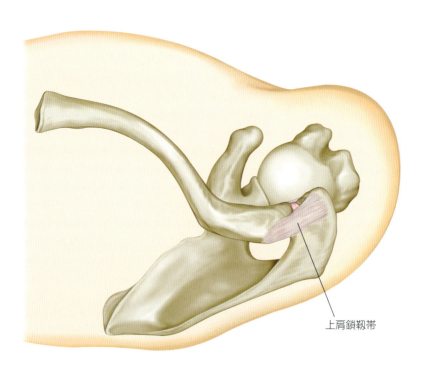

B　上肩鎖靱帯

A 烏口鎖骨靱帯の解剖

適切な鎖骨遠位端切除の絶対条件は，肩峰と鎖骨がインピンジしないことと，鎖骨の解剖学的安定性（烏口鎖骨間）を損ねないことである。さて，至適な鎖骨遠位端の切除量はどの程度だろうか？

鎖骨遠位端術後の臨床成績はおおむね良好であるが，切除量に関して20mmの切除を行ったグループでは烏口鎖骨靱帯損傷に伴う鎖骨上方転位が散見され，10mm以下の切除グループでは発生しなかったと報告[9]されている。

解剖学的研究では烏口鎖骨靱帯（菱形靱帯：A参照）は，鎖骨遠位端から7〜8mm離れた鎖骨下面から付着する[10]とされており，切除量はそれ以下にとどめるべきと考えられる。

次に，cadaverで鎖骨遠位端切除後の鎖骨と肩峰のインピンジを調査した研究では，5mm以上の切除でインピンジしなくなると報告[11]されている。

以上から，鎖骨遠位端の切除量は鎖骨と肩峰がインピンジしないため5mm以上，鎖骨の安定性を損ねないため10mm以下にとどめるべきと考えられる（妥当な切除量は5mm以上10mm以下）。

鏡視下手術のメリットは菱形靱帯を同定したうえで骨切除できること，切除後のインピンジ評価が可能であることが挙げられる。

B 上肩鎖靱帯の解剖

上肩鎖靱帯は鎖骨の前後方向への安定性に大きく影響[5]し，特に上方〜後方線維が重要との解剖学的報告[12]があり，可及的な温存が望まれる。鏡視下手術では直視下手術と比べ上肩鎖靱帯を温存できるメリットがあるが，Nポータル作製時や鎖骨遠位端切除の際に誤って損傷しないよう，十分に注意する必要がある。

IV 肩鎖関節疾患, ほか

肩鎖関節脱臼に対する鏡視下ZipTight法

船橋整形外科病院スポーツ医学・関節センター肩関節・肘関節部門　**渡海守人, 竹内康剛, 菅谷啓之**

　肩鎖関節脱臼の治療は一般的にRockwood分類のType II以下では保存療法が選択され, Type IV以上は絶対的手術適応とされている。Type IIIに対する治療法の選択に関しては意見が分かれるが, 保存療法では肩甲帯周囲の鈍重感や鎖骨遠位部突出という美容上の問題が残るため, スローイングアスリートや重労働者, 労災患者などに対して患者の希望により手術療法を行っている。

　術式に関しては, 直視下手術では三角筋前方線維を割いて烏口突起を露出しなければならず, 侵襲や創部瘢痕などの点で問題が残る。

　その問題を解決するために, 2002年より関節鏡を用いた烏口鎖骨靱帯再建術を行ってきており, 2008年より人工靱帯を用いた手術法を開発してきた。この術式では臨床成績は良好であるが, 鎖骨遠位に3cmの皮切を加えなければならず, また鏡視下に人工靱帯を烏口突起下に通す手技が煩雑であった。そのため, より簡便な手技であるZimmer Biomet社のZipTight AC Joint(**図1**)を用いた手術法, 鏡視下一重束烏口鎖骨靱帯再建術を2013年から導入しており, その適応と手術手技について解説する。

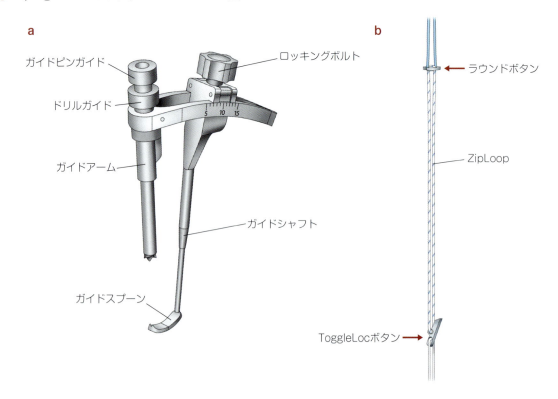

図1 ZipTight AC ガイド(Zimmer Biomet社)

術前準備

問診および理学所見

　肩鎖関節脱臼に対する正しい診断，治療決定には，正確な理学所見が必要不可欠である。理学所見は，①cross-arm adduction test（肩関節を90°屈曲し，肘関節を90°屈曲位で内転して胸部に交差させ，圧痛の増強を確認），②AC resistance test，③active compression testが，特異度が高く有効なテストである[1]。

　術前情報としては，前後・上下への肩鎖関節（AC joint）の不安定性が重要である。また，神経・血管損傷にも注意が必要である。

画像検査

　肩鎖関節脱臼の画像所見で最も広く使用されている分類は，X線像でのRockwood分類である。しかし明確な撮影法は規定されておらず，著者らは左右肩鎖関節X線正面像5kg重錘での評価としている（図2）。また鎖骨遠位端の前後方向への偏位は，X線像では判別困難なためCT（3D-CT）検査を施行している（図3）。

　最近では，術前麻酔下にて超音波検査を施行し，三角筋の肩峰付着部断裂の有無，鎖骨の前後方向への不安定性を精査している。

図2 左右肩鎖関節X線正面像（5kg重錘）
赤矢印は脱臼部位。

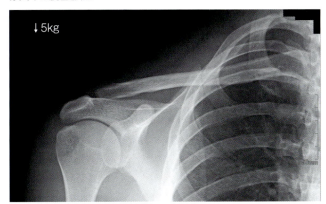
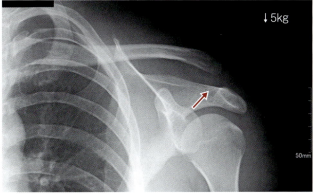

図3 3D-CT
赤矢印は後方転位部。

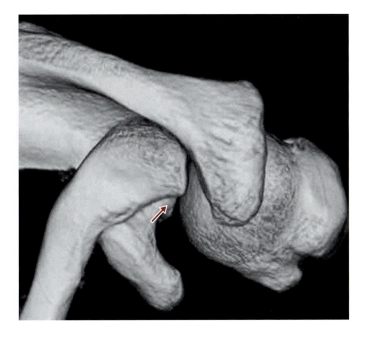

手術適応

一般的にRockwood分類のType Ⅳ以上は絶対的な手術適応とされているが，Type Ⅲに関しては手術を行うべきか保存療法を選択すべきか意見が分かれる。Type Ⅲの保存療法症例では，肩甲帯周囲の鈍重感や鎖骨遠位部突出という美容上の問題が残るため，スローイングアスリートや重労働者，労災患者などに対して患者の希望により手術療法を行っている。

プランニング

手術のプランニングとして，X線像によるRockwood分類，3D-CTによる鎖骨遠位端の後方への偏位の有無を把握する。また術前麻酔下超音波検査にて三角筋の肩峰付着部断裂の有無，鎖骨の前後方向への不安定性を確認する。これにより鏡視下一重束烏口鎖骨靱帯再建術に補強処置（肩鎖靱帯再建や肩峰への三角筋縫着）が必要かを考慮する。

手術体位

手術は全身麻酔下のビーチチェア位で行う。

手術手技

ポータルの作製（図4）

最初に後方ポータルを作製し，肩甲上腕関節後方鏡視にて通常の前方ポータルを作製して腱板疎部を郭清する。次に後方ポータルより肩峰下滑液包鏡視に移り，前外側ポータルと後外側ポータルを作製し，鏡視を後外側ポータルに移す。

肩峰下面・鎖骨遠位端周辺の露出

通常の腱板断裂で行う肩峰下除圧と同様に，シェーバーおよび高周波電気メスを用いて肩峰下面を露出し，烏口肩峰靱帯（coracoacromial ligament；CAL）を同定する。次に鎖骨遠位端周辺を露出する。

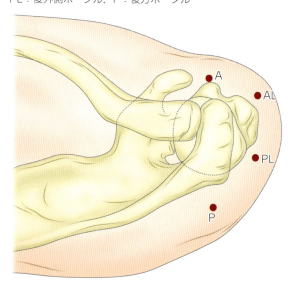

図4 ポータル
A：前方ポータル，AL：前外側ポータル
PL：後外側ポータル，P：後方ポータル

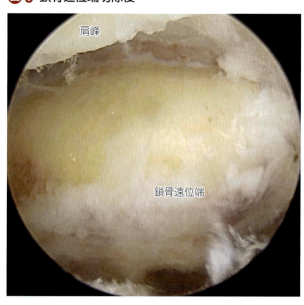

図5 鎖骨遠位端切除後

関節円板切除，鎖骨遠位端切除（図5）

　必要に応じて，肩鎖関節に存在する関節円板をアブレーダーバーおよびパンチを用いて切除する。次に鎖骨を皮膚上から押し下げ，遠位端を露出させた状態でアブレーダーバーを用いて10〜20mm程度切除する。切除量は，鎖骨を皮膚上より押し下げたときに遠位端の切除面全体が確認される程度を目安としている。

　注意点としては，鎖骨遠位端の上部の骨を残さないようにすること，切除しすぎないことである。

烏口突起基部露出

　烏口突起には烏口肩峰靱帯，烏口上腕靱帯（coracohumeral ligament；CHL），共同腱などが付着していることから，軟部組織に覆われており，また癒着もしていることが多いため同定が難しい。肩峰下面より烏口肩峰靱帯を同定し，それに沿ってシェーバーや高周波電気メスを使用し剝離していくと烏口突起遠位端に到達できる。烏口突起の位置を確認して烏口上腕靱帯の一部を郭清し，烏口突起基部を露出させる。

　ポイントは，前述の腱板疎部を郭清するときに，十分に烏口突起と共同腱を露出しておくことである。

前上方ポータル作製，鎖骨上部皮切（図6）

　ZipTight ACガイド（以下，ガイド）を挿入する前上方ポータルを，鎖骨の前外側・烏口突起基部の直上に18Gスパイナル針を刺入し，鏡視下で烏口突起の直上にくるように確認しながら作製する。ガイドを同ポータルより挿入し，ガイドスプーンを烏口突起基部の下面にフィットするように引っかける。鎖骨上部に皮切を加えるために，鎖骨遠位端より30〜40mm内側の位置にガイドアームが合うように，ロッキングボルトを回して角度を10〜15°の間で固定する。ガイドをはずし，鎖骨上部に20mm程度の皮切を加える。

図6 前上方ポータル作製

AS：前上方ポータル

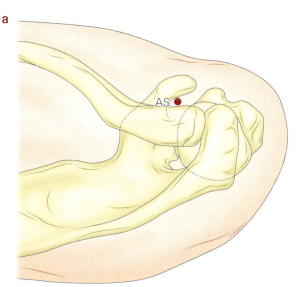
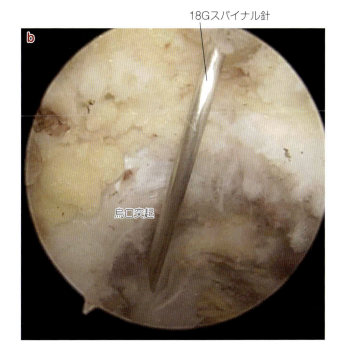

ガイド挿入・鎖骨整復（図7）

　ガイドを前上方ポータルより再挿入し，ガイドスプーンを烏口突起基部の下面に引っかける。ドリルガイドをガイドアームに挿入し，鎖骨上部の皮切から鎖骨に直接押し当てる。ドリルガイドはラチェット式で固定されるので，押し込むことで鎖骨を整復できる。

　ポイントは，鏡視下で烏口突起基部をしっかり確認できる状況で，ガイドシャフトを烏口突起基部に対して垂直に当たるように固定しながら鎖骨を整復することである。

ガイドピン刺入

　ガイドピンガイド越しに24mmガイドピンを刺入する。鎖骨および烏口突起の皮質骨をガイドピンにて貫通し，鏡視下で烏口突起基部の下面にガイドピンが出てきたことを確認する。ガイドピンはそのまま留置した状態で，ガイドピンガイドだけガイドより抜去する。

リーミング

　ドリルガイド越しに留置した24mmガイドピンをガイドとして，4.5mm径ToggleLocドリルにてリーミングする。烏口突起基部の下面までしっかり4.5mm径の骨孔を作製しておかないと，ZipTightのToggleLocボタンが挿入できなくなるのでリーミングは確実に行う。

ZipTight挿入・ボタンフリップ（図8）

　ToggleLocプッシャーの先端にZipTightのToggleLocボタンを装着し，ドリルガイド越しに挿入する。鏡視下でToggleLocボタン全体が烏口突起の下方に貫通したことを確認できたら，ToggleLocプランジャーをプッシャー内に挿入して押し込むことで，ToggleLocボタンをフリップさせる。プッシャーとガイドをはずした後，鎖骨骨孔より出ているZipLoopを引っぱり，ToggleLocボタンが固定されたことを確認する。

　ポイントは，ZipTightを装着する際，ToggleLocボタンがZipLoopのサドル部中央にあることを確認してからToggleLocプッシャーに装着する。プッシャー先端のToggleLocボタンを烏口突起の骨孔内まで挿入できたら，ドリルガイドを90°回してラチェットによる固定を解除する。固定解除によりガイドスプーンと烏口突起基部との間に隙間ができるので，さらに奥までプッシャーを挿入することでToggleLocボタン全体が烏口突起を貫通することである。

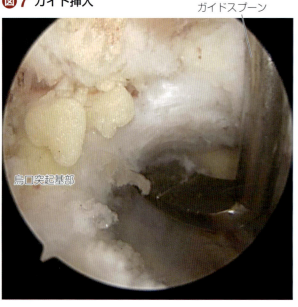

図7 ガイド挿入

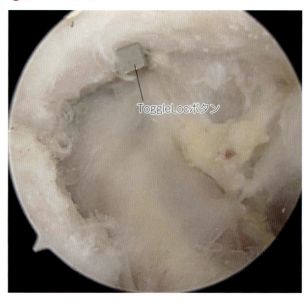

図8 ZipTight挿入

ラウンドボタン装着, テンショニング(図9)

ラウンドボタンの切り欠きにZipLoopを引っかけて装着する。ジップスーチャー(縞糸)を引っぱることでZipLoopは短縮し, そのZipLoopに装着しているラウンドボタンが鎖骨に接触する。

ポイントは, ジップスーチャー(縞糸)を引っぱるときは, 必ずバックテンションスーチャー(青糸)を軽く引き上げながら行う。その際, ラウンドボタンを平行に保つように交互にジップスーチャー(縞糸)を少しずつ引っぱり鎖骨に接触させることである。

鏡視下鎖骨整復(図10)

後外側ポータルより鎖骨遠位端を鏡視する。鎖骨遠位端の位置を確認しながらZipLoopを短縮させることで, 最終的な鎖骨整復位置を決定する。

ポイントは, 短縮した2つのZipLoopの輪の長さが均一であることを確認するために, ジップスーチャー(縞糸)の結び目を持ち, 長さを確認してからバックテンションスーチャー(青糸)を引き, ラウンドボタンが浮いてこないかを確認することである。

図9 ラウンドボタン装着

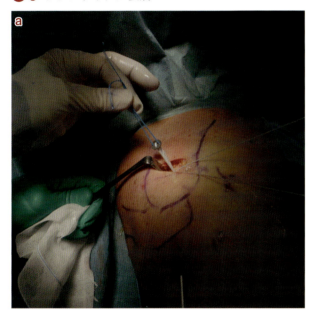
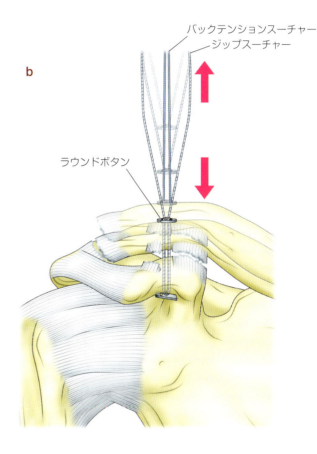

図10 鏡視下鎖骨整復

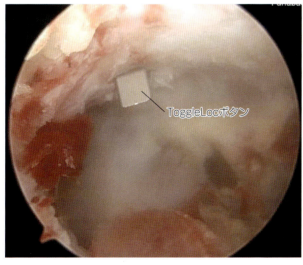

スーチャー切断

ラウンドボタンに付いているバックテンションスーチャー(青糸)を切断し，結び目を引っぱってボタンから抜く。ジップスーチャー(縞糸)は剪刀を用いてボタン直上で切断する。
閉創し手術を終了する(図11)。

後療法

約3週間肩外転装具を装着して外固定を行うが，術翌日より肩甲帯周囲のスパズム除去および肩甲胸郭関節に対するエクササイズ，腱板筋群の等尺性運動などを開始する。自動運動は装具除去後より行い，術後3カ月で軽作業や軽いスポーツを許可し，機能回復に応じて重労働やコンタクトスポーツを許可している。

結果

2014年1月～2015年9月までに受傷後4週間以内に本法を施行した急性・亜急性肩鎖関節脱臼患者23例のうち，術後1年以上経過観察可能であった19例とした。

男性16例，女性3例で，平均年齢は39.2歳(17～66歳)，受傷から手術までの平均待機期間は17.9日(6～28日)，平均経過観察期間は14.3カ月(12～24カ月)であった。

Rockwood分類はType Ⅲが11例，Type Ⅴが8例であった。

ROMは挙上が平均161°，外旋が平均58.4°であり，健側と比較して有意差はなかった($p>0.05$)。

日本整形外科学会肩関節疾患治療成績判定基準(肩JOA score)はType Ⅲで平均95.7点，Type Ⅴで平均96.8点，日本肩関節学会肩鎖関節機能評価法(JSS-ACJ score)はType Ⅲで平均91.0点，Type Ⅴで平均94.9点と良好な成績であった。

展望

Scheibelら[2]は，Rockwood分類Type Ⅴに対して二重束再建術を施行した症例の43%に水平方向の不安定性を認め，これらの症例では臨床成績が有意に低くなったと報告している。著者らの症例においても整復位損失との関連性についての重回帰分析では，Rockwood分類においてのみ有意差を認めた($p<0.05$)。

また烏口鎖骨靱帯再建に肩鎖靱帯再建を追加することで水平方向の安定性も得られるという報告[3]や，肩鎖靱帯が後方転位の初動を制動するという報告[4]もあるため，今後の対策として肩鎖関節自体の安定性を得ることが必要と思われる。また，解剖の研究において中澤ら[5]は肩鎖靱帯が後上方線維と前下方線維に分かれ，後上方から肩鎖関節前外側に上方関節包を覆うようになっており，これを認識して今後は肩鎖靱帯再建などを追加することが成績向上へつながる可能性があると思われる。

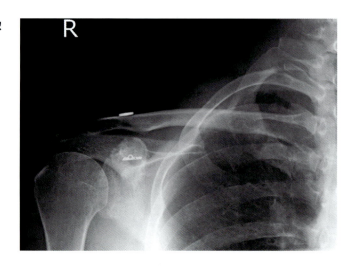

図11 術後X線像

コツとPitfall

　鏡視下での烏口鎖骨靱帯再建術の利点は，三角筋前方線維への侵襲の少なさもあるが，烏口突起基部の適切な位置に確実にZipLocボタンを設置でき，また鎖骨遠位端の整復を直視できることにある。

　そのためには，烏口突起から烏口突起基部周辺の視野の確保が最重要課題である。そのためにもこの手術手技だけではなく鏡視下腱板修復術でも肩関節前方部，烏口突起周辺の剥離など重要な手技となるため，肩関節前方の解剖学的知識に基づく手術手技の習熟を要求される。

文献

1) Beitzel K, Mazzocca AD, Bak K, et al. ISAKOS upper extremity committee consensus statement on the need for diversification of the Rockwood classification for acromioclavicular joint injuries. Arthroscopy 2014；30：271-8.

2) Scheibel M, Dröschel S, Gerhardt C, et al. Arthroscopically assisted stabilization of acute high-grade acromioclavicular joint separations. Am J Sports Med 2011；39：1507-16.

3) Saier T, Venjakob AJ, Minzlaff P, et al. Value of additional acromioclavicular cerclage for horizontal stability in complete acromioclavicular separation：a biomechanical study. Knee Surg Sports Traumatol Arthrosc 2015；23：1498-505.

4) 福田公孝, Craig EV, An KN, ほか. 肩鎖関節の安定性に対する肩鎖靱帯と円錐, 菱形靱帯の役割. 肩関節 1985；9：40-5.

5) 永井宏和, 菅谷啓之, 高橋憲正, ほか. 肩鎖関節脱臼に対する人工靱帯を用いた鏡視下再建術の治療成績. 肩関節 2012；36：841-5.

IV 肩鎖関節疾患，ほか

難治性肩関節拘縮に対する鏡視下関節包全周性切離術

島根大学医学部整形外科学　**山本宗一郎**

術前準備

　難治性肩関節拘縮は，種々の原因で肩関節に可動域制限の残った状態である。主に凍結肩の末期を示すことが多いが，その他の原因として，腱板断裂に伴うもの，外傷後や感染，透析などを原因とする肩関節炎，乳がん手術後，片麻痺によるもの，糖尿病に合併したものなど比較的多岐にわたる。ほとんどの肩関節拘縮は保存療法や徒手的マニピュレーションで日常生活に支障のない程度の可動域を得ることができるが，難治性に移行することもある。鏡視下関節包全周性切離術はその場合に非常に有用であり，習得しておくべき術式である。

　関節鏡視下手術の利点は，拘縮の原因となっている関節包の肥厚部分を比較的シャープに切開し，確実に拘縮を解除できる点である。当然であるが関節外の原因も合併している症例や骨性病変の症例，糖尿病患者や精神的に不安定な症例には適応を慎重にする必要がある。関節包全周切離ができれば，強いマニピュレーションを行う必要がなく愛護的に可動域を獲得することができ，骨折の危険性もほとんどない。

問診と理学所見

　疼痛の発症時期と発症機転を明らかにする必要がある。患者のバックグラウンドは重要であり，糖尿病などの内科的疾患やがんの治療歴，更年期障害，精神疾患の有無などを聴取しておく。

　理学所見としては，1st plane，2nd plane，3rd planeでそれぞれ可動域を測定し，関節包のどの部分の拘縮があるのかを予測しておく。大胸筋の癒着や萎縮，肩鎖関節や胸鎖関節，肩甲胸郭の拘縮，皮膚の拘縮など関節外の要因がないかを明らかにする必要もある。脊椎や胸郭の変形でも肩関節可動域は変化するため，姿勢にも注意しておくべきである。術前には関節外要因を理学療法で可能な限り減らしておかなければならない。

　また，手術直前にも全身麻酔下に可動域を測定しておく。疼痛による可動域制限では，麻酔下では可動域制限が軽減する症例もある。肩関節の可動域は経年的に変化し中高年以降は低下していくため[1]，健側との比較を必ず行い，どの程度の改善を目標にするのかを決めておかなければならない。

画像検査

　初診時の単純X線像に加えて，腱板断裂の合併を調査するためにMRI検査は必須である。MRIでは腱板の変性や不完全断裂，関節唇損傷，上腕二頭筋長頭腱（long head of biceps；LHB）の炎症，滑膜の増生などが描出可能である。外傷後の場合はCTで骨形態の変化をみて骨性の原因がないかを調べる必要がある。

手術適応

　一番よい適応は，凍結肩の末期で関節拘縮のみが残存した症例である．外傷後や術後の拘縮もあるが，術後成績は若干低下する．理学療法などの保存療法を最低3カ月行っても可動域制限が残っていれば手術適応となる．可動域制限の目安としては，屈曲120°以下，下垂位外旋15°以下の日常生活動作が困難な症例としている．女性では，内旋制限があり結帯動作が困難な症例も適応となる．糖尿病合併症例は手術で術前よりは症状が改善することが多いが，可動域の改善が緩徐な場合や乏しい場合があり，手術適応には注意するべきである[2,3]．

　関節外病変の合併を疑う場合は，どちらを先に治療すべきか悩むところである．著者らはまず理学療法などで関節外の原因を取り除き，関節内の処置を行うこととしている．明らかに関節外病変のみの場合，関節鏡視下手術の手術適応はない．また疼痛が原因の可動域制限もあるために，関節内への局所麻酔薬の注射であらかじめ鑑別しておかなければならない．皮膚や筋肉の拘縮・癒着の合併は関節包切離術の後にはっきりする場合があり，術後に皮膚形成などを追加する必要がある．複合性局所疼痛症候群（complex regional pain syndrome；CRPS）を起こしそうな患者や，精神的に不安定な患者は手術での対応は困難である．

　保存療法でステロイドの関節注射を行うことが多いが，施行後短期間で手術を行うと，術後感染の危険性が上がるために3カ月以上あけることが望ましい[4]．

体位と術前処置

　関節鏡視下手術はビーチチェア位か側臥位で行う．著者らはビーチチェア位で手術を行っており，他施設でもこの体位のほうが多い印象である．側臥位の場合は，体位をとる前に健側の可動域を測定しておく必要がある．どちらの体位も問題なく手術は可能であり，術者の得意とする体位をとればよい．関節鏡視下の腱板修復術やBankart修復術ではアームホルダーを使用することが多いが，授動術の場合はアームホルダーが邪魔になり可動域がわかりにくいため，アームホルダーをはずせるようにしておくか，助手に患肢の保持をさせておく必要がある．

　麻酔は全身麻酔と腕神経叢ブロックを併用している．低血圧麻酔で収縮期血圧は100mmHg以下としている．

　麻酔導入後，術前に徒手的マニピュレーションを行うかどうかは意見の分かれるところである．著者らは鏡視下にできるだけシャープにわかりやすく全周囲に関節包を切開することを目的としているので，術前授動術は極力行っていない．しかしながら関節鏡の挿入が難しく，骨頭を傷付けそうな場合は，最低限愛護的に授動術を行う必要がある．

手術手技

ポータル

　肩関節鏡で一般的に使用する前方と後方の2ポータルに後下方ポータルを追加し，3ポータルで行う場合が多い．後方ポータルは通常は肩峰後外側角より2cm下方内側に作製するが，関節腔が狭くなっているために通常の位置よりも5mm程度上方に作るほうが外筒を挿入しやすい．前方ポータルは通常の位置である腱板疎部に作製するが，疎部が狭くなっている場合もあるので筋腱成分を傷付けないように注意する．最後の手技である下方の関節包の切開がしにくい場合は，後方ポータルの2cm程度下方に後下方ポータルを追加する（**図1**）．後方鏡視でカテラン針を用いて7時の位置にoutside-in法で作製する．後下方ポータルは位置が低いと腋窩神経損傷を合併する危険性があり，このためにも後方ポータルを通常より5mm程度上方に作製することが望ましい．腋窩神経は肩峰後角の4〜5cm尾側を横に走行しており留意しておく必要がある．

　肩峰下のインピンジメントや滑膜切除が必要な場合は前外側ポータルを追加する．ポータル作製後にカニューラを使用するかは意見の分かれるところであるが，著者らは関節鏡や鉗子類の自由度を優先しカニューラは使用していない．鉗子類の再挿入が困難な場合はヘラ様のガイドを使用している．

図1 ポータルの作製

a：肩関節後面。後方ポータル(P)は通常肩峰後角より2cm下方に作製するが，5mm程度上方に作製する。後下方ポータル(PL)は2cm下方にoutside-in法で作製する。関節窩より下にならないようにする。腋窩神経は肩峰から4〜5cm下方に存在するため注意を要する。
b：Aの前方ポータルは腱板疎部である2時，Pの後方ポータルは10時30分，PLの後下方ポータルは7時の位置になる。

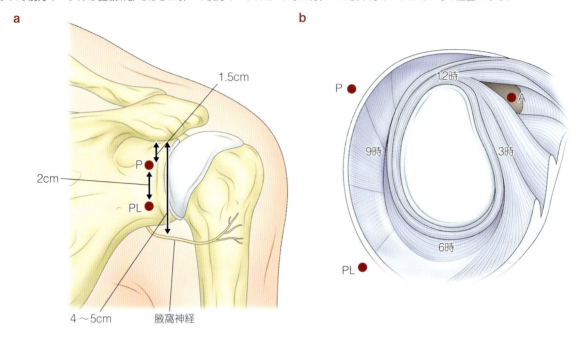

手術手技

後方からの関節鏡挿入時，関節内は線維組織などで癒着している場合もあり，そのときは最初に鈍棒の先で関節内の癒着を剥がしておくとよい。鋭棒は骨を壊す可能性があり使用しない。関節鏡は30°斜視鏡を使用しており，70°を使用することはない。前方ポータルをoutside-in法で作製し，radio frequency(RF)デバイスやシェーバーを使ってまず術野を確保する。出血予防のために灌流液3Lにボスミン®注1mg(第一三共)を1/2Aを加えたものを使用し，ポンプを使って灌流させている。

腱板疎部の郭清

まず前方ポータル周辺の郭清を行う。この部分は滑膜が増殖している場合が多い。外側は小結節付近まで十分に行う。烏口上腕靱帯(coracohumeral ligament；CHL)は肩甲下筋を包むように広がり上方は棘下筋まで及んでおり(図2)，この拘縮が可動域制限の原因となっていることも多い[5]。しかしながら鏡視ではCHLを確認できないことも多い。CHLを確実に切離するには疎部を十分に郭清し，烏口突起と共同腱の裏打ちまで露出させる必要がある(図3)。

前方関節包と上方関節包の解離

次に前方関節包の解離を行う。関節唇の外縁に沿って関節包を腱板疎部より下方へ切開していく。関節唇を損傷しないように留意する。中関節上腕靱帯(middle glenohumeral ligament；MGHL)や下関節上腕靱帯前索(anterior inferior glenohumeral ligament；AIGHL)の付着部は，温存するために3〜5mm程度は残している。可能な限り6時付近まで行うが，実際は5時付近までのことが多い。肩甲下筋筋腹がみえるまで切開を行う(図4)。

上方関節包はLHB付着部の損傷に気を付ける。11時付近の奥に存在する肩甲棘基部には肩甲上神経が走行しており，深く解離することは避ける。心配な場合はRFデバイスではなく剪刀やリベレーター，ラスプなどで剥がすように広げていってもよい。10時から11時辺りは前方鏡視で後方のポータルから解離してもよい。ここまで行うと，関節のスペースが確保でき鏡視しやすくなることが多い(図5)。

難治性肩関節拘縮に対する鏡視下関節包全周性切離術

図2 烏口上腕靱帯（CHL）の解剖

CHLは烏口突起（C）から前方は肩甲下筋，後方は棘下筋まで腱板を包み込むように存在している。

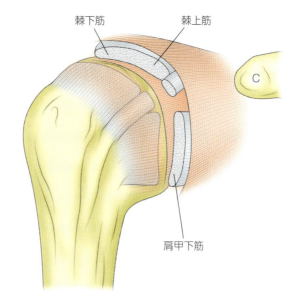

図3 腱板疎部の郭清

a：後方鏡視で前方よりRFデバイスなどを用い郭清する。下方は肩甲下筋，上方は上腕二頭筋長頭腱（LHB）まで行う。
b：後方鏡視のシェーマ。疎部を十分に郭清し，烏口突起とそれに付着する共同腱を同定する。CHLが確認できない場合も多いが，ここまで十分に郭清すればCHLは切除できている。
c：bの丸の部分を示している。共同腱が確認できる。

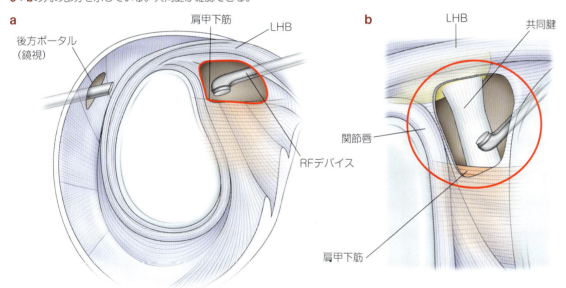

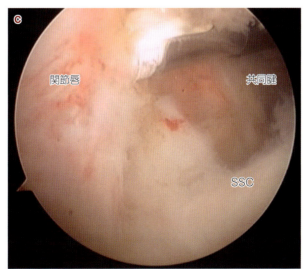

SSC：肩甲下筋

173

図4 前方関節包の解離

a：前方よりRFデバイスを用いて切離を行う。腱板疎部から下方に向けて行う。
b：後方鏡視のシェーマ。関節包の裏打ちである肩甲下筋の筋腹が確認できるまで切開する。関節唇の損傷には気を付ける。著者らは関節唇外縁より3～5mm程度離している。
c：bの丸の部分を示している。

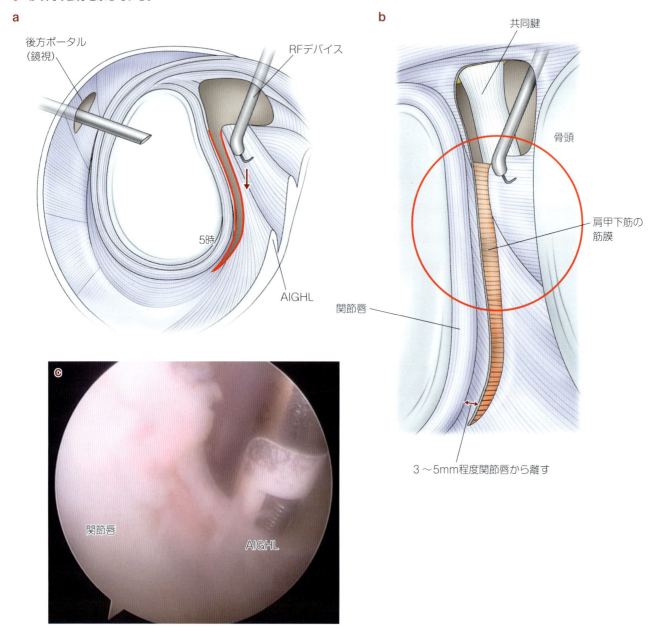

難治性肩関節拘縮に対する鏡視下関節包全周性切離術

図5 上方関節包の解離
a：腱板疎部から上方へ解離を広げていく。
b：LHBの上方にRFデバイスや鉗子を滑り込ませ，上方関節包を切離する。LHBの付着部は11時付近で関節窩頚部にあり，損傷しないように注意する。内側には肩甲上神経が走行しているのであまり深追いはしない。
c：**b**の丸の部分を示している。

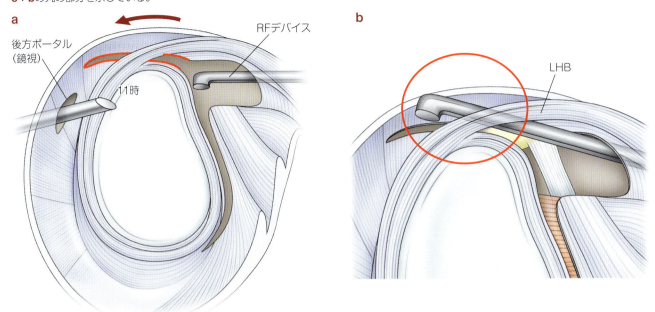

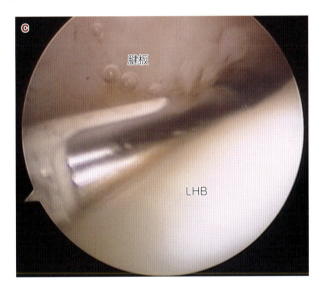

後方関節包の解離

　前方鏡視で行う。後方ポータルからRFデバイスを用いて，ポータルの周囲を広げるように解離していく。前方同様に関節唇の外縁に沿って，関節包の付着部は若干残しながら行っている。下方はできる限り行うが，7時から11時程度までとなることが多い（**図6**）。助手に骨頭を関節窩から離すように引っぱりながら保持してもらうと，関節窩が広がって下方の処置がしやすくなる。

下方関節包の解離

　一度後方鏡視にもどり，切り残した下方関節包を確認する。後方関節包を解離することで関節のスペースが確保でき，先が曲がったRFデバイスや鉗子を用いれば，前方から6時まで前方関節包を切開できる場合もある。再度前方鏡視を行い，後方から残った下方関節包を切開していく（**図7**）。これらの処置を数度行うことで下方関節包の解離を行うが，拘縮が高度な場合は後下方ポータルを追加し，下方関節包の解離を行う。下方関節包解離で注意すべきことは，やはり腋窩神経損傷である。腋窩神経と関節包の解剖学的位置関係を調べた報告はいくつかあるが，Priceら[6]は6時の

図6 後方関節包の解離

a：前方鏡視で行う。後方のポータルを上下に広げるように後方関節包を解離していく。
b：前方鏡視のシェーマ。7時までは下方への切離は可能である。関節窩の外縁を関節唇を損傷しないように注意する。
c：bの丸の部分を示している。

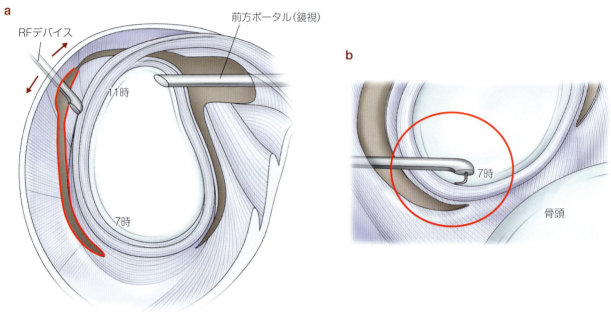

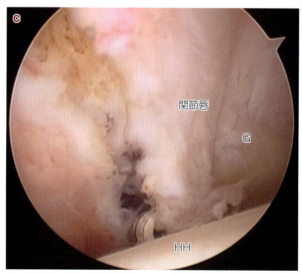

G：関節窩，HH：上腕骨頭

位置では関節窩下縁から約11〜13mm，下関節上腕靱帯（inferior glenohumeral ligament；IGHL）からは1.7〜2.9mmを走行していると述べている。下方関節包を切開する場合はできるだけ関節窩に沿って行うほうが安全であるが，離れても5mm程度とすべきである（図7, 8）。

肩峰下滑液包処置

肩峰下インピンジメントや滑膜の増生がある場合は追加で行う。骨棘がある場合はシェーバーを用いて切除する。腱板の浅層断裂がある場合はスーチャーアンカーによる補強を行う場合もあるが，あらかじめ術前にMRIで診断して準備をしておく必要がある。烏口突起周辺の郭清を行いCHLの浅層組織の切除も追加する。

図7 下方関節包の解離

a：後方鏡視に入れ換えて再び前方から下方の関節包を切離できるところまで行う。
b：前方鏡視に切り換えて残っている下方関節包を解離する。この過程を数回繰り返すと下方関節包が徐々に解離できる。
c：aの丸の部分を示している。関節窩に沿って表面からRFデバイスを使用し解離していく。

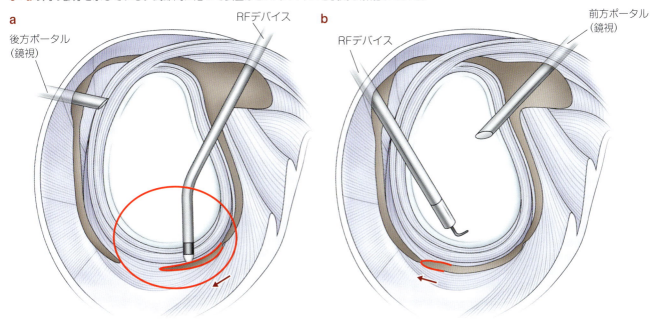

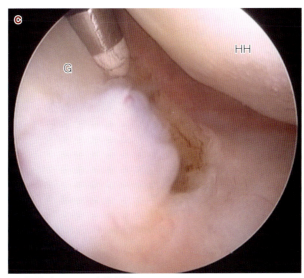

G：関節窩, HH：上腕骨頭

図8 後下方ポータルを作製して下方関節包を解離

a：後方ポータルから鏡視しながら7時の位置に後下方ポータルをoutside-in法で作製し，剪刀などで下方関節包を解離していく。
b：後方ポータルから下方関節包を鏡視する。RFデバイスを用いて関節表面から切開してもよい。その際は深部にRFデバイスが入らないように注意する。関節包の外縁に沿って解離する。

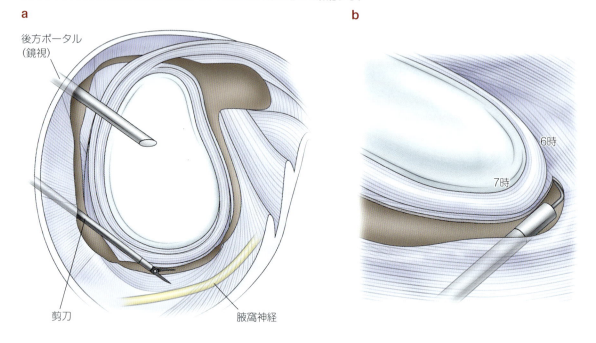

マニピュレーション

　全周性に関節包切開が確実にできていれば，若干の抵抗は残っていることもあるが良好な可動域が獲得できており，弱いマニピュレーションで十分である。処置後の可動域改善や拘縮の残存がないかを確認する目的で行っており，従来のように可動域獲得のためではない。結帯動作など日常生活に支障のない可動域が獲得できていることを確認する。可動域制限が残存している場合は，どの肢位かを確認し，再び関節鏡を行い，それに応じて切り残しを切離していく。

後療法

　術後は疼痛緩和目的で三角巾を2週間程度使用している。疼痛が少なければ早期に除去してもかまわない。著者らは術後数日間PCAポンプで腕神経叢ブロックによる除痛を行っており，術翌日からの理学療法の介入が可能である。
　理学療法は他動的可動域訓練，筋緊張の改善，肩甲骨位置や姿勢改善などから開始する。長期間拘縮状態にあり，麻酔下には可動域が得られても関節周囲の筋は動きが悪い状態にあると考えられる。疼痛を誘発し防御性の筋収縮が起こらないように愛護的に行う必要があり，無理に可動域を獲得することに固執しない。腋窩部で神経の癒着が起こっている場合は挙上時に上肢にしびれを訴えることがあるが，可動域を獲得するにつれ症状は消失していく。術後一時的に不安定性を訴える場合もあるが数カ月で改善することが多い。切離部が修復されるとともに不安定性もなくなると考える。入院期間は数週間であり，外来通院による理学療法は3カ月程度を目標に行っている。

難治性肩関節拘縮に対する鏡視下関節包全周性切離術

コツとPitfall

　手術開始時のポータルの作製が難しい場合が多い。この場合は先に愛護的な徒手的授動術を行い，関節腔内を広げてから鏡筒を挿入する。どうしても挿入ができない場合は，皮切を広げ指で骨頭と関節窩を触知してポータルを作製する。関節内は線維組織が充満している場合もあるので，鈍棒で関節窩や骨頭の表面をなぞるように関節腔のスペースを確保する。関節包の解離を進めるにつれ関節腔は開大するため作業はしやすくなってくる。鏡視ポータルを変更する場合はスイッチングロッドを用いるとよい。あらかじめ変更するポータルに鏡視下でスイッチングロッドを挿入しておき，ロッドに抜いた関節鏡の外筒をはめ込めば，関節鏡の入れ換えは楽に行える。

　関節鏡視下授動術で，関節包の切離を部分的に行うか全周性に行うかについては議論のあるところである。CHL以外の関節包も拘縮が起こっているとの報告もあり[7]，また全周性に行うほうが全方向に可動域を得られるため，可能な限り全周性関節包解離を目指すべきであると考える[8]。術後に脱臼を生じた症例もまれではあるが報告されている[9]。複数回なんらかの授動術を行われている患者は注意を要するが，腱板や関節唇の損傷がなければ関節不安定性が問題になることはないといわれており[10]，確認の意味でも術前にMRI検査は行っておくべきである。比較的年齢が若い場合は関節弛緩性がないか他の関節も調べる必要がある。

文献

1) 渡辺英夫, 尾方克巳, 天野敏夫, ほか. 健康日本人における四肢関節可動域について-年齢による変化-. 日整会誌 1979；53：275-91.
2) Cho CH, Kim DH, Lee YK. Serial Comparison of Clinical Outcomes After Arthroscopic Capsular Release for Refractory Frozen Shoulder With and Without Diabetes. Arthroscopy 2016；32：1515-20.
3) 高橋憲正, 菅谷啓之, 戸野塚久紘, ほか. 難治性凍結肩に対する鏡視下全周性関節包切離術の成績. 肩関節 2011；35：571-4.
4) Werner BC, Cancienne JM, Burrus MT, et al. The timing of elective shoulder surgery after shoulder injection affects postoperative infection risk in Medicare patients. J Shoulder Elbow Surg 2016；25：390-7.
5) Ozaki J, Nakagawa Y, Sakurai G, et al. Recalcitrant chronic adhesive capsulitis of the shoulder. Role of contracture of the coracohumeral ligament and rotator interval in pathogenesis and treatment. J Bone Joint Surg Am 1989；71：1511-5.
6) Price MR, Tillett RD, Acland RD, et al. Determining the relationship of the axillary nerve to the shoulder joint capsule from an arthroscopic perspective. J Bone Joint Surg Am 2004；86：2135-42.
7) Uhthoff HK, Boileau P. Primary frozen shoulder：global capsular stiffness versus localized contracture. Clin Orthop Relat Res 2007；456：79-84.
8) 伊藤輝昌, 柴田陽三, 篠田　毅, ほか. 肩関節拘縮に対する鏡視下関節授動術－部分関節包切離と全周性関節包切離との比較－. 関節鏡 2009；34：114-9.
9) Gobezie R, Pacheco IH, Petit CJ, et al. Dislocation and instability after arthroscopic capsular release for refractory frozen shoulder. Am J Orthop(Belle Mead NJ) 2007；36：672-4.
10) Moskal MJ, Harryman DT 2nd, Romeo AA, et al. Glenohumeral motion after complete capsular release. Arthroscopy 1999；15：408-16.

変形性肩関節症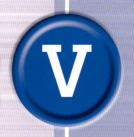

V 変形性肩関節症

人工肩関節に必要なアプローチ

東京医科歯科大学運動器機能形態学講座　**二村昭元**

　日本国内へのリバース型人工肩関節置換術（reverse shoulder arthroplasty：RSA）の導入後，肩関節外科における人工関節置換のニーズは急速に増加した。しかし，鏡視下腱板修復や鏡視下Bankart修復など，関節鏡手技を中心に肩関節外科手技の研修を開始した新世代肩関節外科医にとっては，人工関節置換術を含む，いわゆる直視下手術手技に馴染み深いとはいえない。人工関節置換手技に必要な知識の1つとして，展開に必要な周囲構造の解剖学的理解が挙げられる。本項では，肩関節人工関節置換に用いられる代表的なdeltopectoral approachとanterosuperior（anterolateral）approachについて，展開上必要な解剖学的特徴を解剖体を用いて紹介する。

　双方の特徴としては，deltopectoral approachは大胸筋と三角筋の筋間を進入する展開法で，前内側進入ともよばれる。浅層は腋窩神経と胸筋神経の支配領域間を進入するために，支配神経の損傷に伴う筋力障害のリスクを軽減するが，関節に対して真正面に向かう展開ではないために，筋量の多い症例などでは関節窩の処置に苦労する可能性がある（**図1**）。一方，anterosuperior（anterolateral）approachは三角筋を線維方向に分離して，上腕骨の前外側面にアプローチできるため，肩峰下滑液包や棘上筋・棘下筋停止部，上腕骨近位端の展開に優れ，さらに，関節窩に対して正面に近い展開を可能にする一方，腋窩神経が三角筋深層筋膜下を走行している関係で，線維方向の分離の延長には限界がある。以下，その手順上知っておいたほうがよい解剖学的知見について，解剖体による写真を用いながら詳述する。

Deltopectoral approach

浅層の展開

　烏口突起上から斜めに腋窩・上腕外側に向かう直線上の皮切を置く。皮下を展開すると，三角筋と大胸筋の浅層筋膜に到達する。橈側皮静脈を目印に，三角筋と大胸筋の筋間をみつけるとされているが，橈側皮静脈は遠位では筋層の下を走行しており，筋間自体も意外と認識しにくい（**図1b**）。しかし，鎖骨の直下では必ず三角筋と大胸筋の筋間に脂肪を含む空隙（deltopectoral triangle）が存在するため，それを目印に遠位に展開すると確実に筋間を進入することが可能となる（**図2**）。橈側皮静脈（**図3**）は三角筋に付着させたまま，その内側を進入することが多い。途中その筋間を内・外側方向に横切る，胸肩峰動静脈が存在するので，結紮が必要なことがある（**図4**）。大胸筋は鎖骨や胸骨から起始して下降する筋成分が，主に肋骨から起始して上行する腱成分の表層に重なるような特徴的な停止部を呈する。その停止部を閉創時に修復する「縫い代」を残して，近位縁から約2〜3cm切離してstay sutureを置いておく（**図5**）。大胸筋停止部内側の深層には上腕二頭筋長頭腱（long head of biceps：LHB）が走行しているので，同定して切離をしておくことが多い。LHBは閉創時に大胸筋の修復とともに腱固定する。

人工肩関節に必要なアプローチ

図1 肩甲上腕関節の断面

左肩関節を関節窩の頭尾中央(a),下縁(b)のレベルにおける断面を示す。Deltopectoral approachの展開方向を赤矢印, anterosuperior approachの展開方向を青矢印で示す。三角筋と大胸筋の境界は下方(b)では不明瞭となる。

LHB：上腕二頭筋長頭腱

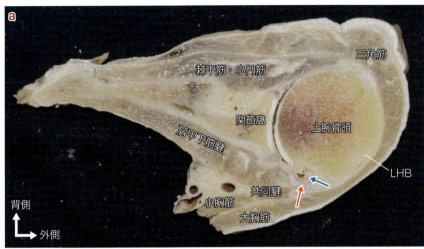

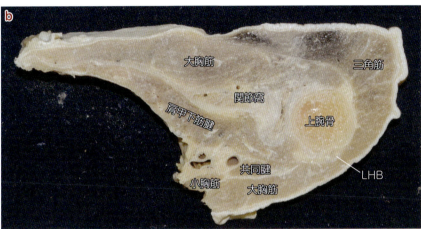

図2 三角筋と大胸筋間の脂肪組織

右肩関節の皮膚・皮下組織を除去している。大胸筋は停止部を残して起始部が一部欠損している。鎖骨の直下では，三角筋と大胸筋の筋間に脂肪組織を含む空隙 (deltopectoral triangle：*) が存在しており，それを目印に遠位に展開すると確実に筋間を進入することが可能となる。

図3 橈側皮静脈の走行

図2より，三角筋と大胸筋の筋間に存在する脂肪組織を除去している。橈側皮静脈 (青矢印) が三角筋の内側縁から脂肪組織の内側，大胸筋の深層へと走行している。

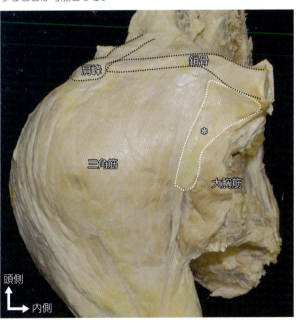

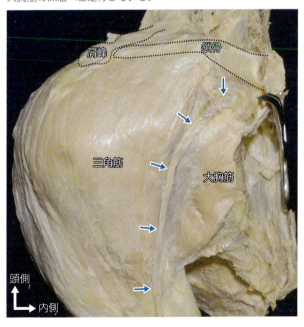

図4 胸肩峰動静脈

図3より，橈側皮静脈（青矢印）をよけ，三角筋と大胸筋の筋間を開大して烏口突起や共同腱の表層を被覆する鎖骨胸筋筋膜を展開する前に，内・外側方向に横切る胸肩峰動静脈（赤矢印）が存在するので，結紮が必要なことがある。

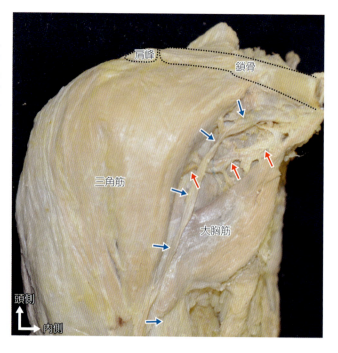

図5 大胸筋停止部頭側の切離と上腕二頭筋長頭腱（LHB）の同定

図4より大胸筋停止部を閉創時に修復するための「縫い代」を残して，近位縁から約2〜3cm切離してstay sutureを置く。白丸は切離した大胸筋停止部の頭側縁を示す。大胸筋停止部内側の深層にはLHB（白矢印）が走行しているので，同定して腱切離をしておくことが多い。閉創時に大胸筋の修復とともに，LHBを腱固定する。

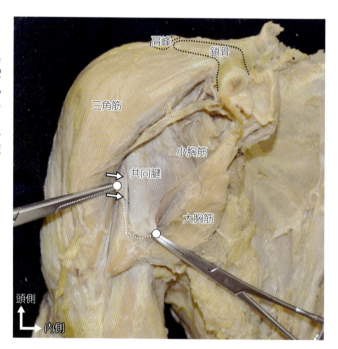

中間層の処置

次に三角筋，大胸筋など浅層筋群と腱板筋群の深層筋群の中間に存在する層における処置を行う。まず，肩関節の前外側を被覆している膜，すなわち鎖骨胸筋筋膜を同定する（図6）。鎖骨胸筋筋膜は，共同腱や烏口肩峰靱帯（coracoacromial ligament；CAL）の外側から大結節，肩峰下滑液包まで連続する粗性の膜性構造であり，烏口鎖骨靱帯（coracoclavicular ligament；CA）や烏口突起の先端，上腕二頭筋短頭らの外側縁で切離して可及的に切除しておく（図7）。共同腱を内側方向によけると，頭側ではその深層にある肩甲下筋腱や棘上筋，下方では"3-sisters"とよばれる前上腕回旋動脈が肩甲下筋下縁を上行する枝[1]や，広背筋停止部を確認できる。前上腕回旋動脈の枝は，出血予防のために処理しておくことが勧められる。大胸筋の上腕骨停止部で切離したLHBの滑液鞘を近位まで展開しておくと，結節間溝，つまり小結節の外側縁や腱板疎部，つまり肩甲下筋腱の頭側縁を同定・展開することができる。烏口突起の前方より，烏口上腕靱帯

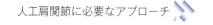

図6 鎖骨胸筋筋膜

実際の術野においては必要ないが，解剖学的な観察のため，図5より三角筋の前方部分を鎖骨・肩峰起始部より切離し後方に翻転している。肩関節の前外側を被覆している膜，すなわち鎖骨胸筋筋膜（＊）を同定する。鎖骨胸筋筋膜は，共同腱や烏口肩峰靱帯（CAL）の外側から大結節，肩峰下滑液包まで連続する粗性の膜性構造である。赤矢頭は結節間溝をくぐり抜けた前上腕回旋動脈と，三角筋の深層筋膜下を後方から前方に走行してきた後上腕回旋動脈との吻合枝を示す。

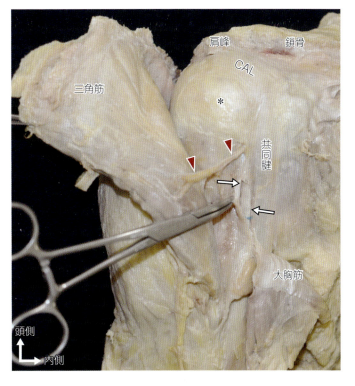

図7 肩関節前方の処置

図6より烏口鎖骨靱帯（CA）や烏口突起の先端，共同腱らの外側縁で鎖骨胸筋筋膜を切離して可及的に切除しておく（白点線）。実際の術野においては必要ないが，解剖学的な観察のために，大胸筋は残っていた鎖骨起始部より切離して，遠位外側へと翻転している。共同腱を内側方向によけて上腕骨を外旋すると，上方ではその深層にある肩甲下筋腱や棘上筋，下方では3-sistersとよばれる前上腕回旋動脈が肩甲下筋下縁を上行する枝（赤矢頭）や，広背筋の上腕骨停止部を確認できる。前上腕回旋動脈の枝は止血のために処理しておくことが勧められる。大胸筋の停止部で切離したLHBの滑液鞘を頭側まで展開しておくと，結節間溝（青点線），つまり小結節の外側縁や腱板疎部，肩甲下筋腱の上縁を同定・展開することができる。

白矢印：切離したLHBの近位断端

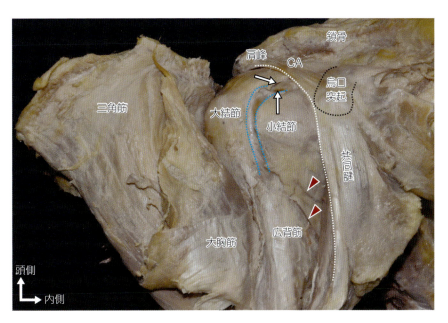

（coracohumeral ligament：CHL）とよばれる膜性の結合織が肩甲下筋腱の頭側縁を前後にはさみ込むように被覆しているため[2]，展開上，肩甲下筋腱の可動性を得るためにはこの結合織を切離して肩甲下筋腱の上縁を露出しておく必要があるが，その奥，つまり内側には肩甲上動脈が走行しているので盲目的に処理してはならない[3]。

肩甲上腕関節の展開

　肩甲上腕関節を前方から展開するためには，肩甲下筋腱の停止腱を切離するか，小結節ごと骨切りする必要がある．腱切離と骨切りのどちらも肩甲下筋腱の筋力回復や，術後成績に大差はないようであり[4]，好みの手技で問題ないと考えるが，著者はDr. Gilles Walchに指導された通りに腱切離を行っている（図8）．肩甲下筋腱にstay sutureを置き，閉創時に修復するための「縫い代」分，腱停止部から内側の部位で肩甲下筋腱を上方はメスで鋭的に，下方は電気メスで広背筋停止部近位縁を肩甲下筋腱尾側縁の目印として切離する．上腕骨を外旋させながら，肩甲下筋腱停止部と関節包の上腕骨付着部を切離する（図9）．上腕骨の解剖頸と外科頸の間にあたるこの部位では，関節包は最も幅広く付着し膜厚自体も厚いため，肩甲下筋腱にかけたstay sutureに緊張をかけながら丁寧に骨から剥がしておかないと，上腕骨頸部の骨棘が切除できず，正確なインプラント設置

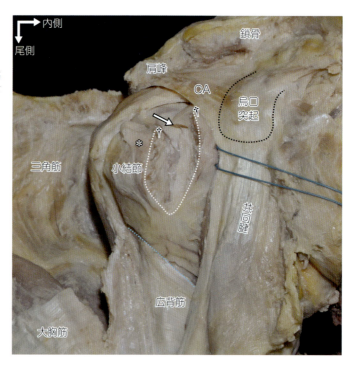

図8 肩甲下筋腱の切離
図7より肩甲下筋腱にstay suture（緑糸）を置き，閉創時に修復するための「縫い代」分（白＊），腱停止部から内側で，肩甲下筋腱を広背筋停止部近位縁（青点線，肩甲下筋腱の尾側縁）まで切離する（†）．

白矢印：切離したLHBの近位断端

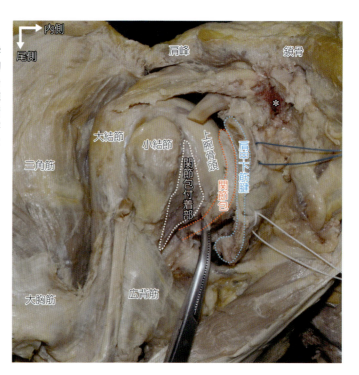

図9 上腕骨頸部の展開
実際の術野においては必要ないが，解剖学的な観察のために，烏口突起を基部より切離して（＊），CALや共同腱とともに切除している．肩甲下筋腱停止部と関節包の上腕骨付着部を切離している．肩甲下筋腱（青点線）の上方には非常に強固な筋内腱が存在し（緑糸），その深層の関節包（赤点線）とは分離できない．

白点線領域：関節包の上腕骨頸部付着部

要な上腕骨の展開が不十分になる。ただし，剥離した関節包の外側（そとがわ）には腋窩神経が腕神経叢の後束から分枝して背側方向へと走行しているので[5]，剥離操作は骨より離れてはならない。

関節窩の展開

関節窩縁の上方を展開するために，大胸筋停止部で切離したLHBは関節窩上結節より切除しておく。続けて，前方・下方の関節窩縁の展開を行うために関節包の処置が必要となるが，この部位の正確な展開を行うためには肩甲下筋腱と関節包の解剖学的関係を理解しておく必要がある。肩甲下筋腱の上方には非常に強固な筋内腱が存在し，それは遠位停止部に至るにつれて，関節包［その一部と考えられる上関節上腕靱帯（superior glenohumeral ligament；SGHL）を含む］やCHLと一体になって舌部とよばれるLHBの滑走床を形成して，小結節頭側の上腕骨頭窩に付着している[6,7]。つまり，肩甲下筋腱の上方では肩甲下筋腱とその深層の関節包とは分離できない。しかしながら，尾側に至るにつれ，肩甲下筋腱は筋成分が主となり，関節包はそれ自体が非常に膜厚をもつ組織として肩甲上腕関節の背側方向へと付着するために容易に分離できる（図10）。

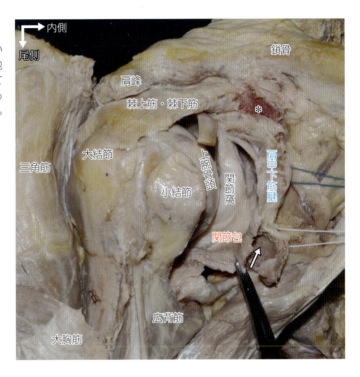

図10 関節窩の展開

尾側に至るにつれ，肩甲下筋腱は腱成分から筋成分へと移行し（白糸），一方，関節包はそれ自体が非常に膜厚をもつ組織として上腕骨頚部から背側方向へと付着しているため，その間は容易に分離できる（白矢印）。

＊：烏口突起基部

以上のような解剖学的特徴に沿って展開を行うとすると，関節窩の右肩5時までは関節唇を切除して，関節包は肩甲下筋腱とともに肩甲骨前面より剥離しておく。肩甲下筋腱より分離された下方の関節包は，肩甲下筋の下縁に沿って，関節窩の5時方向に向かって切開することにより，肩甲下筋腱の可動性を得ることができる（図11）。関節窩の5時より下方，後方にかけては腋窩神経が関節包の外側（そとがわ）に隣接して走行していることを考慮して，関節唇と関節窩縁の間を骨からはずれないように剥離することにより，関節包を関節唇ごと温存することができる。

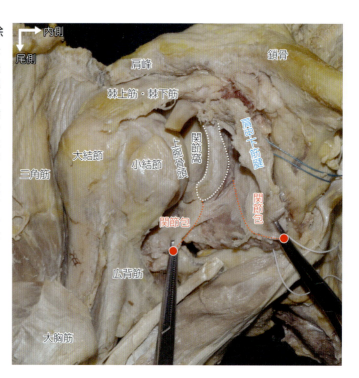

図11　関節包の切離と関節唇の切除

肩甲下筋腱の可動性を得るために，肩甲下筋腱の尾側縁に沿って関節窩右肩時計表示5時の方向へと関節包を切離しておく（赤点線，赤丸）。さらに，5時より頭側の関節唇は切除しておくと（白点線），肩甲下筋腱と結合する関節包を一塊として内側によせることができる。腋窩神経は肩甲下筋腱より深層を走行することはないので，肩甲下筋腱の尾側縁において関節包を切離することはできる。しかし，それより下方，背側で肩甲下筋腱が存在しない腋窩嚢においては，腋窩神経は関節包のすぐ表層を走行しているため，不用意に関節窩縁より離れた部位の関節包を処置してはならない。

Anterosuperior(anterolateral)approach

　1993年のMackenzie[8]によるanterosuperior approachの紹介によると，肩鎖関節の後縁から遠位方向への皮切と解説されているが，RSAの術式を解説する総説[9,10]によると，肩鎖関節の前縁から鎖骨の遠位端の前縁に沿って，もしくは肩峰の前縁に沿って遠位方向への皮切を置くと説明されている(図12)。共通して述べられているのは，腋窩神経の損傷を避けるため，三角筋の線維方向に肩峰より約5cm以上は筋線維を分離すべきでないということである。解剖学的には当然ながらいわゆる個人差があるため，5cmという絶対値に意味はないが，分離した筋線維の先には，腋窩から背側へ向かい，三角筋の深層筋膜下を走行する腋窩神経があることを忘れてはならない(図13，14)。

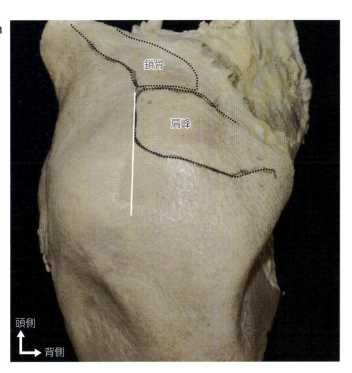

図12 Anterosuperior approachの皮切

左肩の外側を示している。肩鎖関節の前縁から鎖骨の遠位端の前縁に沿って，もしくは肩峰の前縁に沿って遠位方向への皮切を置く(白線)。

図13 三角筋線維の分離

皮切に沿って，三角筋の線維を分離して（黒丸），烏口鎖骨靱帯（CA）から外側に連続する鎖骨胸筋筋膜を切除すると，その深層に上腕骨近位端が展開される。

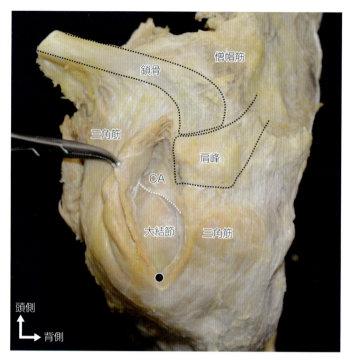

図14 腋窩神経の走行

実際の術野においては必要ないが，解剖学的な観察のために，図13より，三角筋を鎖骨・肩峰から切離して，腋窩神経の走行を確認している。展開時に分離した三角筋線維の遠位に（黒丸），大・小円筋間を通過した腋窩神経が三角筋の深層筋膜下を走行しているのが観察できる（白矢印）。

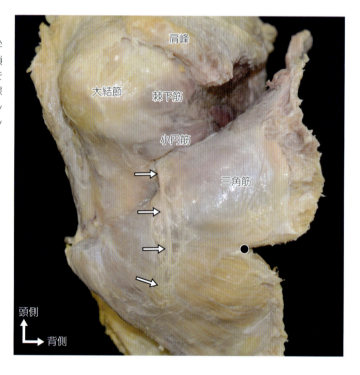

まとめ

　Deltopectoral approachを中心に，肩関節展開にかかわる解剖を詳説した。特に前方には複数の層構造をその順番に展開する必要がある。また，腱板疎部や肩甲下筋腱停止部によるLHB安定化機構などの理解しにくい構造のために，手技の習熟のためにはそれらの解剖学的構造を整理して理解する必要がある。

文献

1) 魚水麻里, 二村昭元, 田崎　篤, ほか. 前・後上腕回旋動脈の起始, 走行, 分布に関する解剖学的知見. 肩関節 2013；37：911-3.

2) Arai R, Nimura A, Yamaguchi K, et al. The anatomy of the coracohumeral ligament and its relation to the subscapularis muscle. J Shoulder Elbow Surg 2014；23：1575-81.

3) Tasaki A, Nimura A, Mochizuki T, et al. Anatomic observation of the running space of the suprascapular nerve at the suprascapular notch in the same direction as the nerve. Knee Surg Sports Traumatol Arthrosc 2014；23：2667-73.

4) Lapner PL, Sabri E, Rakhra K, et al. Comparison of lesser tuberosity osteotomy to subscapularis peel in shoulder arthroplasty：a randomized controlled trial. J Bone Joint Surg Am 2012；94：2239-46.

5) Nasu H, Nimura A, Yamaguchi K, et al. Distribution of the axillary nerve to the subacromial bursa and the area around the long head of the biceps tendon. Knee Surg Sports Traumatol Arthrosc 2015；23：2651-7.

6) Arai R, Mochizuki T, Yamaguchi K, et al. Functional anatomy of the superior glenohumeral and coracohumeral ligaments and the subscapularis tendon in view of stabilization of the long head of the biceps tendon. J Shoulder Elbow Surg 2010；19：58-64.

7) Arai R, Sugaya H, Mochizuki T, et al. Subscapularis tendon tear：an anatomic and clinical investigation. Arthroscopy 2008；24：997-1004.

8) Mackenzie D. The Antero-superior exposure for Total Shoulder Replacement. Orthop Traumatol 1993；2：71-7.

9) Molé D, Wein F, Dézaly C, et al. Surgical technique：the anterosuperior approach for reverse shoulder arthroplasty. Clin Orthop Relat Res 2011；469：2461-8.

10) Valenti P, Sauziéres P, Cogswell L, et al. The reverse shoulder prosthesis--surgical technique. Tech Hand Up Extrem Surg 2008；12：46-55.

V 変形性肩関節症

変形性肩関節症に対する解剖学的人工肩関節全置換術

リハビリテーションクリニックやまぐち，琉球大学整形外科　山口　浩
整形外科北新病院上肢人工関節・内視鏡センター　末永直樹

腱板が残存している高度な変形性肩関節症(osteoarthritis；肩OA)に伴う疼痛の除去および肩機能障害の改善には，解剖学的人工肩関節全置換術(total shoulder arthroplasty；TSA)が適応となる。

手術において，肩甲関節窩の展開，上腕骨の骨切り，肩甲関節窩のリーミング，インプラント設置などの肩関節特有のテクニカルな要素が多く，術中インプラントの正確な設置と適切な動揺性の判断，積極的なリハビリテーションが成功のカギになる。

術前準備

問診および理学所見

疼痛および肩関節可動域制限が主訴となる。理学所見として多方向性の可動域制限を認める。外旋制限の程度は肩甲下筋の処置に関連があるので，非常に重要である。

画像検査

単純X線，CT(3D-CT)，MRIいずれも術前に必須の検査である。単純X線像は上腕骨の変形や肩甲関節窩erosion(びらん)の把握，CTは肩甲関節窩の形状および上腕骨頭の骨棘・変形の把握，MRIは腱板断裂の把握に有用である。

プランニング

単純X線像とテンプレートを用いて計測を行う。CT(水平断像，冠状断像)を用いて，前後・上下の骨棘切除量およびリーミングでの骨切除量を計画する(図1)。

図1 CTを用いたプランニング
a：0〜−5°の角度でリーミング，b：下方傾斜10°でリーミング

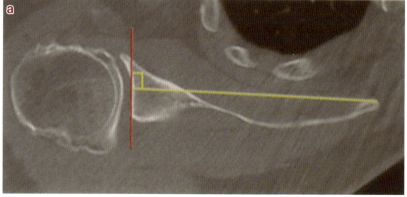
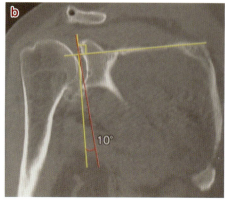

変形性肩関節症に対する解剖学的人工肩関節全置換術

体位

　ビーチチェア位として(**図2a**)，患側肩甲骨内側縁と胸郭の間に紙製の覆布を薄く巻いた枕を挿入し，なるべく肩甲骨を前方回旋するように固定する(**図2b**)。肩甲骨を前方回旋で固定できると肩甲関節窩の良好な展開が可能になる。肩関節を手術台の外側に出し，十分に患側上肢を自由に動かせること(肩関節が十分に伸展・内転ができないと術中骨折の原因となる)を確認してドレーピングを行う(**図2c**)。

　頚椎が後屈すると潜在する頚椎神経根障害が発生することがあるので注意する。また健側に側屈しすぎると上肢牽引にて腕神経叢麻痺が生じることがあるので，頚椎は中間位でやや前屈するようにする。

　股関節が外転・外旋すると腓骨神経麻痺を生じることがあるので，膝下と下腿の下に枕を置き大腿部を帯で固定する。X線イメージは必ず健側から，いつでも確認ができるよう設置・準備しておく。

手術手技

皮切とアプローチ

● 皮切：前方アプローチ

　烏口突起をランドマークに，やや外側から三角筋大胸筋溝に添って10〜15cmの外側凸の弧状切開を行う(再手術の際に橈側皮静脈損傷を防ぐため)(**図3**)。烏口突起下端から4〜5cmに筋皮神経が存在するため，レトラクターをかける際には十分注意する。肩甲下筋腱遠位には腋窩神経と前上腕回旋動静脈が存在し，上肢の外転・外旋で緊張が増すので注意が必要である(**Anatomical Key Shot**，p.204参照)。

図2 体位設定
a：ビーチチェア位
b：肩甲骨下に枕を置き，肩甲骨を前方回旋するように固定する。
c：肩が伸展・内転可能なことを確認する。

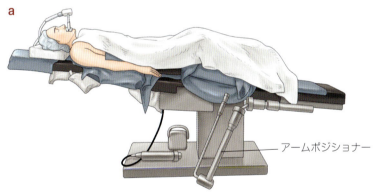

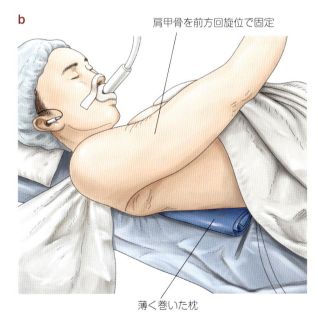

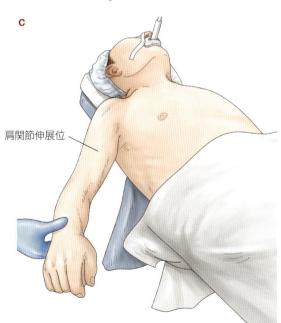

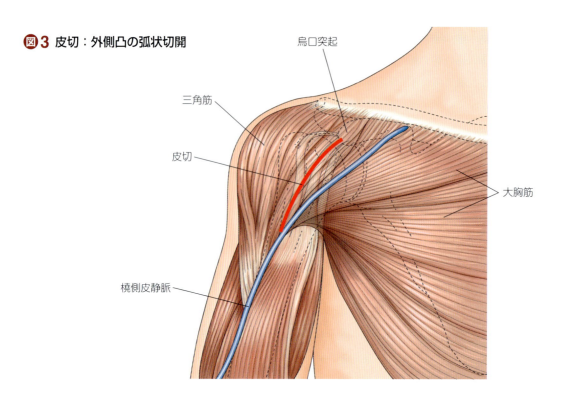

● 図3 皮切：外側凸の弧状切開

烏口突起
三角筋
皮切
大胸筋
橈側皮静脈

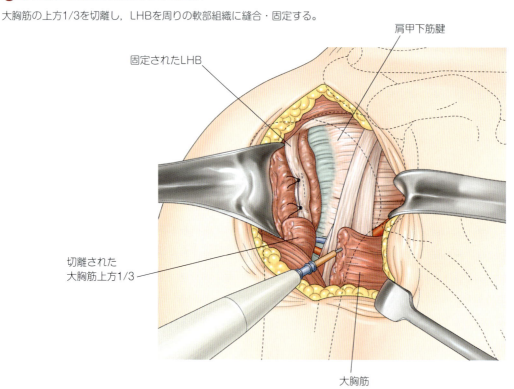

● 図4 上腕二頭筋長頭腱(LHB)の固定
大胸筋の上方1/3を切離し，LHBを周りの軟部組織に縫合・固定する。

固定されたLHB
肩甲下筋腱
切離された
大胸筋上方1/3
大胸筋

● **アプローチ：浅層**
　三角筋と大胸筋の筋間に橈側皮静脈が存在する。三角筋を外側へ，大胸筋を内側へ鈍的に分離する。その際，橈側皮静脈は三角筋側に橈側皮静脈への分枝が多いため，三角筋側による場合と術中操作(関節窩の処置)による損傷を避けるため大胸筋側による場合がある。

● **アプローチ：深層**
　大胸筋上方1/3を切離し，その後上腕二頭筋長頭腱(long head of biceps；LHB)を周りの軟部組織(結節横靱帯)に縫合し腱固定を行う(**図4**)。

図5 肩甲下筋の切離

a：前上腕回旋動静脈を同定・結紮する。
b：肩甲下筋を切離する。

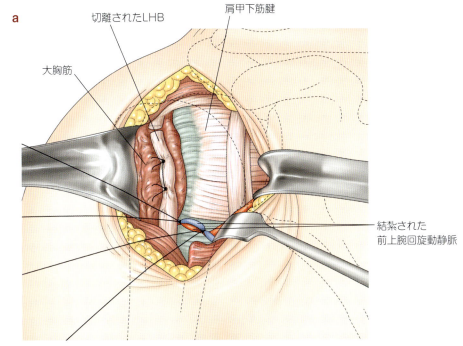

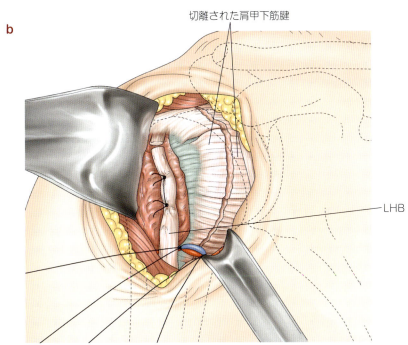

　肩甲下筋下縁の目安となる前上腕回旋動静脈を同定・結紮する（内・外側の2箇所で結紮）。結紮糸の間で肩甲下筋を切離する（図5）。外旋制限（他動外旋20°が目安）の有無で処置法を決定する。他動外旋20°未満では，小結節より骨膜下に剥離し，縫合の際に上腕骨骨切り面に移動することで延長する。他動外旋20°以上可能な症例では，停止部より1.5〜2cmの腱実質部で切離する。

図6 上腕骨頭の脱臼

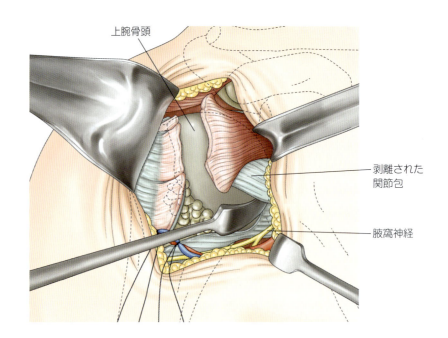

上腕骨頭
剥離された関節包
腋窩神経

図7 上腕骨頭の骨棘切除

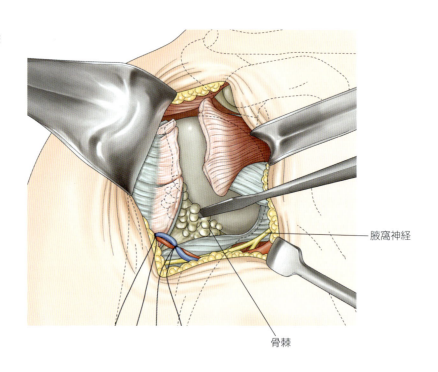

腋窩神経
骨棘

上腕骨頭の脱臼

　デルトイドレトラクターを三角筋前方線維と上腕骨の間に設置して，関節包を上腕骨の前方から下方，後方にかけて小円筋付着部まで外旋しながら剥離する．下内方には腋窩神経が存在するため，骨膜下に剥離することで損傷に注意する．十分な切離後，患肢を外旋・伸展させると上腕骨頭を前方に脱臼させることができる（図6）．外旋制限が存在する例で，剥離が不十分な状態で過外旋すると骨折することがある．そのため外旋制限存在例では，大胸筋腱・広背筋腱の追加切離が必要な例がある．

上腕骨頭骨棘の切除

　骨棘を骨ノミやリウエルで十分に切除する．骨頭下方に骨棘を形成する例が多く，腋窩神経に注意が必要である（図7）．

図8 上腕骨頭の刺入点
a：刺入点と骨切りラインの確認（鋼線，イメージを用いて行う）
b：刺入点の決定

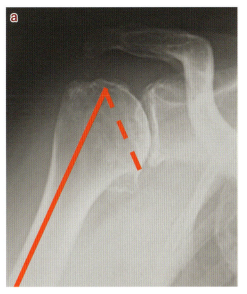

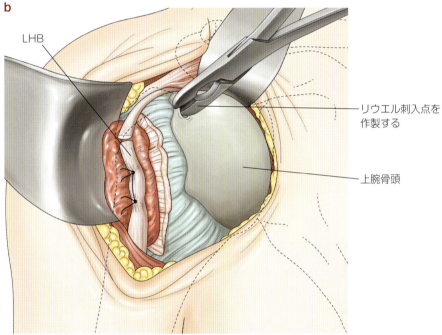

LHB
リウエル刺入点を作製する
上腕骨頭

上腕骨のリーミング

結節間溝後方の上腕骨骨軸上で，棘上筋内側の軟骨面にリウエルで棘入点を作製する。その際，内反または屈曲することを防ぐため骨孔は前後方向に大きめに作製する（図8）。スターターリーマーを挿入後，徐々にサイズを上げていく。

内反しないようにリーミングは上腕の軸に平行に行う。骨皮質を削る感触があればリーミングを終了する。

上腕骨頭の骨切り

腱板損傷に気を付けながら骨切りを行う。その際ジグを用いて頚体角と後捻角を決定する。骨切りには，手術セットに入っている骨切りガイドを用いる方法とトライアルステムを用いる方法がある。本項ではトライアルステムを用いる方法を解説する。

図9 トライアルを用いた上腕骨頭の骨切り

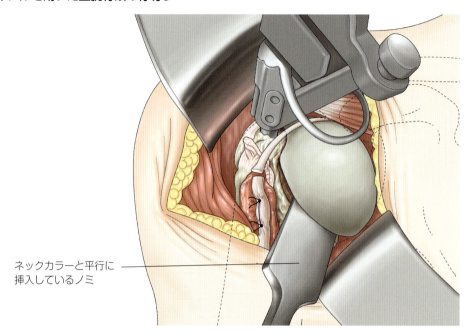

ネックカラーと平行に
挿入しているノミ

図10 肩甲関節窩の展開
良好な展開を得るために軟部組織(骨棘)をしっかり剥離する。

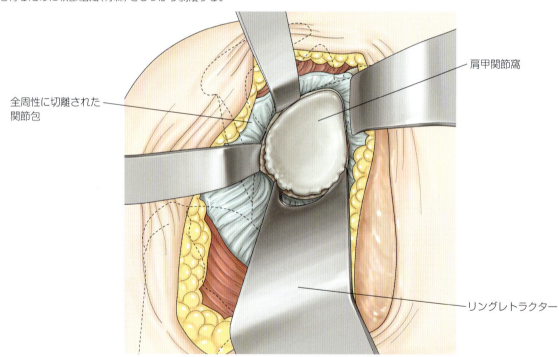

全周性に切離された
関節包

肩甲関節窩

リングレトラクター

　　上腕を30～50°外旋位で，トライアルステム(1サイズ下)をステムホルダーのガイドを前腕長軸に合わせ，後捻30°で途中まで挿入する。トライアルステムのネックカラーをガイドに，平行になるようにノミを入れる(**図9**)。骨切りの高さは棘上筋付着部を指標とするが，切りすぎないように注意する。深く切りすぎたり，後捻角度を間違えると腱板損傷を起こすので，ラフカットテクニックを使用している。約3～5mm程度浅めに骨切りした後，腱板付着部までの軟骨面を切除し，海綿骨はステムカラーで圧迫されるようする。切除骨頭は，計測器またはトライアルヘッドとの比較を行い，サイズを計測する。

図11 肩甲関節窩のセンターホール作製
a：センターホールのマーキング
b：ガイドをマーク部位に設置する。

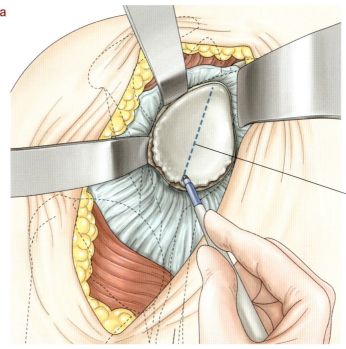

センターホール
のマーキング

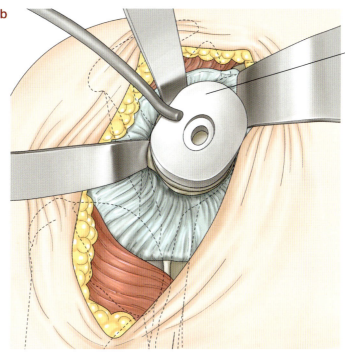

肩甲関節窩の上方に
合わせたテンプレート

肩甲関節窩の展開

まず残存するLHBの切離・固定と関節包の切除を行う。関節窩処置の際，関節包の全周性切離が重要である。切離により上腕骨を後方によけることが可能になり，処置がスムーズになる。関節唇と肩甲関節窩縁の骨棘を切除し，従来の形状がわかるようにする（図10）。

センターホール作製

烏口突起の肩甲関節窩移行部（12時の位置）と上腕三頭筋長頭起始部（6時の位置）を結ぶ線を作製する（図11a）。その線の中心にテンプレートを当てて，センターホールの位置とグレノイドインプラントサイズを決定する。テンプレートを合わせるとき肩甲関節窩の上方に合わせるように注意する（下方設置した場合，骨頭の上方亜脱臼の危険性が高くなる）（図11b）。センターホール作製は，インプラントの設置位置に大きな影響を及ぼすため慎重に行う。

図12　骨セメントの注入

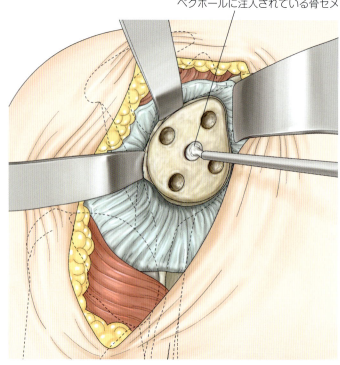

ペグホールに注入されている骨セメント

肩甲関節窩のリーミング

リングレトラクターで上腕骨を後方へ転位させ，Bankartレトラクターで前方と上方の関節包を避けながら，関節腔に十分なスペースを確保すると容易である（図10）。

リーミングは上下・前後の傾斜に注意しながら，グレノイドの骨折を防ぐためなるべく手回しで行う。電動リーマーを用いる際にはグレノイドに当ててから回し始めるのではなく，軽く回しながら少しずつ当てて削っていく。上下は下方傾斜5〜10°，前後は術前CTの傾斜を参考に0〜−5°に矯正する。深さは軟骨下骨が露出する程度に行う。

ペグホールの作製

ガイドに合わせてペグホールを作製する。体の小さい症例では，前後は高率に穿孔するため確認が必要である。必ずグレノイドのトライアルで設置がスムースに行えるか確認する。確認した後は，設置してあるレトラクターの位置や上肢のポジションは決して変えないことが重要である。

肩甲関節窩インプラントの設置

作製したペグホールに骨セメントを注入する。注入はグレノイド挿入時にあふれ出ないようペグホールの縁から少しへこむ程度が望ましい（図12）。穿孔したペグホールには硬めのセメントを少なめに注入する（軟らかいセメントは流出しやすく肩甲上神経麻痺などの合併症の原因になる）。注入量が多いとインプラント背面にセメントが付いてしまい，セメントクラックルを生じやすくなる（早期looseningの誘因）ので注意する。

上腕骨インプラントの設置

原則として頚部内側への人工骨と自家骨を用いたプレスフィットを行っている。骨質不良例，骨欠損例，再置換例などにはセメント固定を用いている（図13）。

図13 上腕骨インプラントの設置
内反防止のために頚部内側へ人工骨を移植する。

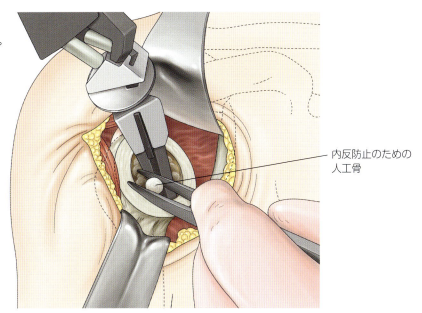

内反防止のための人工骨

図14 イメージを用いた上腕骨インプラントの確認
a：適正
b：大結節高位
c：骨頭高位

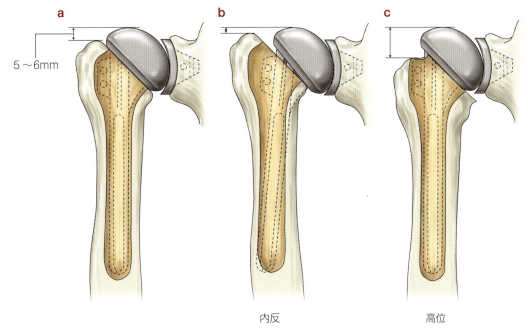

5〜6mm　　　　　　　　内反　　　　　　高位

ステムサイズの選択

リーミングで決定したサイズよりも1サイズ小さいトライアルステムを挿入する。イメージを用いて，近位部では骨切りの位置と骨棘残存，遠位部ではインプラントと髄腔占拠状態を確認する（図14）。

上腕骨頭の解剖学的な再建

上腕骨頭頂部が大結節より5〜6mm高くなるように解剖学的再建を行う（術中にイメージを用いて下垂位で内・外旋しながら確認する）（図14a）。大結節高位となると肩峰にインピンジメントし，可動域制限や大結節骨折の原因となる（図14b）。反対に骨頭が大きいと腱板への負担がかかり腱板断裂を引き起こす（図14c）。

図15 肩甲下筋腱の修復

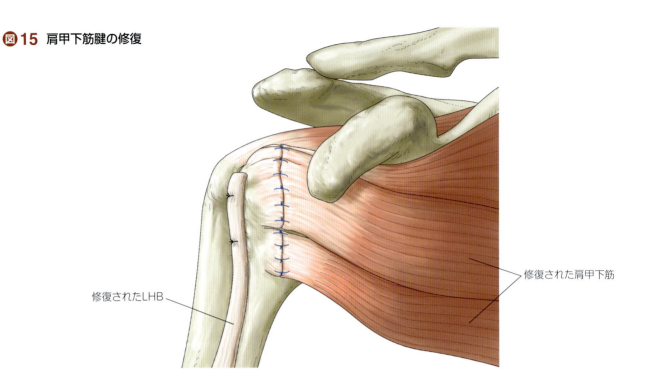

修復されたLHB
修復された肩甲下筋

骨切り面の十分なカバーリング

上腕骨頭による上腕骨骨切り面のカバーリングが不十分だと，内転，内・外旋時に骨切り面が関節窩にインピンジし，疼痛や可動域制限さらには上腕骨骨折の原因となる。

適切な動揺性の獲得

後方動揺性は，骨頭を徒手的に偏位させたときにグレノイド縁に上腕骨頭が乗り上げる感覚があり，手を離すともどるくらいが適切であり，後方へ亜脱臼するのは上腕骨頭の厚みが足りない可能性がある。下方動揺性は，上腕を下に牽引した際に関節窩の上縁の高さに骨頭頂部が下がるくらいが適切である。

関節窩の適切なミスマッチ

関節窩と適度なミスマッチ（関節窩よりも上腕骨頭の半径が3〜5mm小さい）を得ることができるサイズを選択する。

肩甲下筋腱の修復

肩甲下筋腱は，唯一この手術のなかで正常組織を損傷し修復しなければいけない組織である。2号非吸収糸を8〜10本使用し，積極的なリハビリテーションでも剥離しないよう強固に肩甲下筋腱を修復する（図15）。

変形性肩関節症に対する解剖学的人工肩関節全置換術

術中の十分な可動域の獲得

他動的に完全な挙上，下垂位外旋45°，90°外転時に内旋60°が得られることを確認する。

術後リハビリテーション

肩伸展・外旋および荷重は，脱臼および肩甲下筋腱損傷のリスクがあるため，術後2週間はリハビリテーション時以外は肩外転枕を用い，水平屈曲位固定を行う。腱板修復などの追加処置があれば固定期間の延長を検討する。

術直後から肩甲帯運動，手指・肘などの患部外運動を開始する。術翌日から疼痛に応じた仰臥位での肩関節自動介助運動およびCodman体操を，術後3日目からは他動可動域訓練とぶら下がり運動を開始する。術後1週間で屈曲145°を目標とする。術後2週目以降（装具除去後），関節可動域拡大・抗重力位での自動介助〜自動運動を開始する。術後4週目以降に抵抗運動を開始，術後6週目以降に筋力訓練を開始する。術後12週目以降，重量物の挙上などの制限がなくなる。

コツとPitfall

体位
- 術中操作がしやすいように体位（肩甲骨固定・肩伸展位が可能）を設定する。
- 頚椎（過伸展）と股関節（過屈曲）の位置に注意する。

アプローチ
- 神経損傷（腋窩神経，筋皮神経）に注意する。
- 肩甲下筋は術前外旋制限（他動外旋20°）の有無で剥離（小結節から骨膜下に剥離）か切離（付着部を残し切離）を選択する。

肩甲骨のインプラント設置
- 関節包・軟部組織の解離を十分に行う。
- センターホール作製は慎重に行う。
- リーミングは，上下は下方傾斜，前後は術前CTの傾斜から0〜−5°に矯正する。

上腕骨側のインプラント設置
- 上腕骨頭を大結節より5〜6mm高く設置（術中にイメージを用いて確認）する。
- 術中可動域に完全な挙上，下垂位外旋45°，90°外転時に内旋60°が得られることを確認する。

術後リハビリテーション
- 早期より積極的な自動介助・他動可動域運動を開始し，術後1週間で屈曲145°を目標とする。

Anatomical Key Shot

A：下垂位

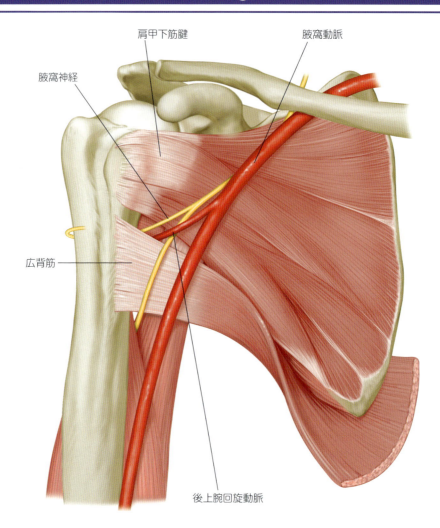

B：外転・外旋位

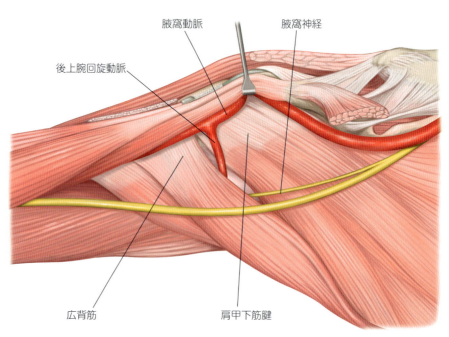

肩甲下筋腱遠位には，腋窩神経，後上腕回旋動静脈が存在し，上肢の外転・外旋で緊張が増すので注意が必要である。

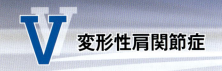
変形性肩関節症

腱板断裂性関節症(CTA)に対するリバース型人工肩関節置換術

とちぎメディカルセンターしもつが整形外科, 自治医大整形外科　**笹沼秀幸**

　腱板断裂性関節症(cuff tear arthropathy；CTA)に対するリバース型人工肩関節置換術(reverse shoulder arthroplasty；RSA)の適応は, 濱田X線分類Grade 4・5で, 腱板機能の回復が見込めない症例であり, 予防的な手術ではなく治療の最終手段である。RSAは, 2014年4月よりわが国での使用が認可された。回転中心を内下方化することで, 三角筋の緊張により肩を挙上させる画期的なデザインである。

術前準備

　手術のポイントは, 一貫した手順に従い良好な術野の展開を進めることである。日本人は小柄であり, 骨脆弱性を有するので, 整復・脱臼操作時には細心の注意を払う。

手術適応

　日本整形外科学会が定める「リバース型人工肩関節置換術ガイドライン」[1]のなかで, 腱板断裂性関節症では単純X線像で濱田分類Grade 4・5, 広範囲腱板断裂ではGrade 2・3がRSAの適応となっている[2]。所見では保存療法に抵抗する肩痛と, 自動挙上ができない偽性麻痺肩(前方挙上90°以下)(自覚症状の基本)を有するものであり, 原則的に70歳以上が適応となる。

問診および理学所見

　ステロイド関節内注射で疼痛による可動域制限は改善しうるため, 適切な保存療法を最低3カ月は行ったうえで偽性麻痺肩を診断すべきである(図1a,b)。著者らは下垂位外旋保持テスト(lag sign)とHornblower's testが陽性, かつMRIで棘下筋・小円筋が萎縮している症例にはL'Episcopo法を併用している[3]。三角筋の萎縮を伴う症例では筋電図検査を施行し, 頚椎症由来の神経症状の有無を確認しておくべきである。

画像検査とプランニング

　画像検査は初診時の単純X線に加えて, CTとMRIを施行する(図1c~e)。
　撮影時の2D-CT画像を用いた術前計画は, 実際のものと誤差が生じやすい。著者らはMaurerら[4]が提唱する"the fossa supraspinatus line"をリファレンスとして, ガイドピン刺入点とベースプレート設置をシミュレーションしている(図2)。術前計画で正確な関節窩の形態を把握しておく。

図1 腱板断裂性関節症（CTA）

73歳，男性。
a，b：3年前から右肩痛と偽性麻痺肩を呈する。趣味はジョギングとゴルフであった。
c：単純X線像。濱田分類Grade 4B
d：3D-CT
e：MRIで小円筋以外の腱板筋で高度な筋萎縮＊がある。

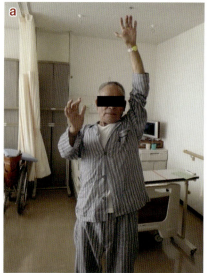
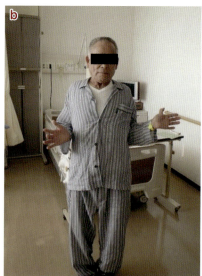
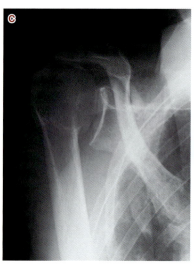
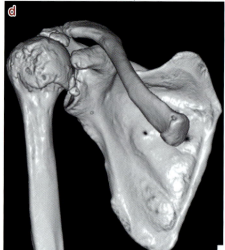
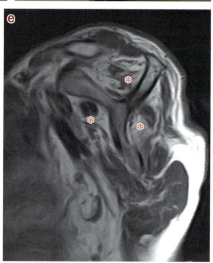

図2 シミュレーション

a：図1と別の症例であるが，リファレンスラインを基に関節窩の傾斜と骨欠損を計測し，移植骨の形態を三次元でシミュレーションできる．移植骨の採型にも役立つ．

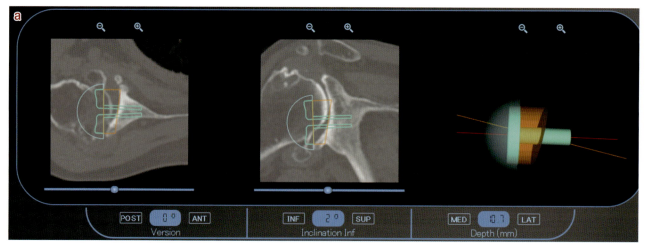

患者への説明と同意

予防的な術式ではなく治療の最終手段であることと，疼痛の改善および上肢挙上は可能となるが，正常な筋力への回復は期待できないことは説明しておくべきである．また，術後に一時的な手指の軽いしびれが発生する可能性についても説明すべきである[5]．

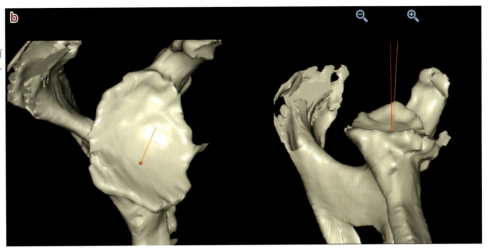

図2 シミュレーション（つづき）
b：骨欠損の強い関節窩でも，ガイドピンの刺入点をシミュレーションできる。

麻酔・体位

麻酔は全身麻酔と術前の斜角筋間ブロックを併用している。

体位はビーチチェア位である（**図3a，b**）。第1助手は頭側に，第2助手と手洗い看護師は健側に配置する（**図3c**）。著者が愛用している手術機械を示す（**図3d**）。

手術手技

皮切，肩甲下筋の展開

皮切は，烏口突起から上腕骨三角筋粗面へ向けた約13cmのラインでの三角筋－大胸筋間アプローチである（**図4**）。

橈側皮静脈を外側によけて三角筋と大胸筋の間を完全に分ける。大胸筋の上腕骨付着部を同定し1cmほど切開する。その直下に上腕二頭筋長頭腱（long head of biceps；LHB）を同定する（**図5a**）。肩峰下滑液包と三角筋下滑液包の癒着を剥離して共同腱を同定する。次に下垂位で上腕骨を外旋すると肩甲下筋（subscapularis；SSC）が術野前面に露出する（**図5b**）。**SSCのオリエンテーションは，①上方が腱板疎部，②外側が結節間溝，③下方が前上腕回旋動静脈（通称3-sisters）である。**3-sistersは結紮する。SSCはbone to tendonで上腕骨から電気メスで剥離し，そのまま上腕骨頭の12時まで関節包付着部を剥離する（**図6a**）。この段階で上腕骨頭は容易に脱臼する（**図6b**）。

関節窩の展開への前準備

SSCに付着する関節包と烏口上腕靱帯（coracohumeral ligament；CHL）を切離し，SSCを内側に押し込み，関節窩前下壁にグレノイドレトラクター（大）をかける。リングレトラクターを関節窩後方にかけて上腕骨頭を押し下げ，関節窩を露出させる（**図7**）。**関節包を切除していくと，徐々に関節窩が露出してくるが，LHBと関節唇を切除し，関節窩下壁（6時）まで辺縁をしっかり露出させる。**

上腕骨頭脱転と骨切り

上腕骨を伸展外旋で脱臼させる。使用するメーカーの機種によって手技は異なるが，著者らは後捻20°で骨切りしている。このときに小円筋の上腕骨付着部の状態を確認しておく。腱板付着部は残すように注意する。

図3 体位と手術器具

a：45°程度のビーチチェア位として，内転位のままで上腕骨が垂直位まで伸展することを確認する。
b：アームポジショナーを使用している。
c：手術室内の配置。看護師は術中に術野を直視することが困難であり，この手技を熟知する必要がある。
d：著者が用いている道具

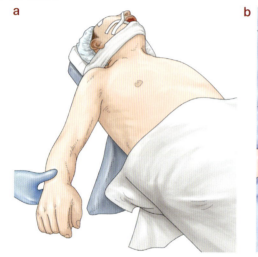
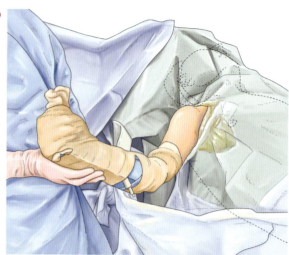
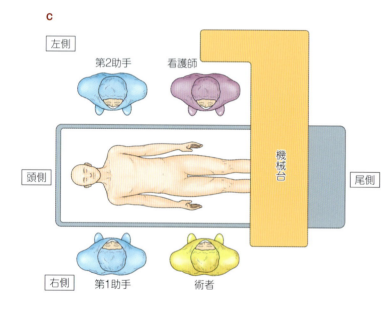
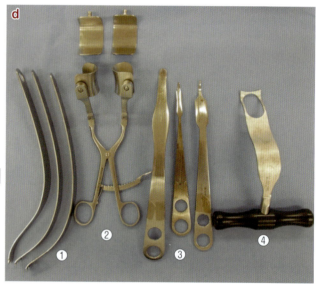

①グレノイドレトラクター（大2本，小1本），②モジュラーレトラクター[Modified Kolbel Self-Retaining Glenoid Retractor（INNOMED社）]，③HIP用レトラクター（3本），④リングレトラクター

図4 三角筋－大胸筋間アプローチ（右肩）

烏口突起

図5 三角筋−大胸筋間アプローチ（右肩）

a：上腕二頭筋長頭腱（LHB）を同定する。
b：腋窩神経は筋鈎（○）でレトラクトされている。この術野を作製することが安全な手術への一歩である。

\#：肩甲下筋（SSC）　　＊：大胸筋　　▲：前上腕回旋動静脈（3-sisters）
★：上腕二頭筋長頭腱（LHB）　　---：腱板疎部

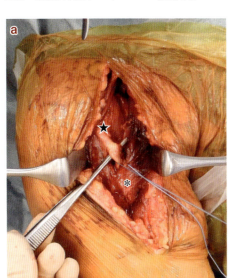
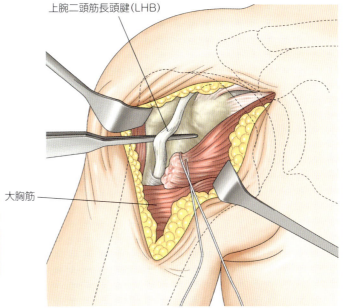
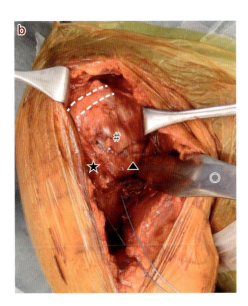
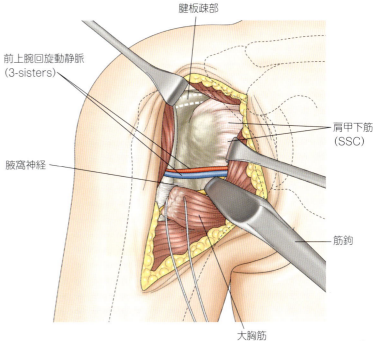

図6 SSC，骨棘の切除

a：リバース型人工肩関節置換術（RSA）ではSSCの切除はbone to tendonで行っている。助手に内転外旋位で保持してもらい，12時までSSCと関節包を上腕骨頭から剥離する。
b：上腕骨頭は容易に露出する。周囲にレトラクターをかけて，余分な骨棘は十分に切除しておく。

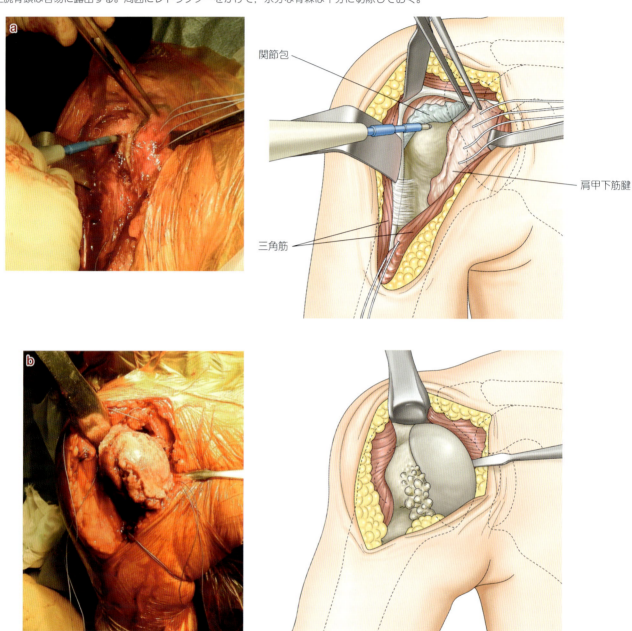

図7 関節窩展開への下準備

SSCを関節包と烏口上腕靱帯(CHL)から切離して関節窩前壁を露出し，内側に押し込むことが大切である。前方にかけたグレノイドレトラクター(★)が腋窩神経を前下方に押し下げているので，関節窩に沿って尖刃を使用しても安全である。また，関節窩後壁にしっかりとリングレトラクター(＊)をかけることで関節窩の骨折の経験はない。

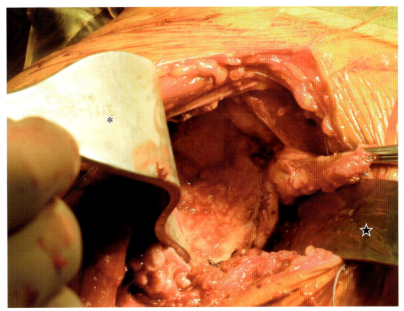

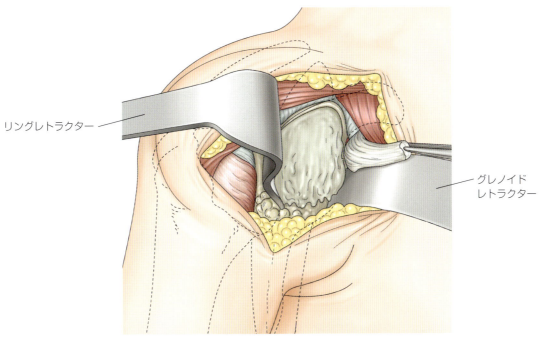

関節窩の露出とインプラント設置(図8)

まず，十分な筋弛緩を麻酔科医に依頼する。著者らは，関節窩の展開はグレノイドレトラクター3〜4本(前下方，後下方，後上方，前上方)で行っている。**安全に手術を進めるためには関節窩が正面視できることが重要である。タイトな場合は後方関節包を可及的に切開する。**関節窩は軟骨下骨が露出するまで鋭匙で削る。予定した関節窩面に10°下方傾斜をつけて，ガイドピンが内板を抜くまで刺入する。このときにガイドピンの刺入長を計測して作図通りか確認している。関節窩表面のリーミングは最小径のリーマーで行い，周囲の骨・軟部組織はリウエルで切除する。ペグ孔作製後にベースプレートを挿入し，各機種に応じてスクリューで固定する。関節窩の前下方のレトラクターのみかけておき，上腕を軸方向に保持し，グレノスフィアで上腕骨頭を下方によけながらベースプレートに挿入する。**設置が困難なときには上腕骨頭を2mm骨切りして再度行う。**

上腕骨インプラント挿入

グレノスフィア挿入後に上腕骨近位が後方に落ち込んでいることがあるが，注意して前方に引き出す。ステムはなるべくセメントレスを使用するが，固定性が不十分と判断したときはセメントにすぐ切り換える。**トライアルでは可動域とインサートの厚みをチェックする。目安として，伸展外旋位で脱臼しないことと，肘を体幹に付けたときに軽くバウンスがあることである。**

図8 関節窩の完全露出
a：良好な視野でのガイドピン刺入
b：ベースプレート設置
c：グレノスフィア挿入

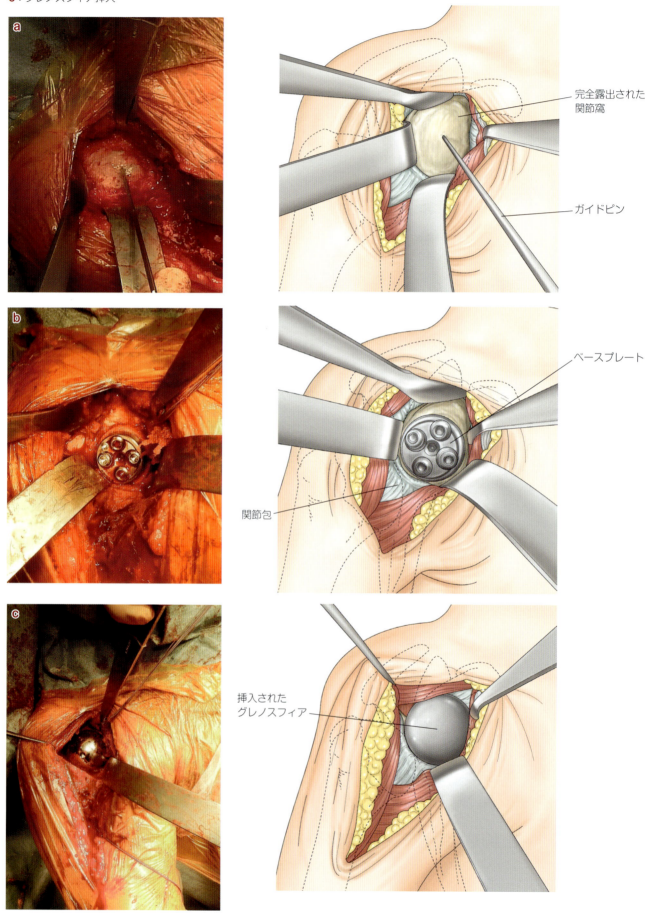

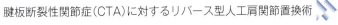

腱板断裂性関節症(CTA)に対するリバース型人工肩関節置換術

図9 SSCの修復
a：インプラント挿入前に2号強度糸を小結節骨孔に通しておく。
b：インプラント挿入後，セメント使用時は関節内にガーゼを1枚入れておくと，セメントの迷入を予防できる。
c：SSC修復後

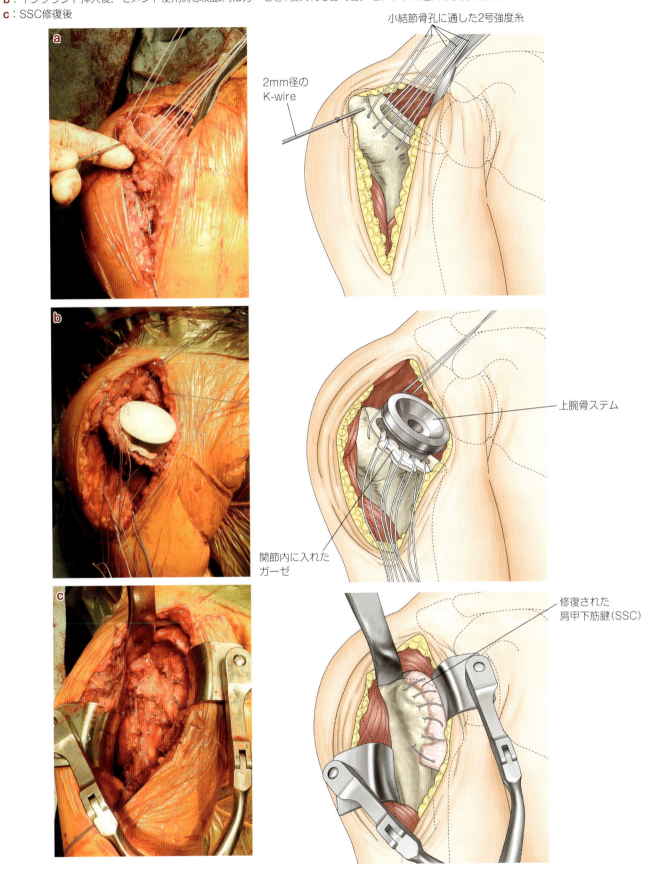

　　SSC修復のために2mm径のKirschner鋼線(K-wire)で小結節に5箇所骨孔を作製し，2号強度糸を通しておく(図9a)。次に上腕骨ステムを挿入する(図9b)。SSCの修復は(図9c)外転45°で，回旋中間位で行っている。

213

図10 術後6カ月の単純X線像と肩関節可動域

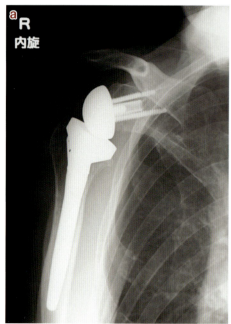 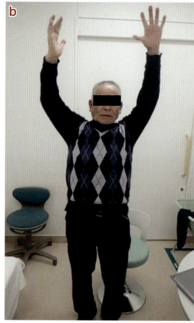 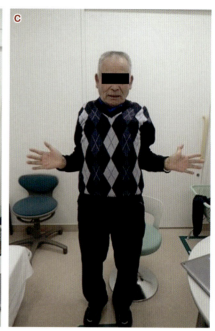

閉創

LHBを固定し，サクションドレーンを肩峰下腔に挿入して閉創する．ドレーンは術後2日目で抜去する．

後療法

外転装具で3週間固定する．自家骨移植と腱移行術の併用時は4週間固定にしている．その間は疼痛コントロールを優先し，肩甲骨周囲筋のスパズムをとることを心がける．3～6週はpassiveからactive assisted ROMへ，6～12週は筋力強化を加え軽作業への復帰としている．

後療法は，初期から肩甲胸郭機能の改善を促すことが大切であるが，優れた除痛効果から中期的なリハビリテーションは容易になってくる．

コツとPitfall

まず，三角筋－大胸筋アプローチに慣れることが大切である．

関節窩の安全な処理のために，良好な術野を展開することが重要である．そのためには自分の手技の手順を確立することである．特に高齢女性は骨脆弱性を有するので細心の注意を払う．

解剖学的な知識を熟知したうえで，術前計画をしっかり立てることをお勧めしたい．

文献

1) 日本整形外科学会. リバース型人工肩関節置換術ガイドライン.
2) Hamada K, Fukuda H, Mikasa M, et al. Roentgenographic findings in massive rotator cuff tears. A long-term observation. Clin Orthop Relat Res 1990；254：92-6.
3) Boileau P, Rumian AP, Zumstein MA. Reversed shoulder arthroplasty with modified L'Episcopo for combined loss of active elevation and external rotation. J Shoulder Elbow Surg 2010；19(2 Suppl)：20-30.
4) Maurer A, Fucentese SF, Pfirrmann CW, et al. Assessment of glenoid inclination on routine clinical radiographs and computed tomography examinations of the shoulder. J Shoulder Elbow Surg 2012；21：1096-103.
5) 金谷裕司, 笹沼秀幸, 原田 亮, ほか. RSA術後に神経障害を呈した症例. 肩関節 2016；40：697-700.

リバース型人工肩関節置換術の応用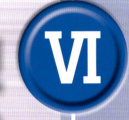

VI リバース型人工肩関節置換術の応用

L'Episcopo法を併用した
リバース型人工肩関節置換術

船橋整形外科病院スポーツ医学・関節センター　**菅谷啓之**

　2014年4月よりリバース型人工肩関節置換術(以下，RSA)が日本でも使用可能となり，棘上筋と棘下筋が高度萎縮をきたした腱板断裂性関節症(以下，CTA)や腱板広範囲断裂など，多くの症例で上肢挙上能をはじめとする機能改善が見込まれるようになった。しかしながら，棘上筋・棘下筋に加え，小円筋の高度萎縮を伴うため外旋能の著しく低下した症例に対しては，RSAのみでは外旋能の改善は期待できない。Boileauらはこのような症例に対してCLEER(Combined Loss of Active Elevation and External Rotation)あるいはILER(Isolated Loss of External Rotation)と命名し，RSAに加えて外旋機能再建のための腱移行術の必要性を述べている[1〜3]。

　本来肩関節の内旋筋としては，肩甲下筋，大胸筋，広背筋，大円筋の4つの筋が挙げられるが，外旋筋は棘下筋と小円筋のみである。よって肩関節外旋機能再建術として，内旋筋である広背筋の単独移行や[4,5]，広背筋と大円筋を共に移行するL'Episcopo法[1〜3,6,7]がある。

　L'Episcopo法では，外旋能の獲得に有利な反面，術後内旋制限が問題となるため，著者らは移行腱縫着部位を極力上腕骨の後方に移行することで内旋制限の軽減と固定法を改良したL'Episcopo法を行っている[8]。

術前準備

手術適応

　手術適応は，一次修復不可能な広範囲腱板断裂およびCTAのうち，棘下筋および小円筋の高度筋萎縮と脂肪変性を認め(**図1**)，下垂位自動外旋で0°を維持できず，Hornblower's signが陽性であるCLEER症例と，挙上可能であっても疼痛を伴う場合や，筋力低下や持久力低下を認めるILER症例である。

体位・麻酔

　体位はビーチチェア位とし，背部に肩甲骨を固定できるようにまな板のような薄い板を置いて，30°程度の起座位とする(**図2**)。

　全身麻酔下で手術を行うが，術後疼痛管理のためエコーガイド下に腕神経叢ブロックを手術直前に追加している。術野は，腋窩部を中心によくイソジン消毒を行い，イソジンドレープで腋窩を含めて厳重にドレーピングを行う。

L' Episcopo法を併用したリバース型人工肩関節置換術

図1 L' Episcopo法の適応症例

a：単純X線。
b：MRI。棘上筋，棘下筋に加え，小円筋も脂肪変性が著しい。

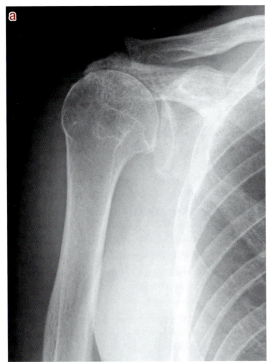
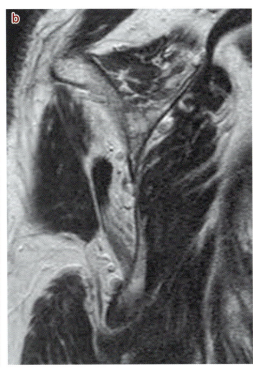

図2 体位

ビーチチェア位で，約30°起座位にする。

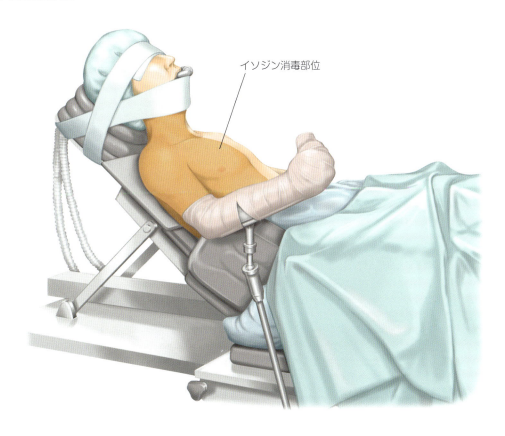

イソジン消毒部位

217

手術手技

皮切～三角筋・大胸筋間の同定

　三角筋・大胸筋間より進入するため，烏口突起から上腕骨三角筋粗面に向けたライン上で烏口突起より15cm程度の皮切を加える（**図3**）。

　電気メスにてやや内側に向けて脂肪層を丁寧に分けていき橈側皮静脈（cephalic vein）を同定し，これを三角筋側につけて三角筋を外側に開き大胸筋と完全に分ける。この際，内側より橈側皮静脈に入る枝を損傷すると厄介な出血をみるので，みつけ次第焼灼する。

大胸筋の切離

　三角筋・大胸筋間を分け，烏口突起基部にHohmann鉤をかけて筋間を遠位に展開し，大胸筋の上腕骨付着部を同定し展開する（**図4**）。肩関節を外転位として三角筋の緊張を緩め，三角筋と上腕骨頭間の軟部組織を剥離しリングレトラクターを挿入する。再び肩関節を内転位とし，上腕二頭筋長頭腱（LHB）を触診して大胸筋付着部直上で露出させ，大胸筋腱の上腕骨付着部を1cm程度残して上腕骨より切離する（**図5**）。**切離した大胸筋腱に等間隔に2号高強度糸を4本装着して縫合する。この際，最頭側の縫合糸でLHBにも縫合糸をかけてから，大胸筋付着部直上で切離する。**

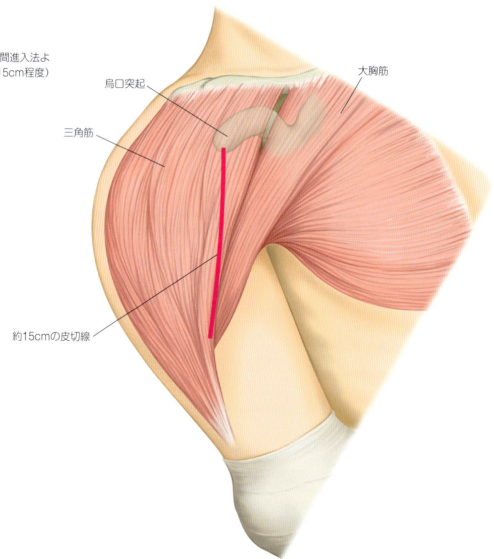

図3　皮切
通常の三角筋・大胸筋間進入法よりもやや遠位に長め（15cm程度）の皮切を加える。

L'Episcopo法を併用したリバース型人工肩関節置換術

図4 大胸筋と三角筋の分離

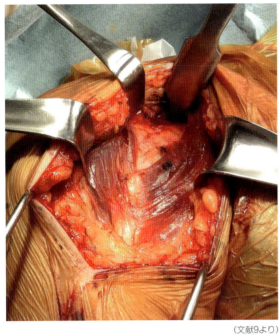

（文献9より）

- 三角筋
- 烏口突起基部にかけたHohmann鉤
- 橈側皮静脈
- 大胸筋の上腕骨付着部

図5 大胸筋の切離

遠位部を1cmほど残して切離した大胸筋腱に2号高強度糸4本を等間隔で装着する。

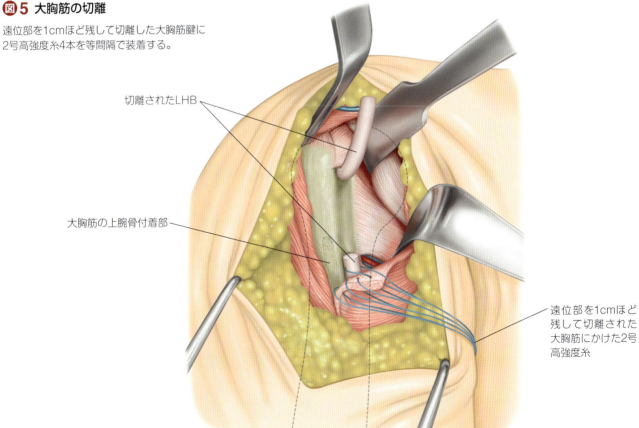

- 切離されたLHB
- 大胸筋の上腕骨付着部
- 遠位部を1cmほど残して切離された大胸筋にかけた2号高強度糸

219

図6 前上腕回旋動静脈（通称3-sisters）の同定
a：前上腕回旋動静脈（通称3-sisters）を同定する（青色円の部分）
b：腋窩神経，3-sisters，LHB，広背筋腱の位置関係

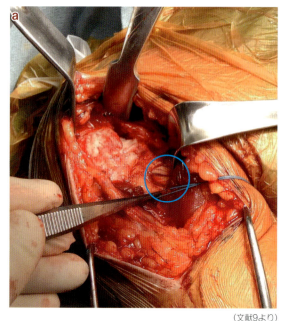
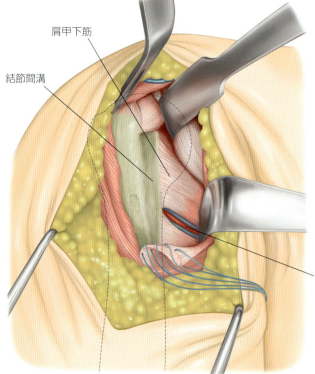

（文献9より）

前上腕回旋動静脈（通称3-sisters）の同定と処置

　切離した近位部のLHBを頭側に辿って行き，結節間溝と腱板疎部を同定する。次いで，内転屈曲位として共同腱下にレトラクターを挿入し，肘関節を屈曲位として肩甲下筋前面を縦走する腋窩神経，下方を横走する前上腕回旋動静脈（以下，3-sisters）を同定する（**図6a**）。**ここで内側の腋窩神経，3-sisters，LHB，広背筋腱の位置関係をしっかりと把握しておく**（**図6b**）。肩関節をやや外旋位とし3-sistersを結節間溝に近いところで結紮もしくは焼灼する。

肩甲下筋の切離～関節包の処置

　肩関節をやや伸展外旋位とし，肩甲下筋腱頭側部を展開する。肩甲下筋腱性部に高強度糸をかけておき，肩甲下筋腱を結節間溝側から3-sisters焼灼部に向けて小結節より剥離していく（**図7**）。**この際，助手は肩関節を徐々に外旋していき，術者は上腕骨頸部に付着する関節包を下方から後方まで電気メスにて完全に切離する。**

　リングレトラクターを肩甲上関節にかけなおし，上腕骨頭を後方へよけながら肩甲下筋周囲の関節包の切離を行う。あらかじめ肩甲下筋腱にかけておいた高強度糸を引っ張りながら肩甲下筋腱上方に付着する中関節上腕靱帯（MGHL）などの軟部組織を切離し，肩甲下筋腱と関節窩を連結している下関節上腕靱帯（IGHL）を関節窩のラインに沿って，右肩で5時の位置まで切離する。

　肩甲下筋の下方部の線維を関節包と筋成分に分け，関節包のみを関節窩5時の位置に向けて鋏で切離して肩甲下筋腱を遠位関節包を付着させたまま関節窩から切離する（**図8**）。

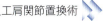

図7 肩甲下筋の切離

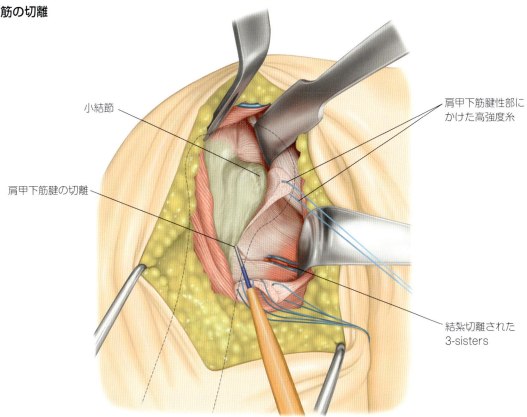

- 小結節
- 肩甲下筋腱の切離
- 肩甲下筋腱性部にかけた高強度糸
- 結紮切離された3-sisters

図8 関節包の処置

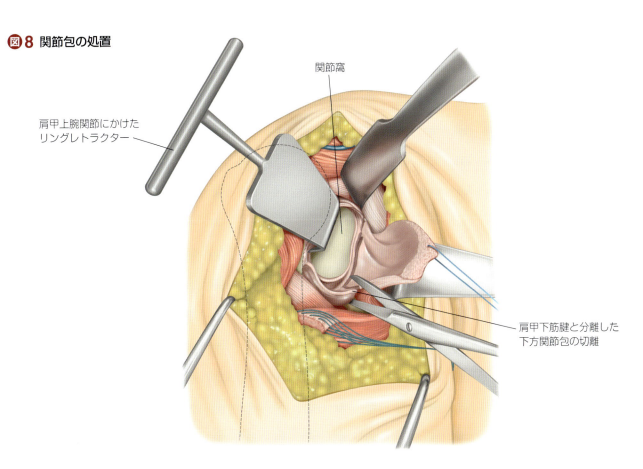

- 肩甲上腕関節にかけたリングレトラクター
- 関節窩
- 肩甲下筋腱と分離した下方関節包の切離

　完全にフリーとなった肩甲下筋腱を高強度糸とともに関節窩頚部前面の奥に押し込み，グレノイドレトラクターをかけて共同腱と一緒に内側によけて，関節包を関節窩に沿って7時の位置まで切離しておく。

図9 関節窩の露出

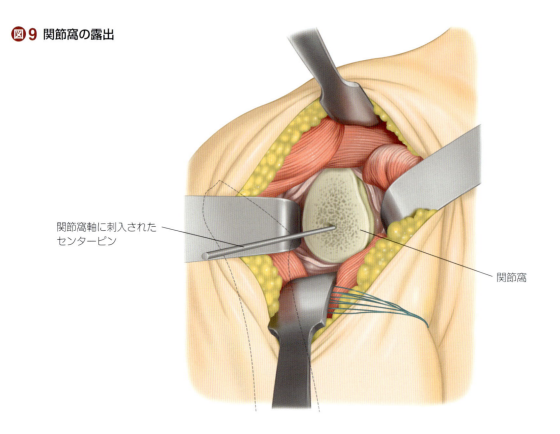

関節窩軸に刺入された
センターピン

関節窩

上腕骨頭の脱転～上腕骨骨切り

　肩関節を外旋伸展位にすると上腕骨頭が容易に脱転するので，Hohmann鉤などを用いて上腕骨頭を完全に露出させ，骨頭の処置に移る．以降は各メーカーの機種によって手技は異なるが，それぞれの機種ごとに定められた頚体角（neck-shaft angle）と，設定したい上腕骨の後捻骨切り角度（0～20°）によって骨切り面が決定されるが，手順に従って骨切りを行う．

関節窩の露出と関節窩コンポーネントの設置

　整復位とし，上腕骨頭を後方へレトラクトしながら，関節窩に沿って残存する後方関節包の切離を行う．次いで，上腕骨頭を完全に後方に脱臼させて関節窩を露出させる（図9）．
　関節軟骨を完全に切除して関節窩辺縁をしっかり露出させ，下関節窩結節を触診して関節窩の下方軸の位置を確認する．ベースプレートが関節窩下方部の骨性の辺縁に一致するようにセンターピンを関節窩軸に刺入する（図9）．この際，関節窩面に対して垂直か10°程度の下方傾斜ができるようにピンを刺入する．以降は，各メーカー指定の手技に則ってベースプレートを設置し（図10a），グレノスフィアを装着する（図10b）．

図10 関節コンポーネントの設置
a：ベースプレート設置
b：グレノスフィア装着

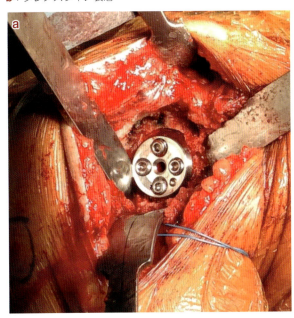
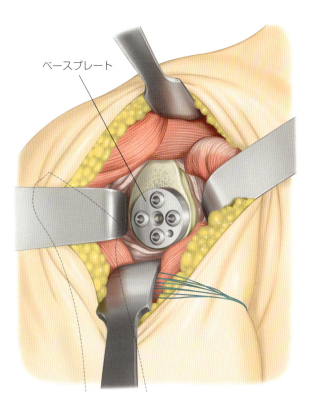

ベースプレート

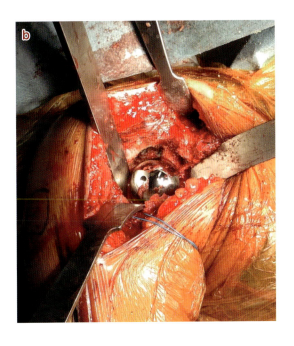
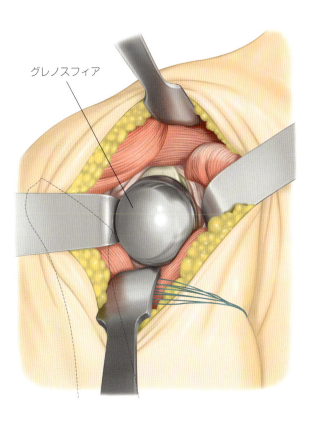

グレノスフィア

（文献9より）

図11 広背筋腱の切離と大円筋の同定(切離)

a：大胸筋の深層に広背筋腱が確認できる。大胸筋は遠位付着部を残し，高強度糸を4本装着して内側に翻転している。
b：広背筋腱の頭側付着部より切離すると深層の大円筋と二層になっているのが確認できる。

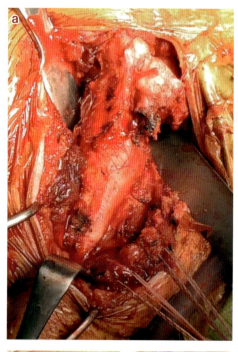
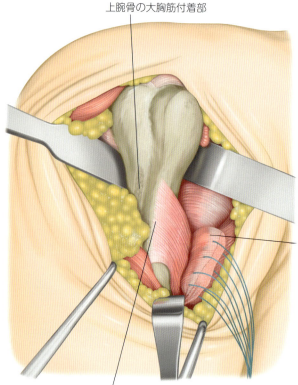

上腕骨の大胸筋付着部

高強度糸を4本かけて内側に翻転している大胸筋

広背筋付着部

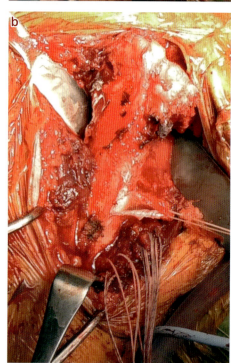
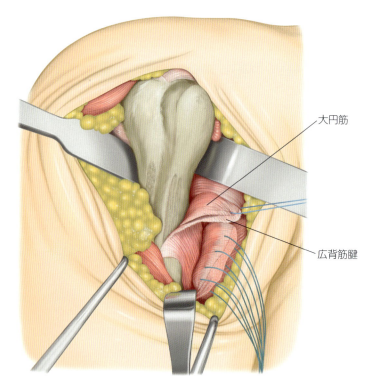

大円筋

広背筋腱

広背筋腱と大円筋の切離

　上腕骨を前方に脱転させ，上腕骨の大胸筋付着部の深側にある広背筋腱付着部を確認する(図11a)。メスで鋭的に広背筋腱を切離し，その深側で上腕骨に付着する大円筋を上腕骨から剥離させる(図11b)。この際，2号高強度糸を広背筋腱と大円筋にかけながら両者を完全に上腕骨から剥離させ，高強度糸は計4本等間隔に装着する(図12)。広背筋腱と大円筋(以下，移行腱)が完全にフリーになるように周囲の軟部組織を用手的に剥離し，上腕骨の周囲も軟部組織を全周性に剥離した後，移行腱を上腕骨の後方に回す(図12)。

L'Episcopo法を併用したリバース型人工肩関節置換術

図12 移行腱の処置
移行腱（広背筋腱と大円筋の両者）に高強度糸を等間隔に4本装着し，上腕骨背側へ翻転する。

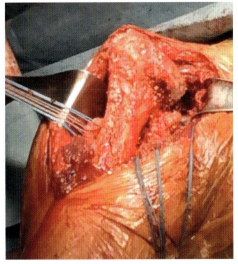

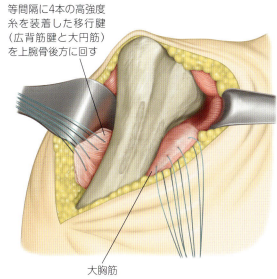

等間隔に4本の高強度糸を装着した移行腱（広背筋腱と大円筋）を上腕骨後方に回す

大胸筋

図13 上腕骨背側への骨溝と三角筋腱付着部への骨孔の作製
a：上腕骨を内旋位とし，上腕骨後方部に骨溝を作製する。
b：大胸筋腱付着部に等間隔に作製した4つの骨孔と骨溝の間に，縫合糸を交互に交差するように通す。

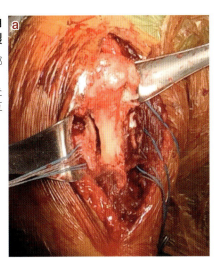

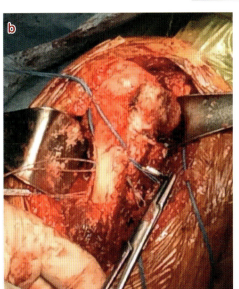

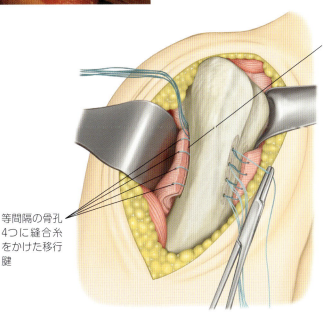

上腕骨後方部に作製した骨溝

等間隔の骨孔4つに縫合糸をかけた移行腱

移行腱の固定

上腕骨の大胸筋腱付着部より約120°後方に，エアトームを用いて縦に幅約5mm，長さ約4cmの骨溝を作製する。さらに，大胸筋付着部よりこの骨溝に向けてK-wireで骨孔を等間隔に4つ作製し，大胸筋腱にかかっている縫合糸を前方の骨孔から後方の骨溝に，移行腱にかけた縫合糸を後方の骨溝から前方の骨孔に，交差するように通す（図13）。最後に，上腕骨上で両者を縫合し，移行腱と大胸筋腱を固定する（図14,15）。

図14 著者らのL'Episcopo法（右肩を尾側からみる）

a：表層より大胸筋腱，広背筋腱，大円筋の順で上腕骨に付着している。
b：大胸筋腱の切離と縫合糸の装着，および深層の広背筋腱・大円筋（移行腱）の切離と縫合糸の装着。
c：移行腱を上腕骨裏側に回す。
d：上腕骨後方に骨溝，大胸筋腱付着部に骨孔を作製する。
e：骨溝と骨孔に縫合糸を交差するように通し，上腕骨上で両者を縫合する。

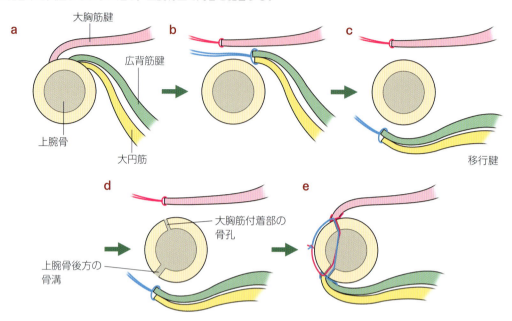

図15 移行腱と大胸筋腱の固定

a：上腕骨上での縫合糸の縫合により，移行腱と大胸筋がしっかり固定されている。
b：上腕骨髄腔内（上方からみる）。

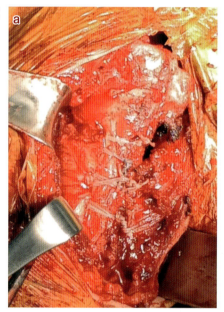
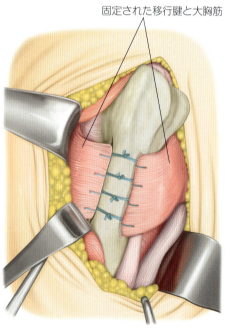
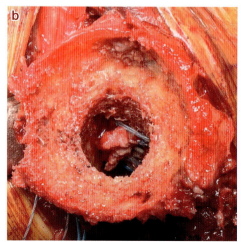

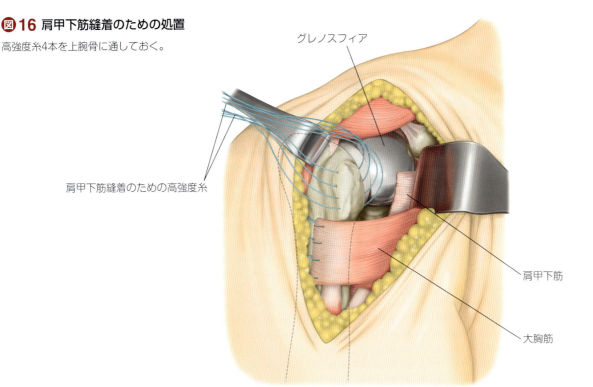

図16 肩甲下筋縫着のための処置
高強度糸4本を上腕骨に通しておく。

上腕骨コンポーネントの設置と閉創

　上腕骨頭のレトラクターをはずし，上腕骨頭を再び脱臼位として上腕骨コンポーネントを装着する．上腕骨コンポーネントを最終的に装着する前に，肩甲下筋を縫着するための高強度糸を4本骨に通しておく（**図16**）．

　上腕骨コンポーネントが設置されたらインサートを設置し，整復する．整復位の筋バランスは，きつ過ぎず緩過ぎない程度がよいと考えられるが，整復位で肩関節を伸展外旋位としても脱転しない，肘を体側につけたときに軽くバウンスする程度がよい．その後，残存肩甲下筋腱を骨に縫着し，サクションドレーンを留置して閉創する．

後療法

　軽い外転枕付きの装具を4週ほど装着するが，術翌日から適宜洗面や食事などでは患肢を使用するようにし，時々装具から腕を垂らしての患肢の使用を許可している．術後の固定というより保護の意味での装具装着と捉えている．

文献

1) Boileau P, Chuinard C, Roussanne Y, et al. Modified latissimus dorsi and teres major transfer through a single delto-pectoral approach for external rotation deficit of the shoulder: As an isolated procedure or with a reverse arthroplasty. J Shoulder Elbow Surg 2007 ;16：671-82.
2) Boileau P, Chuinard C, Roussanne Y, et al. Reverse shoulder arthroplasty combined with a modified latissimus dorsi and teres major tendon transfer for shoulder pseudoparalysis associated with dropping arm. Clin Orthop Relat Res 2008; 466：584-93.
3) Boileau P, Rumian AP, Zumstein MA. Reversed shoulder Arthroplasty with modified L'Episcopo for combined loss of active elevation and external rotation. J Shoulder Elbow Surg 2010；19：20-30.
4) Gerber C, Pennington SD, Lingenfelter EJ, et al. Reverse Delta-Ⅲ Total Shoulder Replacement Combined with Latissimus Dorsi Transfer. JBJS Am 2007；89：940-7.
5) Puskas GJ, Catanzaro S, Gerber C. Clinical outcome of reverse total shoulder arthroplasty combined with latissimus dorsi transfer for the treatment of chronic combined pseudoparesis of elevation and external rotation of the shoulder. Format: J Shoulder Elbow Surg 2014；23：49-57.
6) Boughebri O, Kilinc A, Valenti P. Reverse shoulder arthroplasty combined with a latissimus dorsi and teres major transfer for a deficit of both active elevation and external rotation. Results of 15 cases with a minimum of 2-year follow-up. Orthop Traumatol Surg Res 2013；99：131-7.
7) Shi LL, Cahill KE, Ek ET, et al. Latissimus Dorsi and Teres Major Transfer With Reverse Shoulder Arthroplasty Restores Active Motion and Reduces Pain for Posterosuperior Cuff Dysfunction. Clin Orthop Relat Res 2015；473：3212-7.
8) 枝重光洋，篠崎晋久，安井謙二，ほか．偽性麻痺肩に外旋筋力低下を伴った広範囲腱板断裂に対し，リバース型人工肩関節置換術にL'Episcopo変法を併用した一例．関節外科 2016；35：1234-9.
9) 菅谷啓之．リバース型人工肩関節置換術の手術適応と手技．関節外科 2015；34：1033-9.

VI リバース型人工肩関節置換術の応用

リウマチ肩に対する
リバース型人工肩関節全置換術

東邦大学医学部整形外科学　**池上博泰**

　人工肩関節全置換術（total shoulder arthroplasty；TSA）は，肩関節リウマチ（RA）で関節破壊を伴うような肩関節痛や手が頭に届かないような可動域制限のある例，高齢者の変形性肩関節症や3, 4-part上腕骨近位部骨折などに対して，機能再建と除痛に関してきわめて有用な方法である。現在，わが国で使用できる人工肩関節は従来のアナトミカル型と2014年4月から使用可能となったリバース型の2種類があり，ここではリウマチ肩に対するリバース型人工肩関節全置換術（reverse shoulder arthroplasty；RSA）について述べる。

術前準備

手術適応と機種による特徴

　RAでは常に，骨・軟骨と腱板の損傷程度を評価することが大切である。腱板が比較的保たれている，あるいは修復可能であれば，原則としてリバース型ではなく，アナトミカル型TSAが適応となる。ただ，腱板が保たれていても肩甲骨の骨破壊が進んで骨量が減少している場合には，RSAの適応となることもある。

　また，同じRSAといっても，機種によってそれぞれ特徴がある。わが国では2018年3月現在，7機種のRSAが使用可能であり，そのうち，4種類はinlay typeであり（**図1a**），3種類がonlay typeである（**図1b**）。著者は，2017年移行は原則としてonlay typeのRSAを使用している（**表1**）。

　Onlay typeをGrammont型と比べると，①頸体角が小さくなっている，②上腕骨の外側化が容易に行えることで回旋中心と上腕骨骨軸の距離が長くなる，という特徴がある。①によって，大結節部の温存や手術中の肩甲骨の展開がより容易になる。②によって，術後に残存している腱板がより働きやすくなり，三角筋のラッピング効果とより働きやすくなることで，術後の内・外旋可動域がinlay typeよりもよくなる可能性がある。

画像検査とプランニング

　画像検査は単純X線だけでなく，MRIおよびCT/3次元CTを行う。特に，三角筋，棘下筋，小円筋と肩甲骨の骨欠損をしっかりと評価し，骨移植やオーギュメントベースプレートの必要性（**図2**），ベースプレートの設置に関係するガイドピンの方向を検討する。

　関節可動域（肩関節の挙上・屈曲・外転・外旋・内旋のみならず，肘関節，手関節および手指関節も含めて）の計測（自動，他動とも），神経麻痺の有無（特に腋窩神経，肩甲上神経，橈骨神経など），疼痛の局在，画像所見による肩関節の評価およびプランニングを行う。

リウマチ肩に対するリバース型人工肩関節全置換術

図1 RSAの特徴
a：Inlay type
b：Onlay type

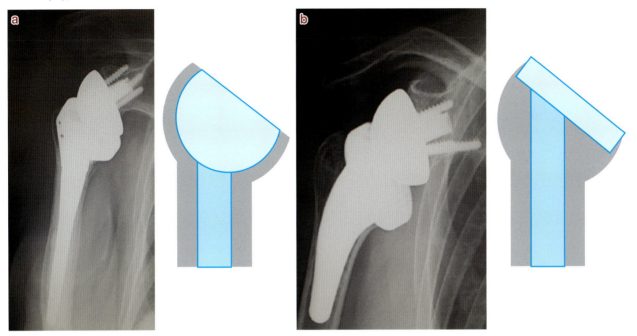

表1 わが国で使用可能なRSA（onlay type）

会社名	Zimmer Biomet	WRIGHT	Exactech
画像			
製品名	コンプリヘンシブ	アセンドフレックス	エキノックス
ベースプレート形状	フラットバック	フラットバック	カーブドバック
スクリューホール	4＋1	4	6
オーギュメントベースプレート	近日導入予定	2018年から海外で発売	○
ベースプレートサイズ	25mm/28mm	25mm/29mm	25mm×34mm
セントラルペグ径	12mm	8.0mm（スクリューは8.3mm）	7.8mm
結合部分	テーパー	テーパー	ノンテーパー
グレノスフィアサイズ	36，41mm	33，36，39，42mm	36，38，42mm
ヒューメラルトレイサイズ	44mm	40mm	37mm
上腕骨骨切り角度	135°	132.5°	132.5°
発売時期	2009年	2010年	2007年
国内発売時期	2016年	2017年	2017年

図2 肩甲骨の骨欠損に対する解決策
a：オーギュメントベースプレートの実際例
b：骨移植によるBIO-RSA（bony-increased offset-reverse shoulder arthroplasty）

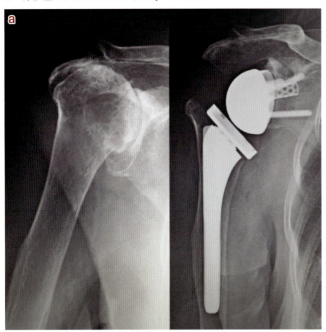
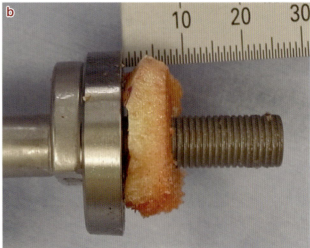

術前再チェック

●薬剤投与
　RA例では，周術期におけるリウマチ薬剤などの投与および休薬の必要性を検討し，ステロイド内服例では減量や手術日のステロイドカバーなどについて検討する。
　抗凝固剤を内服しているかどうかも必ずチェックして，必要があれば休薬期間を検討する。

●合併症，感染
　全身状態を評価して，合併症や感染巣の有無を確認する。感染巣を認める場合はその治療を優先する。

●手術器械
　人工肩関節の手術器械，ボーンソー，各種レトラクターなどを確認する。RAでは，肩甲骨の骨質が予想よりも低下していることがあるので，RSAを行う際でもサルベージ用の人工骨頭は必ずバックアップとして用意しておく。

麻酔・体位

　原則として全身麻酔下で行い，気管チューブは患側と反対側の口角に固定する。**通常の肩の手術のように顔を患側と反対側に向ける施設もあるが，著者は腕神経叢を牽引しないように，逆に顔は患側へ軽度傾くようにしている**。また，全身麻酔下での可動域，特に内旋・外旋について調べる。内旋拘縮の強い例では，術野の展開に難渋することがあるので，肩甲下筋腱の切離までは慎重に行う。
　体位は仰臥位で，患側の肩・上肢が手術台の外に出るまで患側に寄せ，上半身を30°挙上して肩前面を水平とする。患側の肩・上肢は，自由に過伸展や挙上・内外旋が可能となるようにしておく。肩甲骨の自由な動きを妨げるので，肩の下に枕や砂嚢は入れない。

手術手技

アプローチ

RSAのためのアプローチとしては，三角筋・大胸筋間から入る前方アプローチと，上方から入る上方アプローチがある。RA例では術前に関節拘縮があることが多いので，著者は前方アプローチ選択している。文献でも上方アプローチでは種々の合併症を生じやすいと報告されている。

皮切

烏口突起先端の直下から前腋窩の皮皺に沿い，わずかに腋窩に回り込み，大胸筋下縁に終わる7〜8cmの縦切開を用いる（**図3**）。三角筋・大胸筋間隙に沿った斜切開を展開が容易という理由で用いている施設も多いが，次の2つの理由から著者は用いていない。

①**創瘢痕を考えるとLanger割線に沿った縦皮切のほうが好ましい。**
②**RA例では免疫応答の異常や抗リウマチ薬の使用から通常よりは感染のリスクが高く，皮切の方向と深層の展開方向が異なっていたほうが，万が一表層感染を生じた場合に感染が深部に波及しにくい。**

皮下および三角筋・大胸筋溝の展開

切開線の上1/3を斜に横切る三角筋・大胸筋溝に沿って，皮下脂肪を筋膜上で剥離する。三角筋・大胸筋溝は，鎖骨下で明確な幅広い鎖骨下窩を形成するので，近位から展開する。まず同部で橈側皮静脈を同定し，これを内側によけながら遠位に向かい，三角筋・大胸筋間を正確に分離する。溝の近位・深部に胸肩峰動静脈の三角筋枝が横切っているので，結紮あるいは凝固して切離する。**近位の筋膜は鎖骨に達するまで十分切離するが，三角筋鎖骨付着部の切離はまったく必要ない。また三角筋を十分外側へよければ，大胸筋腱の部分切離も必要ない。**

図3 皮切
A：著者の用いている皮切（縦切開）
B：三角筋・大胸筋間隙に沿った皮切（斜切開）

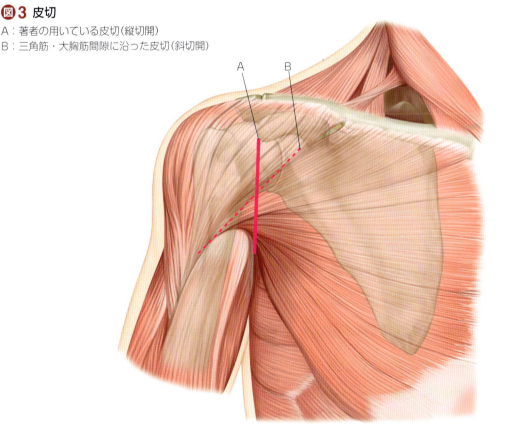

図4 肩峰下滑液包(SAB)と腱板の癒着剥離

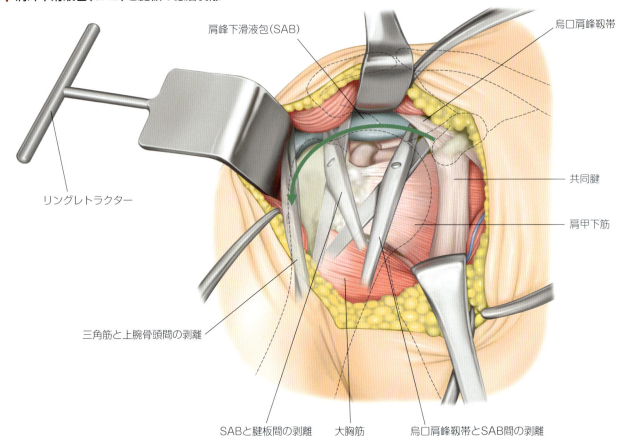

Conjoint tendon（共同腱）と肩甲下筋・腱の分離

上腕二頭筋短頭外側縁（通常，腱組織の外側に筋組織を認める）の筋膜（clavipectoral fascia）を2～3cm鋭的に切開し，ここから共同腱下の烏口下滑液包内へ指を入れて，用手的に共同腱と肩甲下筋間を剥離展開する。下方に行き過ぎると筋皮神経があるので注意する。

三角筋下の展開

上肢を下方に引き，烏口肩峰靱帯の前下縁から肩峰下滑液包(SAB)内にケリー鉗子や鋏を入れ，大結節を回り外科頚近くまで展開する（図4）。**術前拘縮が高度なRA例では烏口肩峰靱帯と烏口上腕靱帯との癒着が強くケリー鉗子が入りにくいことがある。そのような例では肩峰前縁を触りながら外側から内側に向かうとよい。**

SABの壁内に太い静脈が入っているので，これを随時凝固しながら切離する。多くのRA例ではSABは周囲と癒着して肥厚している。剥離したSAB内にリングレトラクターを入れて三角筋を外方に排除し，大胸筋腱と共同腱を内方へ排除する。この操作で上腕骨頭は前方にシフトするので術野が浅くなる。

肩甲下筋腱の切離

肩関節30°外転し，最大外旋位とする（術前内旋拘縮が強い例では愛護的に行える最大外旋位）。肩甲下筋の筋腱移行部とその上下の幅を確認する（下縁は前上腕回旋動静脈，いわゆる3-sistersを目安にするとよい）。

肩甲下筋腱の切離は，上腕二頭筋長頭腱(LHB)のすぐ内側で切離する（図5）。多くの例では，LHBはすでに断裂しているか肥厚しているので，近位で切離して最後に腱固定を行う。電気メスで関節包とともに上縁から切離する。この操作によって内旋拘縮例でも徐々に外旋可能となってくる。前上腕回旋動静脈（いわゆる3-sisters）の直上までできたら，この血管を結紮あるいは凝固して切離する。**腋窩神経は肩甲下筋よりも浅層にあることを意識して，筋鉤の先端で腋窩神経を損**

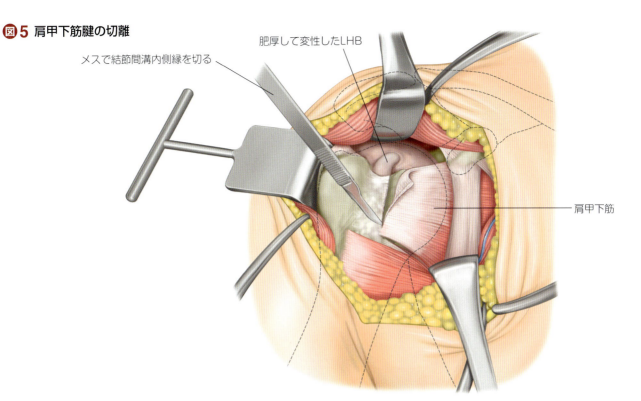

図5 肩甲下筋腱の切離
- メスで結節間溝内側縁を切る
- 肥厚して変性したLHB
- 肩甲下筋

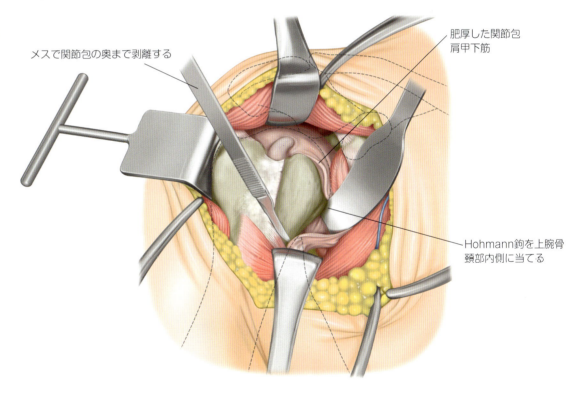

図6 関節包の剥離
- メスで関節包の奥まで剥離する
- 肥厚した関節包 肩甲下筋
- Hohmann鈎を上腕骨頚部内側に当てる

傷しないように注意する。そのためにも，肩甲下筋腱と関節包の下方部分の切離は，上腕骨頚部内側にHohmann鈎を関節内から当て，関節内側から関節包と肩甲下筋腱を切離するとよい(図6)。

RSAでは，肩甲骨関節窩を十分に展開することがその後の操作を容易にするので，関節包の上腕骨頚部への付着部をしっかりと切離しておくことが大切である。解剖学的TSAでは，肩甲下筋の裏打ちをしている関節包を切除することもあるが，RA例では肩甲下筋が菲薄化している例が多いので，関節包の上腕骨頚部付着部と関節唇への移行部で切離（後述）を十分に行うだけにして，切除は行っていない。

図7 上腕骨頭の骨切り

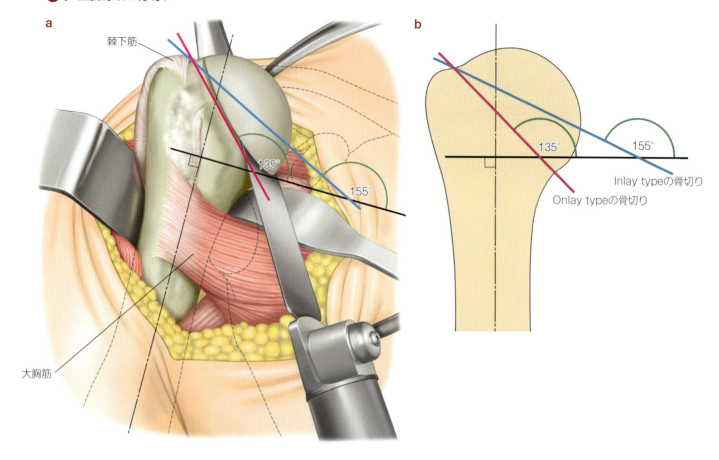

上腕骨の骨切り

剥離した肩峰下滑液包内にリングレトラクターを入れて三角筋を外方に排除し，上腕骨頚部内側にHohmann鉤を入れて外旋すると上腕骨頭は容易に脱臼する。上腕骨頭の骨軟骨および付着している腱板の状態をよく観察する。

上腕骨の骨切り角度は機種によって異なっているので，あらかじめ使う機種の特性を十分に理解しておく必要がある。従来のGrammont型RSAであるinlay typeでは150〜155°で骨切りを行っていたが，最近のonlay typeでは132.5〜135°（でき上がりの角度は145〜147°）で骨切りを行う（図7a）。この変化によって，前述したように棘下筋や小円筋の付着している大結節の温存ができるだけでなく，上腕骨頚部内側部の骨切除量が増えるので，肩甲骨下縁の展開も容易となる（図7b）。骨切りの後捻角度についてはまだ一定の見解は得ていないが，著者は原則，後捻20°としている。

上腕骨骨髄腔のリーミング・ラスピング

機種によっては，肩甲骨側にインプラントを設置してから上腕骨骨髄腔のリーミング・ラスピング操作を行う場合もある。その理由は，骨髄腔のリーミングによって出血量が増えることが危惧されるからである。RSA例は比較的高齢者が多いので，すでに脂肪髄へと変化していることもあり，解剖学的TSAほど神経質になる必要はない。

上腕骨骨髄腔のリーミングは機種によって形状や長さが異なるので，使用する機種に精通する必要がある。アセンドフレックスのように，短いステムで屈曲しているものは外反位に入りやすいので，より注意を要する。上腕骨の骨切りと髄腔のリーミングやラスピングが終了したら，上腕骨骨切り面を保護する装置を装着して肩甲骨側に移る。

図8 関節唇外側の全周性剥離

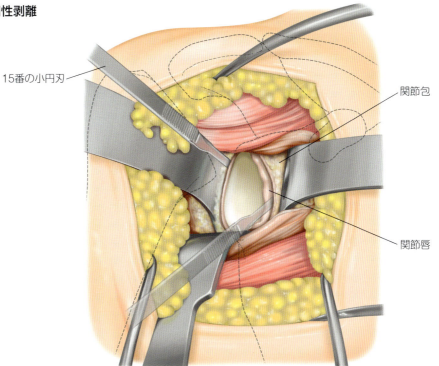

15番の小円刃

関節包

関節唇

図9 関節包の全周性剥離

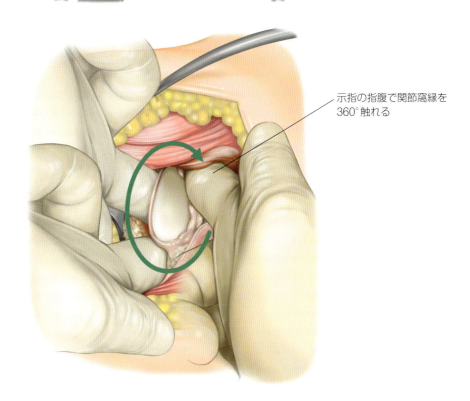

示指の指腹で関節窩縁を360°触れる

肩甲骨側の展開

　上腕骨をレトラクターで後方によけて，前方から下方にかけて関節包を関節唇との間で切離する。その後，後方の関節包も関節唇との間で切離する。最後に，肩甲骨関節窩下方部分の関節包を関節唇の直下で切離して，上腕三頭筋付着部まで軟部組織を剥離する（図8）。著者は，鋏ではなく，15番の小円刃を用いている。

　関節包を切離した後，肩甲骨頚部の前方・後方および下方の骨膜軟部組織を十分に剥離して，術者の示指の指腹で肩甲骨関節窩縁を360°触れるようにする（図9）。残存している軟部組織があればしっかりと切離する。この操作をすることによって肩甲骨関節窩は十分に展開でき，ベースプレートのガイドワイヤーを挿入する際にも術者の示指の指腹部で，肩甲骨頚部の前方を触りながら，方向を確かめることが可能となる（図10）。

図10 ガイドワイヤーの刺入

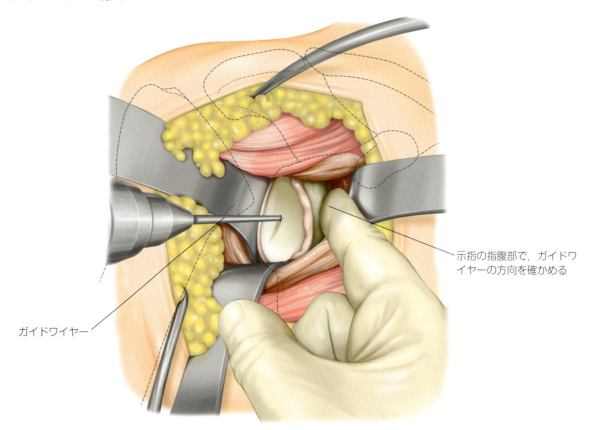

示指の指腹部で，ガイドワイヤーの方向を確かめる

ガイドワイヤー

ベースプレートの設置

　ほとんどの機種は，まずガイドワイヤーを適切に挿入して，このガイドワイヤーを基準にセンターペグ用のドリルや関節面の軟骨切除を行う．従って，最初に挿入するガイドワイヤーの挿入する方向で，その後のインプラントの設置位置が決まるので，ここは慎重に行う必要がある（図10）．センターペグ用のドリルを行い，関節面の軟骨面のリーマーを行ってベースプレートの形状と合わせる（コンプリヘンシブとアセンドフレックスはフラットバックだが，エキノックスはカーブドバックなので注意する）（図11a）．これらの操作が終わったら，初めて肩甲骨に付着している関節唇などの軟部組織を完全に切除する（図11b）．

　RAでは肩甲骨の骨質が低下していることもあるので，関節唇を残しておいたほうがセンターペグのドリルや関節軟骨のリーミングの際に肩甲骨を割ってしまうリスクが少なくなる．本物のベースプレートを挿入する際には，関節唇などの軟部組織が肩甲骨とベースプレートの間に入り込まないようにきれいに切除しておく．

　ベースプレートを設置したら，さらにベースプレートに設計されているスクリュー孔を使って，適切な長さと方向にスクリューを用いて肩甲骨と強固に固定する（図12a）．**これらの操作が終わったら，必ず術者の示指の指腹部で，肩甲骨関節窩の周囲縁を触り，スクリューの突出の有無を確認する**（図12b）．

図11 関節窩の全周性剥離

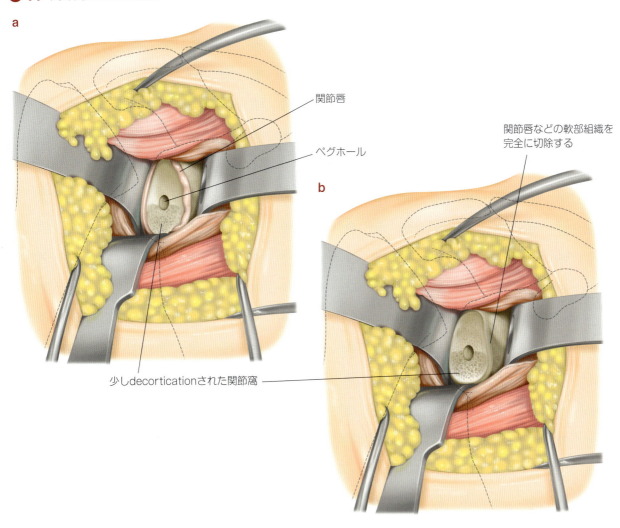

- 関節唇
- ペグホール
- 少しdecorticationされた関節窩
- 関節唇などの軟部組織を完全に切除する

図12 ベースプレートの設置

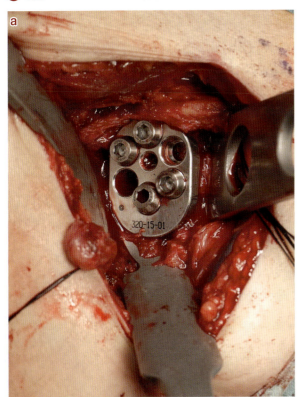
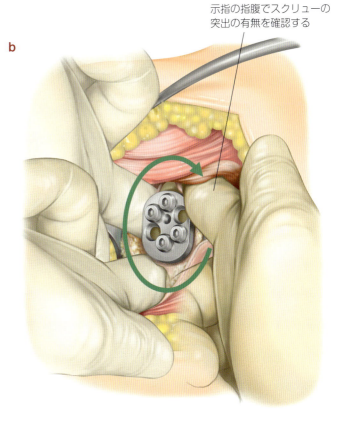

- 示指の指腹でスクリューの突出の有無を確認する

図13 グレノスフィアの設置

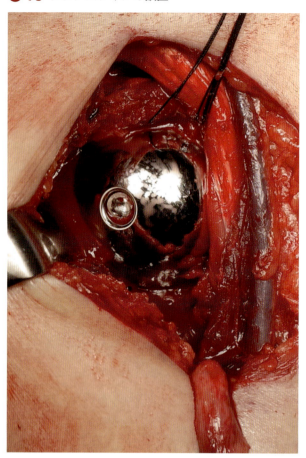

図14 上腕骨側ステムの挿入とヒュメラルトレイ

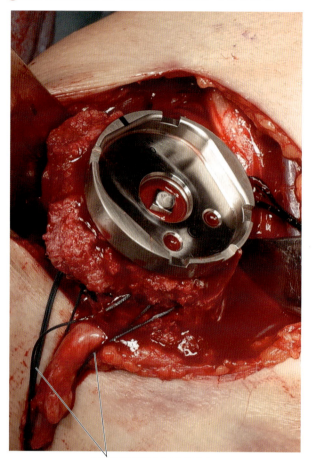

肩甲下筋腱修復用の縫合糸

グレノスフィアの設置

　グレノスフィアとベースプレートとの結合部分は，機種によってテーパーとなっている場合とスクリューでの結合となっている場合があるので，その特性をよく理解しておく（図13）。スクリュー固定となっているのに，他の機種と間違えて叩いたりすることのないように挿入する。グレノスフィアのサイズは，画一的に36mm径を用いている施設も多いが，著者は可動域および術後の安定性から，可能な限り大きいサイズのものを用いるようにしている。個々の症例によっても異なるが，身長が150cm以上あれば，40mm前後のサイズを用いている。

上腕骨側のステム挿入

　事前にリーミング・ラスピングした径を参考にして，最終的にインプラントサイズを決定する。著者はよほど骨質が低下している例以外では，原則，セメントレスステムを使用している。後捻は原則20°で挿入している。RAでは，上腕骨骨皮質が菲薄化している例もあるので，不用意に上腕部を捻ったり，無理に太いステムを挿入しようとすると上腕骨骨折を生じる場合もあるので，特に注意する。肩甲下筋腱の修復は原則として行っているので，縫合できる部位に1.8mmのK-wireで骨孔を作製して，ポリエステルの縫合糸をステム挿入前に通しておく（図14）。

上腕骨側のライナー設置

　通常は，ポリエチレンの一番薄いものを用いることが多い（図15）。上腕骨ライナー以外のものはトライアルではなく実際に使用する上腕骨ステム，トレイを挿入した後，最終的にライナーのトライアルを用いて，サイズを決定している。アセンドフレックスでは，上腕骨側のトレイのオフセットを種々の方向および距離を選択できるので，ときにいろいろと迷うことがある。そのような例では，原則として，引き下げを最小にして外方化を最大にする位置でトレイのオフセットを決めている。

図15 上腕骨側のライナー設置

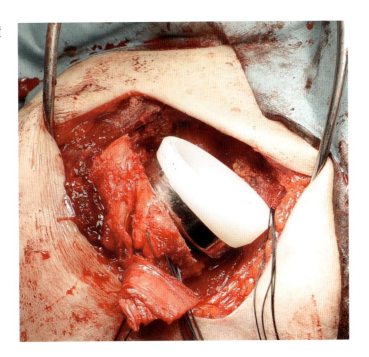

整復操作

　上腕骨側のステムサイズ，ライナーの厚さを最終決定して挿入する前に，トライアルを挿入して，整復可能かどうかを必ず確かめている。RAなど術前拘縮が高度な例では，いったん整復すると解除するのに難渋する例もあるので，整復できるかどうかを確かめるだけにして，実際には整復しないこともある。著者はRSAが導入されたばかりのころの比較的緊張度が高い状態よりは，軟部組織の緊張が少し緩い状態で整復できるサイズを選択している。

可動域および安定性の確認

　整復後に，必ず術中の可動域および上腕骨ライナーとグレノスフィアの安定性を確認する。特に内外旋および挙上でライナーがグレノスフィア上をスムーズに滑走することを確認する。グレノスフィア周囲の軟部組織の剥離が不十分だとオープンブックのような動きとなり，術後に脱臼するリスクが増えるので特に注意している。下垂位で内旋して上腕骨を突き上げるようにして，脱臼する位置なども確認している。

閉創

　上腕骨に先に通しておいたポリエステルの縫合糸を用いて，肩甲下筋腱を原則として縫合している。ただし，術後に外旋制限を生じないように縫合時の緊張をかけ過ぎないように注意している。
　三角筋下にドレーン（持続吸引の設置）を留置し，三角筋・大胸筋間の筋膜を2～3箇所縫合する。皮下脂肪と真皮層を密に縫合したうえ，真皮を細い白糸か透明糸で連続縫合し，皮膚を3Mテープで寄せる。

後療法

●固定法

　肩関節は下垂位，機能的中間位か内旋位で固定する。著者は，中間位固定装具はコストがかかるので，ストッキネットベルポー固定を術翌日まで行っている。持続吸引は24～48時間留置して抜去して，通常は術翌日からおじぎ・振り子運動を開始している。

●後療法

　術後1～2日目にストッキネットベルポー固定を除去して，おじぎ・振り子運動を開始するとともに書字，食事動作を許可する。自動での下垂位での内外旋はベルポー固定除去後に許可しているが，他動での外旋は肩甲下筋腱の縫合部が離開する可能性があるので行わない。RSAでは特に内旋制限を生じることがあるので，術後1～2日目から積極的に自動で内旋を行わせている。この際，後ろで手をついて起き上がるような動作は決してしないように注意している。事務系の

図16 右肩関節リウマチの症例（70歳，女性）

a：術前可動域

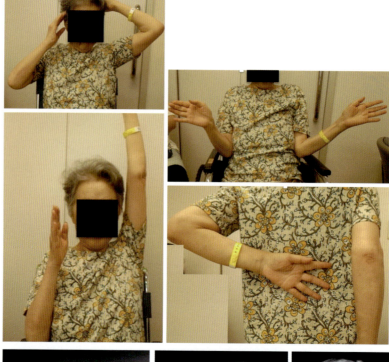

b：術前画像検査

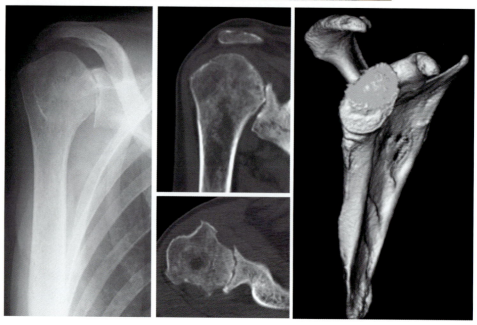

仕事には7～10日目に復帰させる。3週経過後，90°までの挙上を許可し，6週経過後に自動運動，日常生活動作の制限を解除する。3カ月経過後に可動域制限が強い場合には1日2～3回，家庭内の自動・他動的運動を行わせる。術前の肩関節拘縮が著明な例や三角筋の萎縮している例では，100°以上の自動挙上が可能となるまで時間のかかることがある。そのような例には，再度の拘縮を防止するためにもストレッチングを十分に行わせ，再拘縮を防止するとともに，反対側で支えて最大挙上位から下垂してくるような運動を行わせるのも効果がある。

症例提示

症例は70歳のRAで，右肩関節痛と可動域制限を主訴に紹介受診となった。

術前の右肩関節の可動域は，挙上30°（左は170°），外旋10°（左は50°），内旋殿部（左はTh 9）と著明に制限されていたが，肘関節，手関節，手指関節にはほとんど変形がなく，可動域制限もなかった。日常生活での支障が大きく，夜間痛も著明なため，onlay typeのRSAを全身麻酔下に行った（図16a）。画像検査では，上腕骨頭の変形および肩甲骨関節窩の上方は骨欠損も認めた（図16b）。

図16 右肩関節リウマチの症例(70歳, 女性)(つづき)
c：術後6カ月の画像と可動域

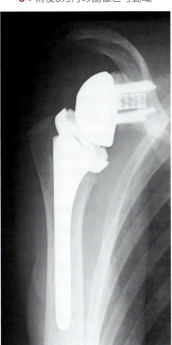
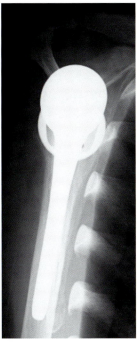
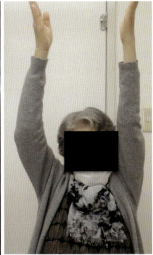
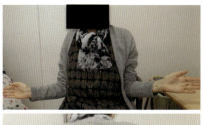
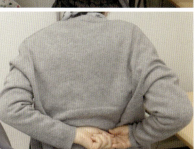

術後6カ月では，疼痛もほとんどなくなり，可動域も大きく改善して，手術に対する満足度は高い(**図16c**)。

コツとPitfall

肩甲骨の展開について

RA例では，術前の肩関節拘縮が著明な例も多く，術中の関節包切離操作や剥離操作は十分に行うことが必須である。ベースプレートの設置前後では，必ず示指の指腹部で，肩甲骨頸部を全周にわたって触り，軟部組織が十分に剥離できていること，挿入したスクリューの異常な突出がないことを確認することが大切である。

後療法について

術後の固定によって，手術中に全周性に切離した関節包などの軟部組織が再度癒着してしまう可能性がある。RA例では，術後に十分な可動域が得られていない例もあるので，可能な限り早期に可動域獲得訓練を開始する必要がある。そのためにも，バイオメカおよび臨床例で，より安定していて可動域のよいと報告されている大きなグレノスフィアを用いることを考慮するべきである。腱板広範囲断裂後肩関節症に対するRSAでは，必ずしも後療法を頑張らなくても良好な可動域が得られることが多い。しかし，RA例では，腱板広範囲断裂後肩関節症と違い，術前から関節拘縮の著明な例が多く，術後の不用意な外固定は可能な限り避けるべきである。

文献

1) Geervliet PC, Somford MP, Winia P, et al. Long-term results of shoulder hemiarthroplasty in patients with rheumatoid arthritis. Orthopedics 2015；38：e38-42.
2) Young AA, Smith MM, Bacle G, et al. Early results of reverse shoulder arthroplasty in patients with rheumatoid arthritis. J Bone Joint Surg Am 2011；93:1915-23.
3) Cho CH, Kim DH, Song KS. Reverse shoulder Arthroplasty in Patients with rheumatoid arthritis: A Systematic Review. Clin Orthop Surg 2017；9：325-33.
4) Gee EC, Hanson EK, Saithna A. Rheumatoid arthritis: A Systematic Review. Open Orthop J 2015；9：237-45.
5) Lädermann A, Denard PJ, Boileau P, et al. What is the best glenoid configuration in onlay reverse shoulder arthroplasty? Int Orthop 2018 [Epub ahead of print].
6) Liou W, Yang Y, Petersen-Fitts GR, et al. Effect of lateralized design on muscle and joint reaction forces for reverse shoulder arthroplasty. J Shoulder Elbow Surg 2017；26：564-72.
7) Berhouet J, Garaud P, Favard L. Evaluation of the role of glenosphere design and humeral component retroversion in avoiding scapular notching during reverse shoulder arthroplasty. J Shoulder Elbow Surg 2014；23：151-8.
8) Greiner S, Schmidt C, Herrmann S, et al. Clinical performance of lateralized versus non-lateralized reverse shoulder arthroplasty: a prospective randomized study. J Shoulder Elbow Surg 2015；24:1397-404.

VI リバース型人工肩関節置換術の応用

急性期・陳旧性上腕骨近位端骨折に対する
上方アプローチを用いたリバース型人工肩関節置換術

船橋整形外科病院スポーツ医学・関節センター **菅谷啓之**

近年の高齢者の増加に伴い上腕骨近端端骨折も年々増加傾向であり，高齢者の四肢骨折で最も多いものの一つである[1~3]。これらのうち，骨質の悪い高齢者の転位のある3part，4part骨折に対しては，従来まで人工骨頭置換術（hemi arthroplasty：HA）が主流であった[4]。しかし，大結節・小結節の解剖学的な修復と骨癒合の達成など，手技的に容易ではなく，特に骨質の悪い症例では良好な術後機能を得るのは困難なことが多い[5,6]。

2014年4月よりリバース型人工肩関節置換術（RSA）が日本でも使用可能となり，腱板断裂症性関節症や一時修復不能な腱板広範囲断裂など，他に方法のない多くの症例で機能改善が見込まれることが報告され[7,8]，著者らも実際に使用してこれらを実感している。RSAは高齢者の3part 4part骨折にも利用されており，HAに比較すると手技的に容易であること（結節治癒が術後回旋可動域には必要であるものの），挙上能が結節の治癒に左右されないこと，術後の機能回復が早いこと，術後リハビリテーションが容易であることが報告されている[9]。

術前準備

手術適応

上腕骨近位端骨折に対するHAの場合，術後良好な機能を得るためには腱板機能が温存できることが第一条件となるため，3-partもしくは4-part骨折では，大結節と小結節を解剖学的な位置に戻したうえで確実な骨癒合を得ることが不可欠となる[6]。従って，高齢者で骨質が悪い場合や骨折型が悪いなど，結節の骨癒合が困難なことが予想される場合はRSAが第一選択となる[9]。陳旧性の上腕骨近位端骨折の場合は，基本的に術式選択は急性期と同様であるが，急性期より術後機能改善が難しいこと，RSAに比べてHAでは術後機能改善が劣ることから[10,11]，RSAが選択されることが多い（**図1**）。

体位・麻酔

手術体位はビーチチェア位を用いて，背部に肩甲骨を固定できるようにまな板のような薄い板を置き，30°程度の起座位とする。

全身麻酔下で手術を行うが，術後疼痛管理のためエコーガイド下に腕神経叢ブロックを手術直前に追加している。術野は，腋窩部を中心によくイソジン消毒を行い，イソジンドレープで腋窩を含めて厳重にドレーピングを行う。

上方アプローチで手術を行う場合は，患肢を十分に伸展内転できるようにしておく。

図1 リバース型人工肩関節置換術(RSA)の適応例(74歳,女性)

上腕骨近位端骨折受傷後6カ月の偽関節である。腱板は残存しているが,疼痛と機能障害が著しいこと,リハビリ通院が困難なことからRSAの適応となった。
a:単純X線,b:2D-CT,c:3D-CT。

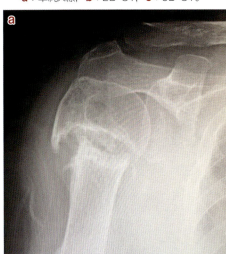
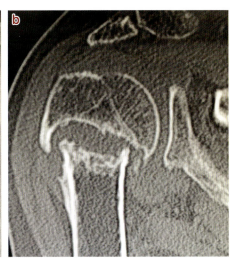
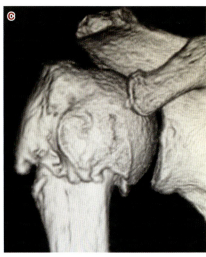

手術手技

皮切～三角筋の展開

サーベルカットで皮切を行い,皮下の筋膜は肩峰前方1/3を通るラインで近位は鎖骨遠位3cm,遠位は三角筋膜および三角筋を4～5cm線維方向に切離する(図2)。

図2 皮切線と三角筋膜切離線

皮切線は肩峰外側1/3を通るサーベルカット(赤線),三角筋膜は皮切に直行する形で肩峰前面1/3を通る曲線で,鎖骨遠位2～3cmから肩峰外側4～5cmに至る所まで切離する(赤点線)。

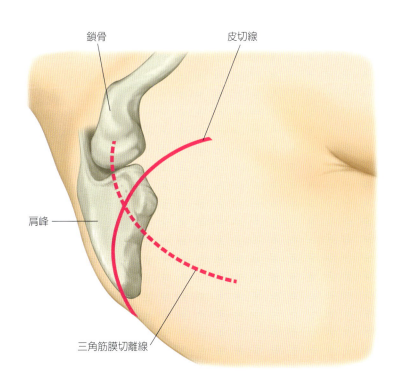

図3 三角筋膜の切離と上腕骨頭の展開

a：三角筋膜の露出。皮切後，皮膚は上下の皮膚と直接縫合しておく。
b：三角筋膜の切離。三角筋膜の前方フラップは，電気メスで鎖骨と肩峰から剥離する。この際肩鎖関節周囲の軟部組織や烏口肩峰靱帯は前方フラップにつけたまま剥離する。後方フラップは，後に前方フラップと縫合しやすいように縫い代分だけ剥がしておく。
c：上腕骨頭の展開。
d：上腕骨頭と烏口突起の露出。レトラクターを装着して烏口突起と共同腱および腱板に覆われた上腕骨頭を露出する。

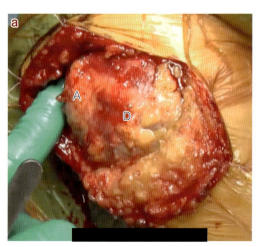

A：肩峰　D：三角筋膜

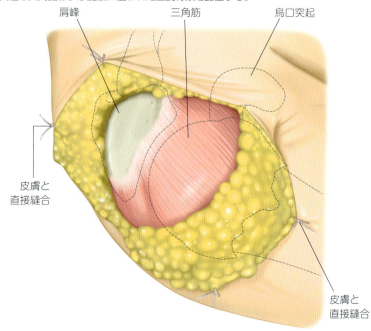

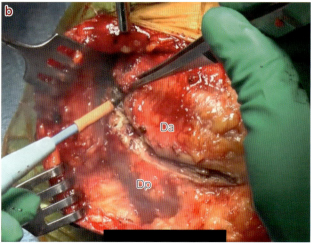

Da：三角筋膜前方フラップ　Dp：三角筋膜後方フラップ

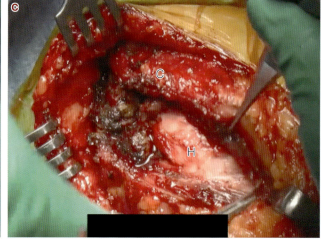

C：烏口突起　H：上腕骨頭

　皮切後，皮下脂肪を丁寧に剥離し，筋膜を露出する。この際，皮切したフラップはそれぞれ近位・遠位の皮膚と縫合しておく（**図3a**）。

　図2の赤点線に沿って筋膜を鎖骨遠位部から肩峰前方1/3を通過し，三角筋膜まで電気メスで骨より剥離し（**図3b**），三角筋を肩峰下最大5cmまで線維方向に分け（**図3c**），上腕骨頭および烏口突起を露出させる（**図3d**）。この際，肩鎖関節の関節包や烏口肩峰靱帯などの軟部組織は，後の強固な修復のために三角筋膜に付着させたまま切離する。

小結節・大結節の同定と骨切り

　術前画像で小結節と肩甲下筋腱の連続性，大結節と棘下筋腱・小円筋腱の連続性を確認しておき，小結節と大結節を腱板につけたまま分離させる。

　上腕骨頭と小結節・大結節が一塊になっている場合は，結節間溝を目印として小結節，骨頭，大結節を分離させ，骨頭を摘出する。分離させた小結節と大結節にはそれぞれ後の結節縫合のための二重折の縫合糸（2号高強度糸）を装着しておく（**図4**）。

急性期・陳旧性上腕骨近位端骨折に対する上方アプローチを用いたリバース型人工肩関節置換術

図3 三角筋膜の切離と上腕骨頭の展開(つづき)

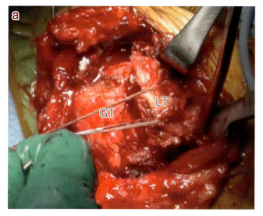

C：烏口突起　　GT：大結節

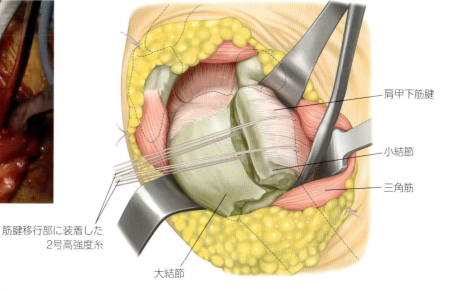

図4 小結節・大結節の分離

a：小結節に縫合糸を装着。結節間溝を同定し，小結節を確認して肩甲下筋腱を付着させたままボーンソーで小結節の骨切りを行い，2号高強度糸を筋腱移行部に2本装着しておく。
b：大結節に縫合糸を装着。棘上筋腱を切除し，大結節を同定して棘下筋腱小円筋腱を付着させたまま大結節をボーンソーで骨切りする。残存した上腕骨頭部分は切除し，筋腱移行部に2号高強度糸を2本装着しておく。

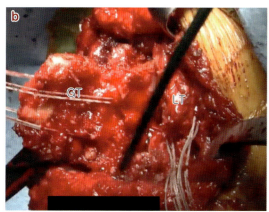

LT：小結節　　GT：大結節(骨切り前)

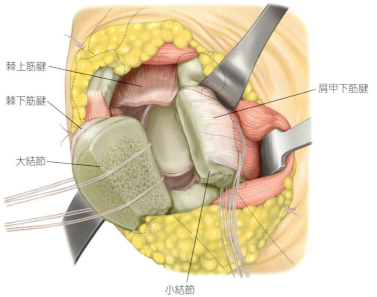

LT：小結節　　GT：大結節(骨切り後)

245

図5 関節窩の展開とセンターピンの刺入

a：関節窩の展開。肩甲下筋腱裏面の関節包を関節窩レベルで切離し，棘下筋腱小円筋腱裏面の関節包も関節窩面レベルで切離して小結節・大結節の良好なエクスカーションを確保しておき，関節窩前面と後面にレトラクターをかけて関節窩を展開する。
b：関節窩面の軟骨を除去してセンターピンを刺入する。

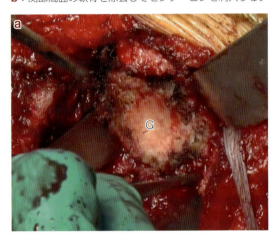

G：関節窩

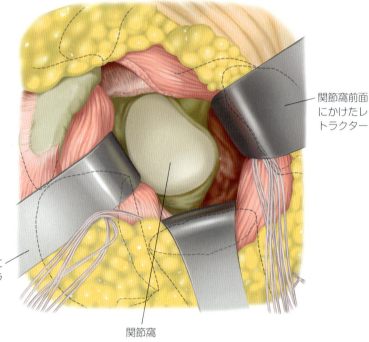

関節窩前面にかけたレトラクター

関節窩後面にかけたレトラクター

関節窩

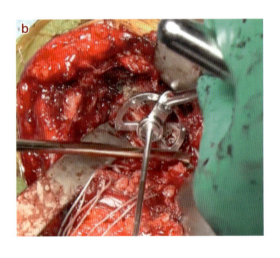

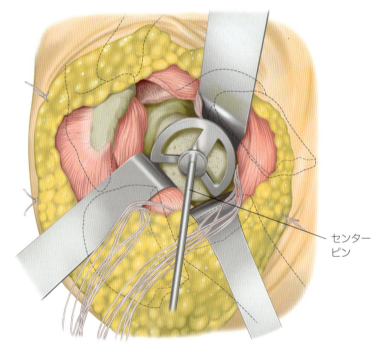

センターピン

関節窩の展開と関節窩コンポーネントの設置

　分離させた小結節裏面の関節包を関節窩のレベルで切離し，大結節裏面の関節包を関節窩レベルで上方から後方まで切離する。さらに小結節と大結節に付着する腱板の表面と裏面の癒着を用手的に剥離し，両結節の良好なエクスカーションを確認しておく。
　関節窩前面と後面にレトラクターを挿入して関節窩を展開し（図5a），センターピンを刺入する（図5b）。あとは使用デバイスの手順に則って関節窩コンポーネントを設置する（図6）。

図6 関節窩コンポーネントの設置

a：ベースプレートの設置。
b：グレノスフィアの装着。

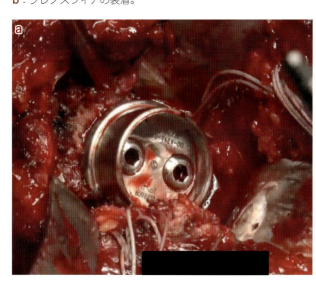
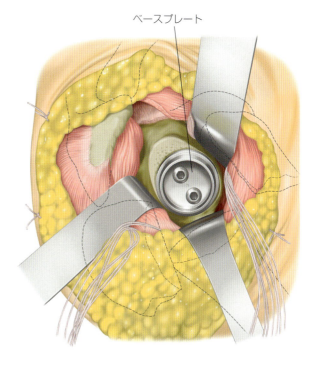
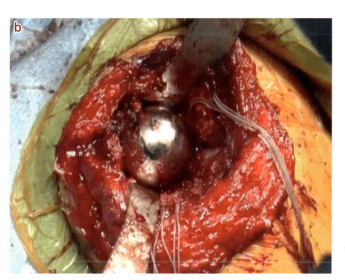
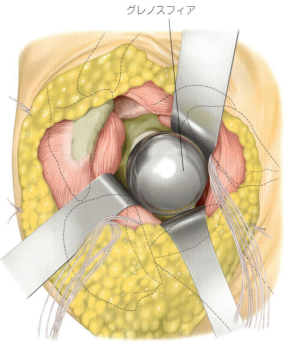

図7 上腕骨コンポーネントの設置

a：上腕骨近位部の偽関節部の軟部組織を郭清し，髄腔を同定する。
b：インプラントをセメント固定してインサーターを装着する。

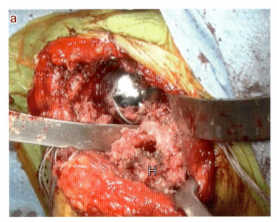

H：上腕骨

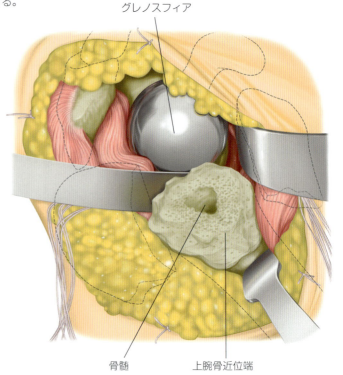

グレノスフィア
骨髄
上腕骨近位端

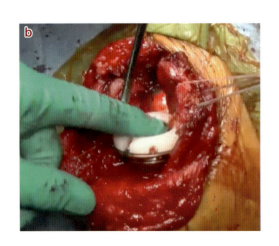

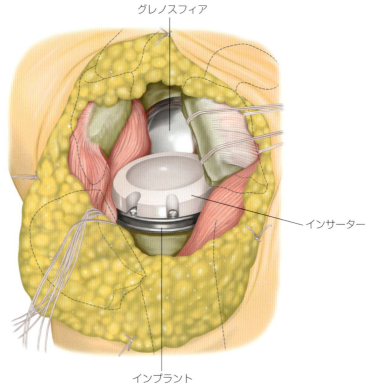

グレノスフィア
インサーター
インプラント

上腕骨側の処置と上腕骨コンポーネントの設置

　肩関節を伸展内転位とし，上腕骨近位端を露出させて髄腔を同定する（図7a）。その後は使用デバイスの手順に則って上腕骨コンポーネントを設置する（図7b）。

　骨折の場合，約20°の上腕骨後捻角としてトライアルを挿入し，至適なテンションで（**骨折に対する上方アプローチでは，整復後に結節修復を行うため，やや緩めの整復状態が丁度よい**）整復できるようにインプラント設置の高さを決定する。上腕骨コンポーネントはセメント固定が必要である。

急性期・陳旧性上腕骨近位端骨折に対する上方アプローチを用いたリバース型人工肩関節置換術

図8 整復と結節修復

a：整復後で結節修復前。結節修復は，小結節，大結節の両者と遠位上腕骨と上腕骨インプラントのそれぞれを上手に組み合わせる。
b：結節修復後。ニースノットを用いてインプラントを覆い隠すように強固に固定する。

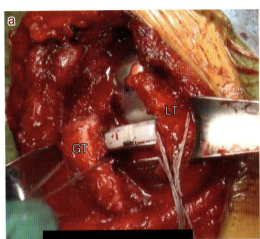

LT：小結節，GT：大結節

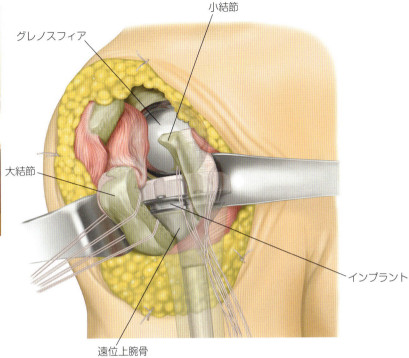

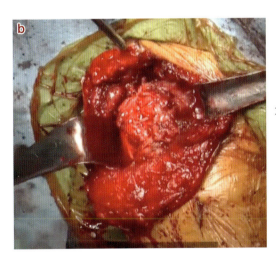

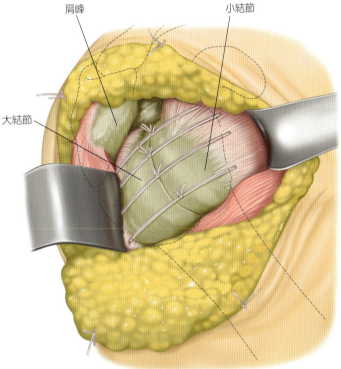

整復と結節修復

　整復後，小結節・大結節の修復を行う（**図8a**）。小結節と大結節には筋腱移行部に二重に折り返した2号高強度糸が装着してあるが，小結節・大結節裏面の海綿骨を適量除去し，遠位上腕骨骨幹端部と小結節，大結節がぴったり合うように採型し，インプラントを完全に骨で覆うようにする（**図8b**）。2号高強度糸を，インプラント自体と小結節・大結節・遠位上腕骨のそれぞれにニースノットを用いて強固に装着する[12]。

図9 三角筋膜の縫合と閉創

a：三角筋膜は肩峰にも縫合糸を通して強固に固定する。
b：閉創前。サクションドレーンを留置して閉創する。

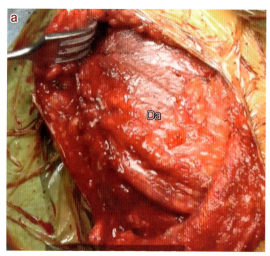

Da：三角筋前方フラップ

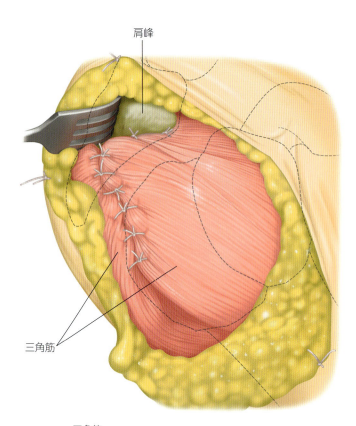

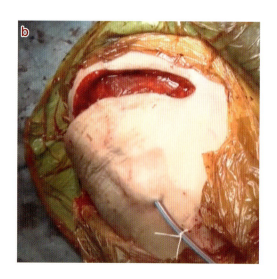

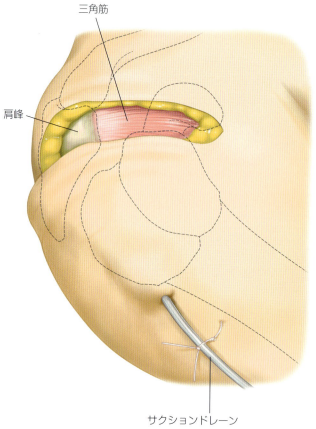

三角筋膜の縫合と閉創

　三角筋膜は2号高強度糸で縫合するが，肩峰付近は肩峰に直接縫合糸を通して，後方筋膜と剥離させた前方筋膜をしっかりと縫合する（**図9a**）。近位の鎖骨遠位部から遠位の三角筋膜まで術後に破綻しないように強固に縫合する。
　サクションドレーンを関節内に留置し，閉創する（**図9b，図10**）。

急性期・陳旧性上腕骨近位端骨折に対する上方アプローチを用いたリバース型人工肩関節置換術

図10 術後単純X線像

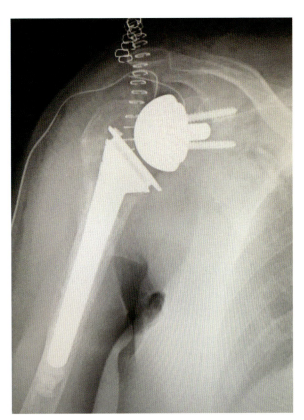

後療法

通常の三角筋-大胸筋間アプローチのRSA手術と同様である。軽い外転枕付きの装具を4週ほど装着するが，術翌日から適宜洗面や食事などでは患肢を使用するようにし，時々装具から腕を垂らしての患肢の使用を許可している。術後の固定というより，保護の意味での装具装着と捉えている。

文献

1) Baron JA, Barrett JA, Karagas MR. The epidemiology of peripheral fractures. Bone 1996 Mar；18(3 Suppl)：209S-13S.
2) Neer CS 2nd. Displaced proximal humeral fractures. Part I. Classification and evaluation. By Charles S. Neer, I, 1970. Clin Orthop Relat Res 1987 Oct；(223)：3-10.
3) Rasmussen S, Hvass I, Dalsgaard J, et al.Displaced proximal humeral fractures: results of conservative treatment. Injury 1992；23(1)：41-3.
4) Mighell MA, Kolm GP, Collinge CA, et al. Outcomes of hemiarthroplasty for fractures of the proximal humerus.J Shoulder Elbow Surg 2003；12(6)：569-77.
5) Antuña SA, Sperling JW, Cofield RH. Shoulder hemiarthroplasty for acute fractures of the proximal humerus：a minimum five-year follow-up. J Shoulder Elbow Surg 2008 Mar-Apr；17(2)：202-9.
6) Boileau P, Krishnan SG, Tinsi L, et al. Tuberosity malposition and migration: reasons for poor outcomes after hemiarthroplasty for displaced fractures of the proximal humerus. J Shoulder Elbow Surg 2002；11(5)：401-12.
7) Wall B, Nové-Josserand L, O'Connor DP, et al.Reverse total shoulder arthroplasty: a review of results according to etiology.J Bone Joint Surg Am 2007；89：1476-85.
8) Gerber C, Pennington SD, Nyffeler RW.Reverse total shoulder arthroplasty. J Am Acad Orthop Surg 2009；17：284-95.
9) Bufquin T, Hersan A, Hubert L, et al.Reverse shoulder arthroplasty for the treatment of three- and four-part fractures of the proximal humerus in the elderly：a prospective review of 43 cases with a short-term follow-up.J Bone Joint Surg Br 2007；89：516-20.
10) Sebastiá-Forcada E, Cebrián-Gómez R, Lizaur-Utrilla A, et al. Reverse shoulder arthroplasty versus hemiarthroplasty for acute proximal humeral fractures.A blinded, randomized, controlled, prospective study.J Shoulder Elbow Surg 2014 Oct；23(10)：1419-26.
11) Mata-Fink A1, Meinke M, Jones C, et al.Reverse shoulder arthroplasty for treatment of proximal humeral fractures in older adults：a systematic review.J Shoulder Elbow Surg 2013 Dec；22(12)：1737-48.
12) Boileau P, Alami G, Rumian A, et al.The Doubled-Suture Nice Knot.Orthopedics 2017 Mar 1；40(2)：e382-e6.

VI リバース型人工肩関節置換術の応用

人工肩関節全置換術のインプラント周囲骨折

慶應義塾大学医学部整形外科 **松村　昇**

術前準備

　人工肩関節全置換術(total shoulder arthroplasty：TSA)におけるインプラント周囲骨折は，上腕骨および関節窩のどちらにも生じうるが，多くは上腕骨のステム周囲骨折である。その発生率は解剖学的TSAおよびリバース型人工肩関節置換術(reverse shoulder arthroplasty：RSA)ともに1～3%と報告されており[1~4]，決してまれとはいえない。

　上腕骨ステム周囲骨折は術中および術後のどちらにも生じうるが，その治療方針は術中骨折か術後骨折か，骨折の部位，転位の程度，上腕骨ステムのloosening(弛み)の有無によって決定される。インプラントが挿入されている場合は，当然ながら通常の上腕骨骨折に比べて骨癒合率が低く[5]，また骨粗鬆をベースに生じることが多いため[1,3,5]，治療に難渋することが多い。

画像診断と分類

　骨折の診断は単純X線検査にて容易に可能である。上腕骨ステム周囲骨折の分類はいくつか報告されているが，著者らはWright-Cofield分類[2]を用いている。これは骨折の部位とステム先端との位置関係により分類したものであり，骨折線が，ステム先端から近位に及んだType A，ステム先端から遠位に及んだType B，ステム先端より遠位に骨折が生じたType Cに分類される(**図1**)。

　また，単純X線検査に加えてCT検査を行うと，骨折線の詳細な評価，第3骨片の有無，上腕骨ステムのlooseningの程度，周囲の神経や血管との位置関係を術前に把握することができるため，治療方針に迷う症例において有用である。

プランニング

　TSA後の上腕骨ステム周囲骨折に関する報告は少ないため，現在の治療方針は主に股関節におけるステム周囲骨折に対する治療に基づいて行われている。ただし荷重肢でない上腕骨においては，軽度の転位であれば保存的に加療できる症例もある。また上腕骨の骨皮質は大腿骨より薄く脆弱であり，ステムの固定性が保たれている症例でのインプラント抜去は，さらなる骨折を生じる危険性が伴う。従ってlooseningが生じていない場合には再置換の適応を慎重にすべきと考える。上腕骨ステム周囲骨折の治療方針は，術中骨折か術後骨折か，骨折の部位，転位の程度，上腕骨ステムのlooseningの有無，によって異なる。

術中に生じた上腕骨ステム周囲骨折

　術中合併症としての上腕骨のインプラント周囲骨折発生率は約1.5%とされる[6]。上腕骨髄腔リーミング時や関節窩の展開時，脱臼整復時に生じることが多く，人工上腕骨頭置換術(humeral head replacement：HHR)よりもTSAでその頻度が高く，また再手術例で頻度が高いと報告されている。

人工肩関節全置換術のインプラント周囲骨折

図1 上腕骨ステム周囲骨折のWright-Cofield分類

ステム先端と骨折線の位置関係により
Type A〜Cに分類される。

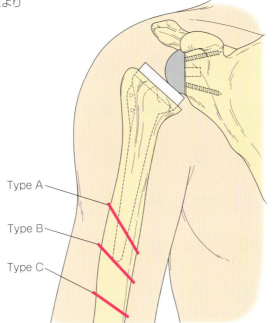

（文献2より）

図2 術中に生じた上腕骨ステム周囲骨折

上腕骨近位端骨折後の二次性変形性関節症において生じ，ロングステムを用いて固定している。遠位髄腔内にセメントを注入して骨折部の固定性を得る。再手術例では発生率が高いため注意が必要である。
a：術直後
b：術後1年で骨癒合が得られている。

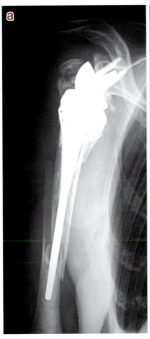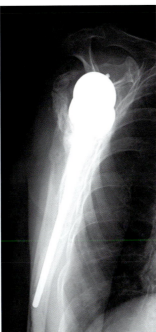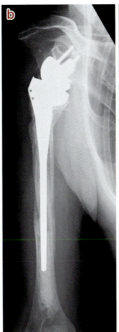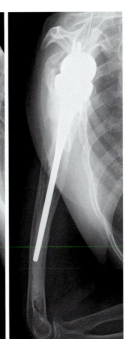

　ステム固定前ならば骨折部を越えたロングステムを挿入し，必要に応じて骨折部の鋼線締結などを追加する。遠位骨片はセメント固定により支持性を得る。セメントガンを用いてセメントを遠位髄腔内に注入するが，骨折部にセメントが及ぶと骨癒合が阻害されるうえ，骨外へのセメント漏出を招く危険性があるため注意が必要である（図2）。

　ステム固定後に骨折が生じ，上腕骨インプラントの抜去が困難な症例においては，術後のステム周囲骨折と同様にプレート固定が必要となる。特に骨粗鬆症合併例や関節リウマチ（rheumatoid arthritis；RA）などのハイリスク症例では，あらかじめ長いステムやプレートの準備を行うと同時に，患者および家族に骨折が生じるリスクについてきちんと説明しておくことが必要である。

図3 骨折部の粉砕を伴うWright-Cofield分類Type A骨折

a：ステムがセメント固定されたType A骨折。
b：3D-CTにて骨片の粉砕とステムとの関係が把握できる。
c：プレートを用いて骨接合術を施行した。

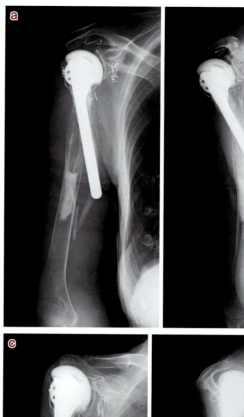
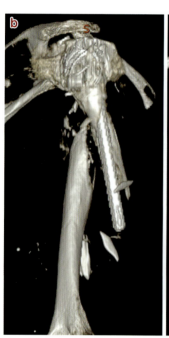
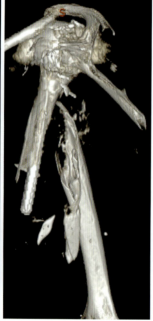
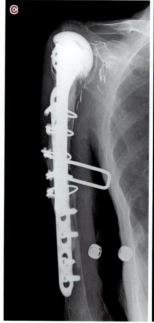
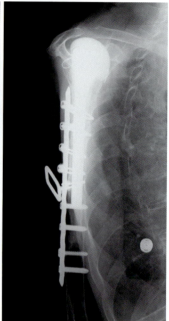

術後に生じた上腕骨ステム周囲骨折

　術後のステム周囲骨折のほとんどは外傷に伴い生じる[1]。その骨折部位と上腕骨ステムの状態により治療方針を変える必要があるため、術前にきちんと評価しておく必要がある。

　ここではWright-Cofield分類の各骨折型における治療方針について述べる。

●Type A骨折

　Type A骨折のうち、上腕骨ステムのlooseningが生じていない場合、骨折部の安定性が保たれていることが多く、転位が軽度（2mm以下）であれば保存的に加療する[7]。ステムのlooseningが生じている場合、挿入されている上腕骨インプラントを抜去したうえでの骨折部を越えたロングステムでの再置換が推奨され[2]、必要に応じて骨折部への骨移植および鋼線締結を追加する。looseningが生じていないにもかかわらず、骨折部の粉砕を伴う長い骨折が生じて骨折部が不安定であった場合、Type B骨折に準じてプレートによる固定を検討する（図3）。

図4 Wright-Cofield分類Type B骨折

a：髄腔内のセメントとプラグの間で骨折が生じている。
b：手術においては骨折部のセメントとプラグを可及的に除去し，同部に自家骨移植を追加してプレート固定を行った。

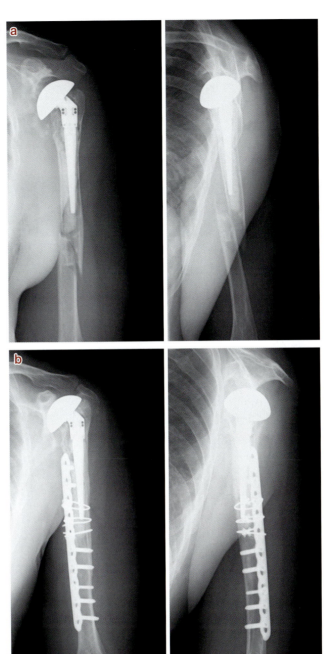

● Type B骨折

　Type B骨折では基本的に手術療法が必要となる．ステムのlooseningが生じている場合，Type A骨折と同様にロングステムでの再置換を検討する．術中骨折と同様，セメントを遠位骨片の髄腔内に挿入して固定を行い，必要に応じて骨折部への骨移植や鋼線締結を追加する．一方，ステムのlooseningが生じていないType B骨折では，プレートを用いた固定が必要となる（図4）．

● Type C骨折

　Type C骨折は通常の上腕骨骨幹部骨折に準じて治療が行われ，斜骨折や螺旋骨折では保存的に治療が可能である．保存療法で骨癒合が得られなかった症例や，横骨折症例では手術療法が検討されるが，髄内釘を挿入することが困難であるため，主にプレートによる骨接合が行われる．その際，プレートとステム間の応力集中に伴う骨折を避けるため，お互いが重なるようにプレートを設置する．

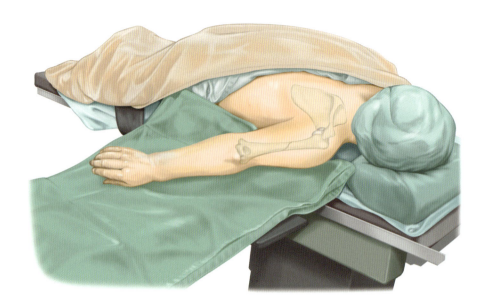

図5 腹臥位でのセッティング
患肢肩関節は可能な範囲で外転して行う。通常駆血帯は使用しない。

体位

上腕骨ステム周囲骨折に対するプレート固定は，骨折の部位によりプレート設置位置および皮切位置が異なる。

Wright-Cofield分類Type A骨折に対しては近位側の展開に優れる前方アプローチが，Type C骨折など，上腕骨遠位端に近い骨折に対しては遠位側の展開に優れる前外側アプローチが用いられることが多い。

一方，Type B骨折や粉砕を伴ったType A骨折など，ステム先端周囲に骨折線が及ぶ場合，著者らは骨幹部中央から遠位にかけての展開に優れる後方アプローチを選択している。前述のアプローチに比べ，橈骨神経を直視下に保護することができることが大きな利点として挙げられる。後方アプローチの際，著者らはX線透視が使用しやすい腹臥位とし，上肢は外転させる（**図5**）。近位への展開が必要となるため，通常駆血帯は使用しない。

手術手技

皮切および後方アプローチ

後方アプローチにおける皮切は，骨折部を中心とした約15cmの後方正中縦切開とする（**図6**）。上腕三頭筋を筋線維方向へ分けて進入するため，肘頭と肩峰後角を結んだ直線上に皮切を置く。

現れた上腕三頭筋の筋膜を皮切に一致して正中で切開し，上腕三頭筋の長頭と外側頭の境界を鈍的に分離していく（**図7**）。橈骨神経は上腕三頭筋の外側頭と内側頭の間に位置しており，長頭と外側頭を分割していくと，骨折部の周囲で内上方から外下方へ上腕骨を跨ぐように上腕深動静脈とともに現れる（**図8**）。これらを保護した後，上腕内側頭を正中で切開し，上腕骨へと達する（**図9**）。

人工肩関節全置換術のインプラント周囲骨折

図6 後方アプローチの皮切

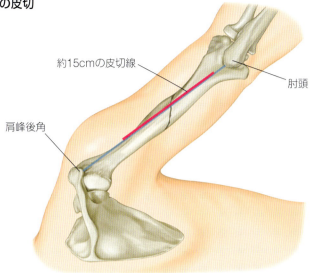

図7 上腕三頭筋長頭・外側頭間の鈍的剥離

上腕三頭筋の筋膜を正中で切開し，長頭と外側頭の間を展開する。

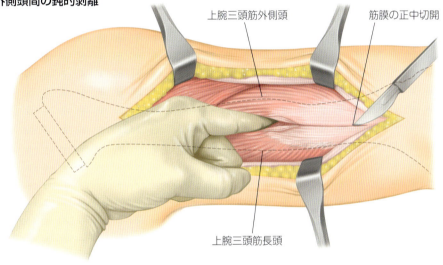

図8 橈骨神経と上腕深動静脈の同定

橈骨神経と上腕深動静脈は上腕三頭筋内側頭の表層に，内上方から外下方へ斜めに横切るように現れる。

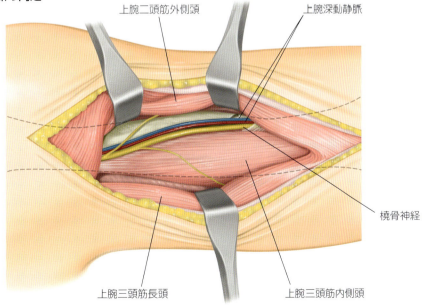

257

図9 上腕三頭筋内側頭の切開

上腕深動静脈と橈骨神経を保護し，上腕内側頭を骨折部の直上で切開する。

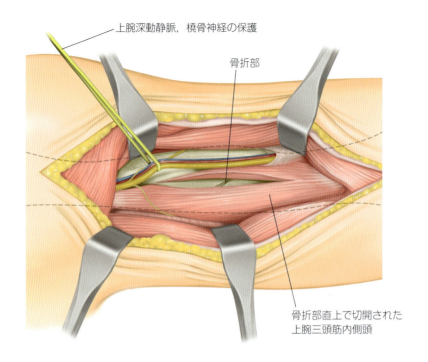

図10 骨折部の露出

Wright-Cofield分類Type AおよびType B骨折では，骨折部からステム先端を確認することができる。セメント固定されている場合，骨癒合の促進のためにセメントを可及的に除去する。セメントプラグが挿入されている場合にはこれも除去する。

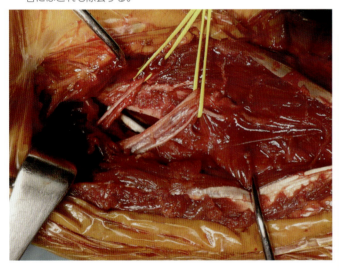
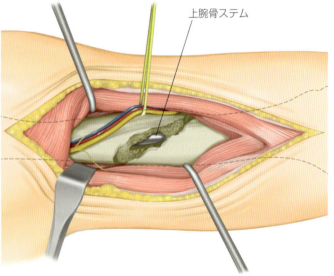

骨折部の新鮮化と自家腸骨移植

現れた骨折部から上腕骨ステムを確認することができる（図10）。通常の骨接合術と同様，瘢痕組織や必要部位の血腫を除去し，骨折部を新鮮化する。セメント固定されている場合，骨癒合の促進のために骨折部のセメントを除去する。鋭匙やノミなどを用いて，骨折部の粉砕を増悪させないよう可及的に取り除くが，皮質骨と硬化したセメントとの境界がはっきりしないこともあるため注意が必要である。セメントプラグが挿入されている場合にはこれも除去する。

図11 骨癒合促進のための自家骨移植

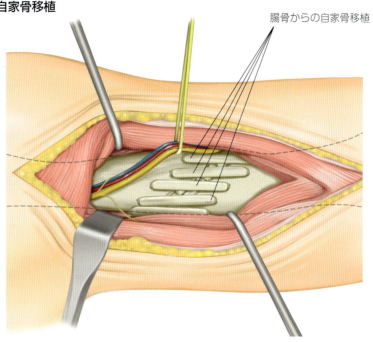

腸骨からの自家骨移植

図12 プレートの設置

神経・血管側をよけながらプレートを用いて骨折部を固定する。近位骨片の固定にはケーブル締結が必要となる。橈骨神経はなるべく愛護的に保護する。

橈骨神経，上腕深動静脈の下をくぐらせて設置しているプレート

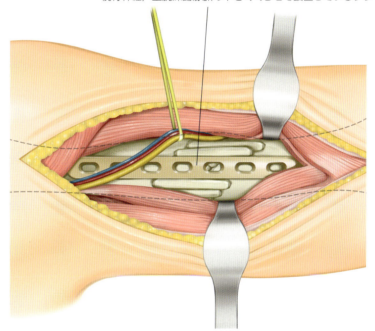

　インプラント周囲骨折においてはセメントや上腕骨ステムの存在により骨癒合が障害されるため，偽関節率が高くなる[5]。初回手術で骨癒合が得られなかった場合，次の治療は非常に困難となると予想される。明確なエビデンスはないが，著者らは上腕骨のインプラント周囲骨折に対する骨接合術においては，少しでも骨癒合を促進させるため，腸骨からの自家骨移植を追加している（図11）。髄腔に採取した海綿骨を充填させ，骨折部と移植した海綿骨を覆うように皮質骨を置く。

プレートによる固定

　上腕骨ステム周囲骨折の治療においては，ケーブルによる固定が行えるハイブリッドなロッキングプレートを用いる。十分な長さのプレートを選択し，保護した橈骨神経および上腕深動静脈の下をくぐらせて設置する（図12）。

図13 プレート固定後
プレート固定後は橈骨神経直下にプレートが位置することになる。なるべく突出部が神経から離れるように設置する。

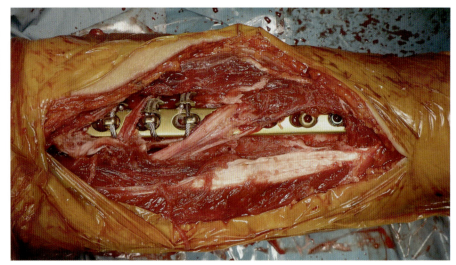

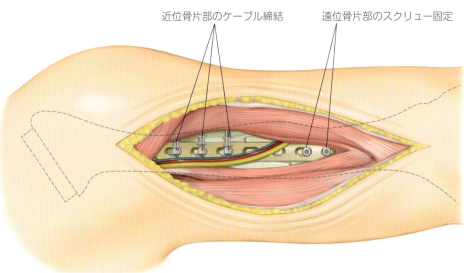

近位骨片部のケーブル締結　　遠位骨片部のスクリュー固定

　遠位骨片はスクリューにより固定できるものの，通常ステムが挿入されている近位骨片はバイコーティカルによる強力なスクリュー固定ができないため，プレートに連結したケーブル締結に固定性を期待する（図13）。金属ステムが挿入されているため，複数本のケーブル締結により脆弱な骨においてもそれなりの固定が得られる。ただし回旋固定性に乏しいため，数本の短いロッキングスクリューをモノコーティカルで挿入しておく。セメント固定されたインプラントの場合，セメントも貫いてスクリュー挿入を行うことができる。

　後方アプローチの利点は橈骨神経をきちんと直視下に確認し，保護できることである。ただし必ず橈骨神経の直下にプレートが位置することになり，なるべく突出部が神経から離れるように設置する（図13）。

　プレート固定の際に多かれ少なかれ橈骨神経の牽引が必要となるため，きちんと術中に保護していても，術後橈骨神経麻痺が生じることがある。多くは一時的なもので自然回復が期待できるが，術前にあらかじめ説明しておく必要がある。

後療法

　上腕骨のステム周囲骨折における目標は骨癒合完成と除痛である。そのため慎重に後療法を進めていく必要がある。一方で可動域訓練や筋力訓練を早期に開始することは難しく，肩甲上腕関節の可動域や筋力はある程度犠牲にせざるをえないため，機能回復は限定的となる[2]。

　術後早期は除痛のため三角巾固定とし，患部の腫脹が軽快する術後2週ごろよりファンクショナルブレースを装着した状態での肘関節の可動域訓練および肩関節のおじぎ訓練を開始していく。通常のスクリュー固定に比べてケーブルを用いた固定では，ねじれに対する抵抗性が低いた

め，肩甲上腕関節の内・外旋動作は制限するほうが無難であり，術後3カ月までは前腕を体幹の前に置くよう指導している。

上腕骨ステム周囲骨折では骨癒合が得られにくいと予想され，癒合が得られなかった場合に追加として行える次の治療法がない。術後は可能であれば低出力超音波パルス療法(low intensity pulsed ultrasound；LIPUS)の使用を検討する。また骨粗鬆症治療薬である副甲状腺ホルモン(parathyroid hormone；PTH)製剤がインプラント周囲骨折の骨癒合を促進したとの報告もあり[8]，骨粗鬆症合併例ではその使用を検討してもよい。

コツとPitfall

上腕骨ステム周囲骨折は，TSAおよびRSAの普及と超高齢社会の進行に伴い今後増加していくと考えられる。ただし元来の骨皮質の薄さと骨粗鬆症の合併により，その治療には難渋する。治療方針は各症例によって異なり，良好な治療成績を得るためには，術前に骨折型と上腕骨ステムの状態をきちんと把握しておく必要がある。

文献

1) Kumar S, Sperling JW, Haidukewych GH, et al. Periprosthetic humeral fractures after shoulder arthroplasty. J Bone Joint Surg Am 2004；86：680-9.
2) Steinmann SP, Cheung EV. Treatment of periprosthetic humerus fractures associated with shoulder arthroplasty. J Am Acad Orthop Surg 2008；16：199-207.
3) Wright TW, Cofield RH. Humeral fractures after shoulder arthroplasty. J Bone Joint Surg Am 1995；77：1340-6.
4) Zumstein MA, Pinedo M, Old J, et al. Problems, complications, reoperations, and revisions in reverse total shoulder arthroplasty：a systematic review. J Shoulder Elbow Surg 2011；20：146-57.
5) Boyd AD Jr, Thornhill TS, Barnes CL. Fractures adjacent to humeral prostheses. J Bone Joint Surg Am 1992；74：1498-504.
6) Athwal GS, Sperling JW, Rispoli DM, et al. Periprosthetic humeral fractures during shoulder arthroplasty. J Bone Joint Surg Am 2009；91：594-603.
7) Campbell JT, Moore RS, Iannotti JP, et al. Periprosthetic humeral fractures：mechanisms of fracture and treatment options. J Shoulder Elbow Surg 1998；7：406-13.
8) Ochi K, Ikari K, Naomi A, et al. Administration of teriparatide treatment for a challenging case of nonunion of periprosthetic fracture after total knee arthroplasty. Arch Osteoporos 2013；8：159.

感染症 **VII**

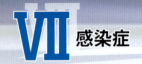

鏡視下手術術後感染および注射後感染に対する対応法

東京女子医科大学整形外科　安井謙二

　医原性の化膿性肩関節炎は、決して発症させてはならない疾患ではあるが、肩関節外科医として長く第一線で従事すると少なからず対応を余儀なくされる機会と遭遇する。

　その治療目標は**適切な抗菌薬投与下で、感染・壊死組織を確実に郭清して速やかに感染を鎮静化し、次に肩関節機能回復を目指すこと**である[1,2]。

　本症診断後は速やかに関節鏡視下洗浄・デブリドマンを行う。肩甲上腕関節と各滑液腔の郭清を行い、露出したアンカーなどの異物は抜去する。各ポータルから膿の滞りやすい腔にPenroseドレーンを鏡視下で誘導して留置し、開放性ドレナージを行う。

　術翌日から可動域訓練を行い、ドレーンは浸出の減少に沿って順次抜去する[3〜5]。この可動域訓練がさらなるドレナージ効果を生み排膿を確実としたうえ、軟骨への栄養を促し、かつ関節内癒着を防止するため、感染の鎮静化と肩関節機能回復に対し同時に有効である[5]。

術前準備

問診

- 手術内容、注射の内容物を確認する。
- 肩関節局所痛、可動域の変化など局所所見と発熱など全身状態の経過は、病歴や治療内容と比べて妥当なものか検討する。
- 既往歴や服薬内容を再検証する。未診断の糖尿病や悪性疾患などが背景にあることがある。
- 術後・注射後の経過が芳しくないときは常に本症を念頭に置く。

理学所見

- 肩関節の発赤、腫脹、熱感、疼痛。
- 可動域は自・他動ともに著しく制限されている。

検体検査所見

● 血液検査・培養

　CRP値上昇、白血球数増加・左方移動などの炎症所見。敗血症マーカーであるプレセプシンやプロカルシトニンを組み合わせる。1つの項目に頼るのではなく、問診・理学所見と合わせて総合的に感染の有無とフォーカスを考える。

● 関節穿刺

　穿刺直後に結果が出る穿刺液外観や塗抹検査確認は必須である。関節液培養が陽性ならば確定診断であるが時間がかかり、穿刺前に抗菌薬を投与されていると偽陰性を呈することもある。

画像診断

画像診断で膿の局在性を吟味する。関節構成体の形態変化を確認する。肩関節以外への播種を鑑別する。

● 単純X線像

大結節骨皮質の不整像を生じる（**図1a**）。関節面の破壊像，関節軟骨の菲薄化を認めることがある。

● CT

関節面変化の詳細を把握する（**図1b**）。反復性脱臼術後感染では3D-CTで関節窩前下方部の形態変化を評価する。造影CTは膿瘍形成の診断や敗血症時の全身的なスクリーニングを要するときにも有用である[1]。

● MRI

感染の局在性や骨髄炎の有無だけでなく，腱板断裂の有無と程度から治療方針とその機能的予後を探っておく必要がある（**図2**）[2]。

図1 鏡視下Bankart修復術後感染例

a：鏡視下デブリドマン術前右肩関節単純X線像。大結節骨皮質の不整像（矢印）。
b：鏡視下デブリドマン術前右肩関節CT。大結節と骨頭関節面，関節窩の破壊像（矢印）。
c，d：術後2年単純X線像（c）とCT（d）。リモデリングが起こり，骨頭・関節窩のerosionは修復され変形性関節症の進行は認めずむしろ改善した（矢印）。

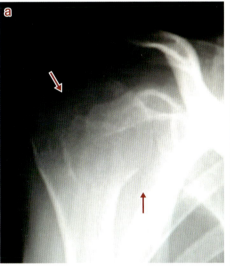
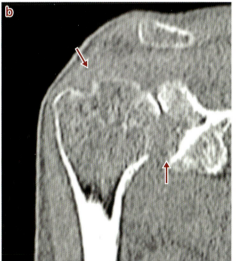
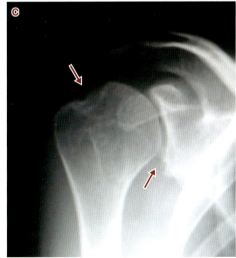
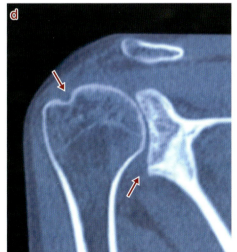

図2 右肩関節MRI
三角筋下滑液腔内の液体貯留も関節内は目立たず。腱板断裂と骨髄炎所見なし。

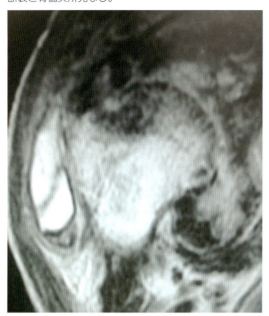

図3 左肩関節造影CT
多発膿瘍や関節外での膿瘍形成を合併している。

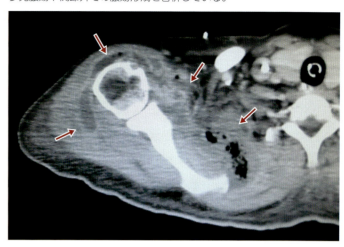

手術適応とタイミング

　関節穿刺液より細菌が検出されれば確定診断されるが，**関節機能温存の点でも本症は準緊急手術の適応と考える**。微弱な感染であるときは，発熱・疼痛も軽微であり，判別に苦慮することがある。**断続的な検体・画像検査で追跡し，きわめて疑わしいと状況判断したら躊躇することなく外科的ドレナージを決断すること**が重要で，術中の組織生検から化膿性滑膜炎を認めることで最終的に診断することもある[2]。

禁忌

以下の場合は**直視下手術に切り替えることも吟味せざるをえない場合がある**。
・**全身への多発膿瘍や関節外膿瘍形成まで合併している場合（図3）**。
・**広範な骨破壊・骨髄炎まで進行している場合**[2]。

プランニング

・**画像診断より肩関節のどの間隙に膿が局在するかを把握**する。間隙近傍の筋内膿瘍であれば，関節鏡でも対応できる見込みはある。必要とあらば基本となるポータル以外にも，最短距離で安全・確実に膿まで関節鏡と工具が到達できるような，その症例オリジナルの肢位とポータルを想定しておく。
・手術時に留置されたアンカーや縫合糸の数と位置を確認する。

インフォームド・コンセント

・複数回手術の可能性。
・二次性の変形性関節症（osteorthritis；OA）と可動域制限，疼痛発症，増悪の可能性。
・たとえ関節破壊がみられても感染鎮静と早期リハビリテーションが奏効すれば，リモデリング[6]と機能回復が期待できる（図1c, d）。

麻酔と体位

　全身麻酔下のビーチチェア位で行う。リムポジショナー［SPIDER Limb Positioner（Smith & Nephew社）］を用いると適切な視野確保が行いやすい[2]。術後疼痛管理目的の神経ブロックは感染部の近傍であり，術後速やかな疼痛の軽減は治療判定の一助にもなるため行わない。

手術手技

基本的なポータルの位置

● 後方ポータル

関節内鏡視の基本ポータルで，肩峰後外側縁より約2cm内側で約2cm下方のsoft spotに作製する（**図4**）。

● 前方ポータル

関節内処置の基本ポータルで，外観上では烏口突起端の外側，鏡視上では腱板疎部中央より下方の，肩甲下筋腱上縁付近に作製したほうが下方へ広くアクセスしやすい（**図4**）。

● 後下方ポータル

後方ポータルから腋窩腔を鏡視しながら後方ポータルの約2cm下方で約1cm外側に作製する（**図4**）。軟部組織が厚いため，長さとコシがある19Gのエラスター針をポータル作製のガイドとして用いるとよい（**図5**）[2]。針先がうまく関節内に入らなくても，針が当たって骨頭や関節窩後方に当たり，前方に押される動きをみて後方関節包と針先の関係を類推し，針を方向修正して再刺入する。針先が鏡視上視認できたところで針刺入部に皮切し，スイッチングロッドをエラスター針の方向に沿って挿入し，関節包を鈍的に貫いてロッド先を腋窩腔に置く。5.5mm径カニューラ外套（Smith & Nephew社）をスイッチングロッドに通し，ポータルを確保する。

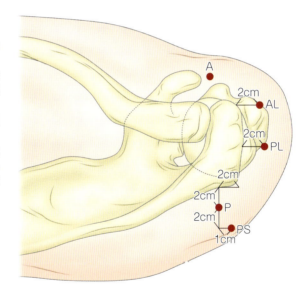

図4 ポータルの位置

P（後方ポータル）：肩峰後下縁より約2cm内側で約2cm下方のsoft spotに作製する。
A（前方ポータル）：外観上では烏口突起端の外側，鏡視上では肩甲下筋腱上縁に作製する。
AL（前外側ポータル）：肩峰前上縁より外側約2cmに作製する。
PL（後外側ポータル）：鎖骨後縁の延長線上で，肩峰外側縁より約2cm外側に作製する。
PS（後下方ポータル）：後方ポータルの約2cm下方で約1cm外側に作製する。

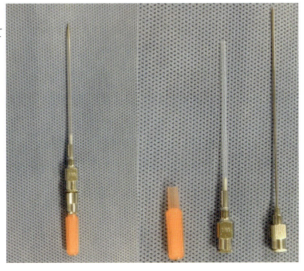

図5 19Gエラスター針

内套を後下方ポータル作製のガイドとして用いる。

- 前外側ポータル

  肩峰前外縁より外側約2cmに作製する（図4）。

- 後外側ポータル

  鎖骨後縁の延長線上で，肩峰外側縁より約2cm外側に作製する（図4）。

肩甲上腕関節内の洗浄・デブリドマン

　手術開始時，後方ポータル作製時に流出した関節液を採取し，外観を確認して検体を提出する（図6）[2]。関節内を鏡視し，滑膜炎や軟骨破壊の程度を評価する（図7）。留置したアンカーや縫合糸をカウントし抜去する（図8）。

　反復性脱臼術後の感染では，修復した**関節包−関節唇複合体は炎症の結果，変性癒着瘢痕化し，アンカーや縫合糸を抜去しても不安定性が再度生じることはなく，かえって拘縮を生じていることが多い。すなわち修復した複合体が変性を起こす前の，術後超早期にデブリドマンを施行した場合を除き再度修復術を行う必要はない**[6]。

　前方ポータルからシェーバーやradiofrequency（RF）デバイスを挿入して前方・上方・前下方のデブリドマンを行う（図9）。

　さらに後下方ポータルを作製し，腋窩腔の郭清を行う（図10）。腋窩神経保護のため，関節窩頸部側にシェーバーの刃やRFデバイスのコイルを向け，先端を鏡視しながら処置を行う。**事前に麻酔科医に筋弛緩薬使用を導入時のみと依頼しておくと，RFデバイス処置時に万が一筋収縮が生じれば，コイルが神経近傍まで寄っているとわかる**。

　関節包が拘縮している場合は，助手が適時肩甲上腕関節を広げてやるとアプローチしやすい。最後に前方鏡視に切り替え，後方ポータルより工具を挿入して滑膜切除を行う（図11）。前方鏡視はミラーイメージとなるため，操作に習熟を要する[2]。著者はモニター上骨頭が上方，関節窩が下方になるようカメラを固定して視野を一定とし，工具のみを操作して上下左右の変動に対処している。

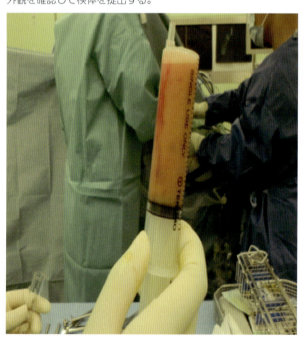

図6 後方ポータル作製時に流出した関節液

外観を確認して検体を提出する。

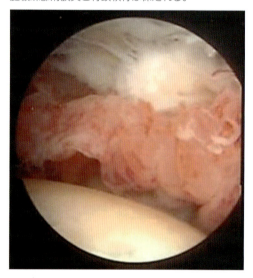

図7 右肩関節内後方鏡視

腱板疎部滑膜炎と骨頭軟骨は保たれる。

鏡視下手術術後感染および注射後感染に対する対応法

図8 アンカー，縫合糸の抜去
留置したアンカーや縫合糸をカウントし抜去する。

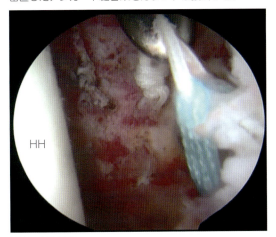

HH：上腕骨頭

図9 肩甲上腕関節内のデブリドマン
前方ポータルからシェーバーやRFデバイスを挿入して前方・上方・前下方のデブリドマンを行う。

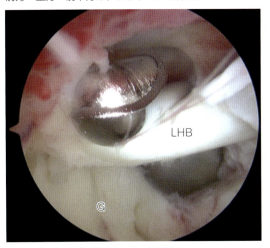

LHB：上腕二頭筋腱長頭，G：関節窩

図10 腋窩腔の郭清
後下方ポータルから腋窩腔の郭清を行う。

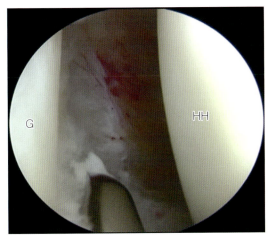

G：関節窩，HH：上腕骨頭

図11 滑膜切除
前方鏡視に切り替え，後方ポータルよりシェーバーを挿入して滑膜切除を行う。

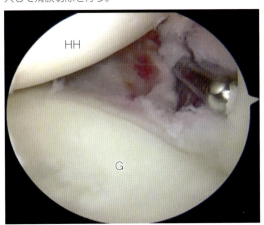

G：関節窩，HH：上腕骨頭

肩峰下滑液腔内の洗浄・デブリドマン

　感染原因が鏡視下Bankart修復術後や肩甲上腕関節への注射であり，**術前検査で肩峰下滑液腔に膿貯留がなくても，手術操作で感染が及ぶことも考え，同時処置を行うのが望ましい**[4]。

　後方ポータルから鈍棒付きの外套管を上方に向け挿入し，後方腱板上を滑らせ肩峰滑液腔内に関節鏡を挿入する（**図12a**）。鈍棒の先が肩峰下面に触れながら前進し（**図12b**），肩峰の前縁に到達したら外套管を横方向に振ると，鈍棒が烏口肩峰靱帯を弾く感触が得られれば正しい位置に挿入されている（**図12c**）。

　後方鏡視の下，前側方ポータルからRFデバイスを挿入し，肩峰前方のデブリドマンを行う。肩峰外側縁を後方に郭清を進め，後側方ポータル周辺の視野を確保した後，後側方鏡視に切り替え，前側方・前方ポータルよりデブリドマンを行う（**図13**）。

　続いて，後側方鏡視のまま軽度外転して三角筋の緊張を緩め，前側方ポータルから三角筋下滑液腔（**図14**）の軽度屈曲・内旋位で，前方ポータルから烏口下滑液腔のデブリドマンを行う（**図15**）。

　腱板修復後の縫合糸やアンカーは，腱板上やfootprintに露出した物のみ抜去（図16）する。

　最後にドレーンを留置する。**膿の溜りやすいと考えられる腋窩下腔や肩峰下滑液腔，三角筋下滑液腔などに，鏡視下でドレーン先を確実に誘導し留置する**（**図17**）[2]。

図12 鈍棒の挿入

a：後方ポータルから鈍棒付きの外套管を上方に向け挿入し，後方腱板上を滑らせ肩峰滑液腔内に関節鏡を挿入する。
b：鈍棒の先が肩峰下面に触れながら前進する。
c：肩峰の前縁に到達したら外套管を横方向に振ると，鈍棒が烏口肩峰靱帯を弾く感触が得られる。

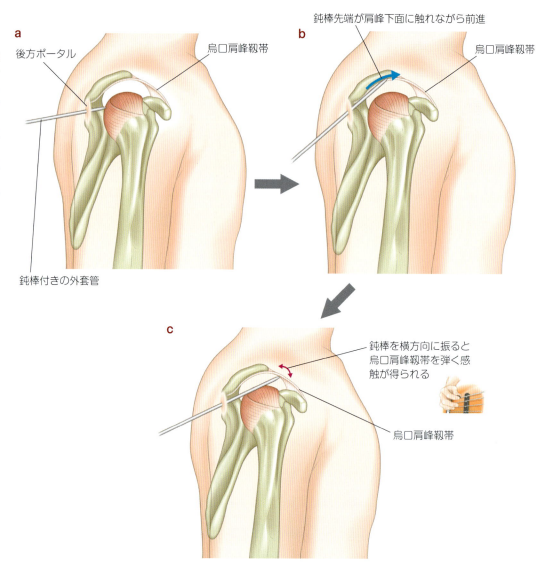

図13 肩峰前方のデブリドマン

a：肩峰外側縁を後方に郭清を進め，後外側ポータル周辺の視野を確保する。
b：後外側鏡視に切り替え，前外側・前方ポータルよりデブリドマンを行う。

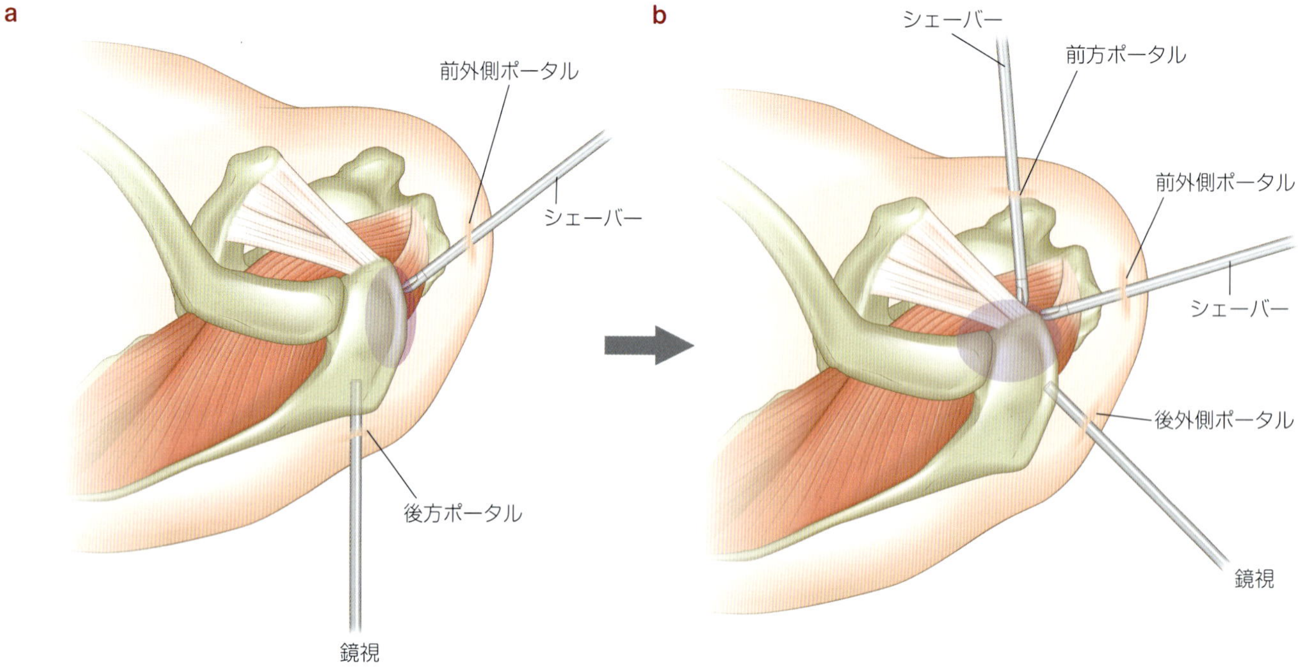

図14 三角筋下滑液腔鏡視

後側方鏡視のまま軽度外転して三角筋の緊張を緩め，前外側ポータルからデブリドマンを行う。

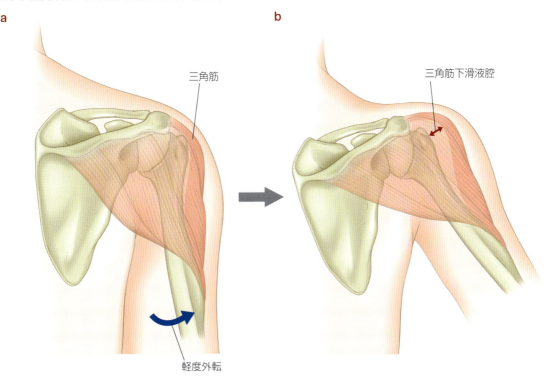

図15 烏口下滑液腔鏡視

軽度屈曲・内旋位で前方ポータルからのデブリドマンを行う。

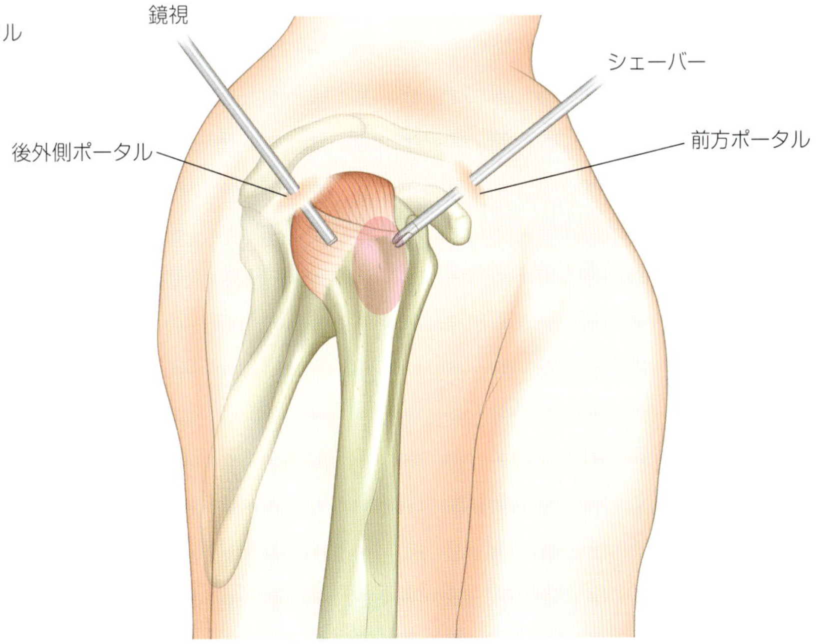

図16 縫合糸，アンカーの抜去
腱板修復後の縫合糸，アンカーは腱板上やfootprintに露出した物のみ抜去する。

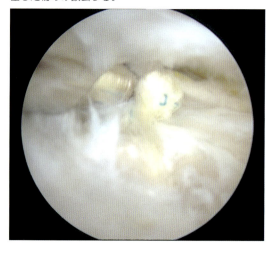

図17 ドレーンの留置
膿の滞りやすいと考えられる関節下腔や肩峰下滑液包，三角筋下滑液腔などに鏡視下でドレーン先を確実に誘導し留置する。

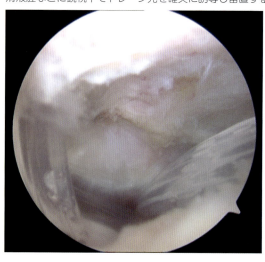

図18 ペンローズドレーンによる開放性ドレナージ①
複数本のドレーン留置も容易である。

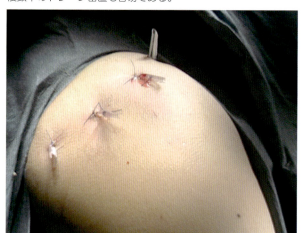

図19 ペンローズドレーンによる開放性ドレナージ②
炎症鎮静化につれて自動的に滲出は減量するため，ドレーンを順次抜去すればよい。

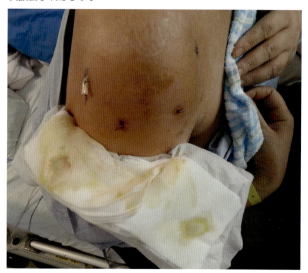

後療法

●開放性ドレナージ

徹底したデブリドマンで菌量は減るも滅菌できたという保証はなく，**術後確実なドレナージと抗菌薬投与は必須である**[4]。ペンローズドレーンによる開放性ドレナージは持続洗浄やサクションドレーンと比較すると，水漏れ，チューブの目詰まりや，回路の汚染時での逆行性感染への懸念がなく，複数本のドレーン留置も容易で（図18），炎症がある間は関節内が陽圧になるため，目詰まりのないペンローズドレーンなら粘性のある膿ですら持続的排膿が保たれるうえ，**炎症鎮静化につれて自動的に滲出は減量するため，ドレーンを順次抜去**すればよい[3〜5]（図19）。

●早期リハビリテーション

ペンローズドレーンによるドレナージは管理が簡単で，ドレーンを留置したまま術翌日からの早期リハビリテーションが可能である。**この早期可動域訓練自体がドレナージ効果を生み排膿を確実としたうえ，軟骨への栄養を促し，かつ関節内癒着を防止する**[3]。

鏡視下手術術後感染および注射後感染に対する対応法

コツとPitfall

　関節鏡視下デブリドマンは，複雑な工程を要する関節鏡視下腱板修復術などと比べ，一見技術的には容易とみられがちである。しかし，肩関節は関節包と腱板に囲まれた肩甲上腕関節が最も深部にあり，腱板と三角筋の間には肩峰下滑液包が存在するなど，幾重もの軟部組織に囲まれた複雑な構造を有しているため[5]膿は隔壁される。すなわち術前に正確な膿の局在診断を行い，ドレナージ方法を立案し，隅々まで徹底した鏡視と郭清が達成できなければ，いたずらに感染の遷延を引き起こすおそれがある[1]。

　医原性化膿性肩関節炎であれば疾患の難度に加え，患者家族との関係も不安定になり目の前から逃げ出したくなるような逆境ともたびたび対峙するかもしれない。

　このような背景を含む本症への対応は，十分な解剖学的知識を基に正確な診断と迅速な判断を下して正確な手術手技で治療に臨み，社会的には対人能力を駆使した事態収拾を要する，肩関節外科医の総合力が要求される。

文献

1）安井謙二，神戸克明，加藤義治，ほか. 化膿性肩関節炎17肩の治療経過の検討. Bone Joint Nerve 2013；11：739-45.
2）安井謙二，加藤義治. 化膿性肩関節炎に対する鏡視下手術. MB Orthop 2014；27(5)：62-8.
3）安井謙二，加藤義治，菅谷啓之，ほか. 関節鏡を用いた化膿性肩関節炎の治療経験. 肩関節 2010；34：561-4.
4）安井謙二，菅谷啓之，加藤義治. 化膿性肩関節炎の治療−鏡視下

手術による感染鎮静化と早期リハビリテーション併用による機能温存. 別冊整形外 2010；58：210-4.
5）安井謙二，加藤義治，菅谷啓之，ほか. 関節鏡を用いて治療した化膿性肩関節炎の2例. 整形外科 2010；61：338-41.
6）安井謙二，加藤義治，菅谷啓之，ほか. 関節破壊を伴う感染の掻爬後に良好なリモデリングを認めた1例. 肩関節 2013；37：1327-9.

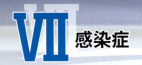

人工肩関節感染に対する対応法

群馬大学大学院医学系研究科整形外科学　山本敦史

人工肩関節感染の頻度とリスクファクター

　人工関節感染（prosthetic joint infection；PJI）は人工関節置換術における最も深刻な合併症である。過去に報告された人工肩関節感染の頻度はreview articleを参照すると，解剖学的人工肩関節全置換術（total shoulder arthroplasty；TSA）で0.7％[1]，リバース型人工肩関節置換術（reverse shoulder arthroplasty；RSA）で3.8％[2]であり，RSAでその頻度が高い。RSAは死腔が大きく，術後に血腫を形成しやすいことがその原因と考えられている。

　人工肩関節感染のリスクファクターとしては，糖尿病，関節リウマチ，肩関節手術の既往，遠隔部位感染，化学療法，全身的なステロイドの投与，肩関節へのステロイド注射，などが報告されているが，特に再置換術例においてその頻度が高いことが知られている[1]。近年に発表された多施設による大規模調査の結果では，若年の男性，RSA，外傷に対する手術例で感染の頻度が高く，RSAは解剖学的TSAと比べ6倍，外傷例はそれ以外と比べ3倍のリスクであった[3]。

起因菌

　人工肩関節感染の起因菌としては，皮膚の常在菌である黄色ブドウ球菌（*Staphylococcus aureus*）や表皮ブドウ球菌（*Staphylococcus epidermidis*），*Corynebacterium spp.* などが一般的であるが，欧米からの報告ではアクネ菌［*Propionibacterium acnes*（*P. acnes*）］感染が60～70％と最も多いとされている[4]。*P. acnes* は顔や背部，腋窩の皮膚に多く存在するグラム陽性嫌気性桿菌であり，尋常性ざ瘡，いわゆるニキビとの関連が知られているが，弱毒菌で重篤な臨床症状を生じにくいこと，同定のためには2週以上の嫌気培養を要することなどから起因菌としての検出率が低い。わが国での *P. acnes* 感染の頻度は不明であるが，欧米と同様に多数の感染例が存在する可能性がある。

臨床症状

　アメリカ感染症学会（Infectious diseases society of America；IDSA）から示された人工関節感染の診断と治療に関するガイドラインによると，人工関節感染は発症時期によって，①術後1～3カ月以内の早期型（early），②術後数カ月～1・2年の遅延型（delayed），③それ以降に発症する晩期型（late）に分類される[5]。

　早期型や遅延型感染は，先行する手術で人工関節を留置する最中に感染することが多く，晩期型感染では起因菌の人工関節への血行性転移が多いと考えられている。人工肩関節の場合，早期型感染は局所の発赤，熱感，腫脹といった炎症徴候を示すことが多いため比較的容易に診断されるが（図1），遅延型や晩期型感染は明確な症状を示さず発症し，軽度の疼痛や可動域制限が唯一の症状であることも多い。手術からの期間にかかわらず慢性的な疼痛が続く場合には感染を疑い，後述するような検査を行う必要がある。

図1 早期型感染の炎症徴候
84歳，男性。3カ月前に左上腕骨近位端骨折に対して人工骨頭置換術(humeral head replacement；HHR)を施行した。左肩に発赤，熱感，腫脹を認める。

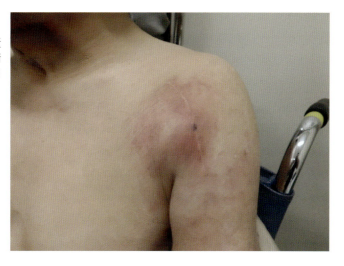

診断

血液検査

　白血球数，赤血球沈降速度(erythrocyte sedimentation rate；ESR)，C反応性蛋白(C-reactive protein；CRP)はルーチンに測定する。これらの項目は感度・特異度が低く，術後早期や遠隔部位感染がある場合には偽陽性となるため，結果の解釈には注意が必要である。一般にほかに異常がなくESRとCRPの両者が高値であれば感染を疑うが，両者が正常値でも感染の否定はできない。人工膝関節の早期型感染に対するCRPのカットオフ値は9.5mg/dLとの報告があるが[6]，人工肩関節感染における値は不明である。また近年，interleukin-6(IL-6)やプロカルシトニン値の有用性に関する報告も散見され，特にIL-6は非常に有用な検査項目として評価されつつある[7]。

関節液検査

　人工肩関節感染を疑った場合には可能な限り関節穿刺を行って関節液を採取するが，肩関節の場合検査に必要なだけの検体が採取できないことも多い。関節液が採取できた場合には関節液中の細胞数と白血球分画を測定し，関節液のグラム染色，好気培養，嫌気培養を行う。患者の全身状態などを考慮して，可能な場合には関節液採取の2週前から抗菌薬投与を中止することで，起因菌の検出率を高めることができる。関節液中の細胞数，白血球分画のカットオフ値は，人工股関節，人工膝関節といった人工関節の種類の違いや，早期型，遅延型といった発症時期の違いによってさまざまな値をとることが知られている。人工肩関節置換術後では，関節液白血球数50,000個/mm³以上，多形核白血球分画75％以上の場合に感染を強く疑うとの報告がある[8]。また関節液の培養に際しては，前述のように*P. acnes*感染も念頭に置き，好気培養とともに必ず2週以上の嫌気培養を行う。

画像検査

　単純X線検査では人工関節周囲のloosening(弛み)や骨溶解を確認する(図2)。Looseningがある場合には感染を疑うが，すべての症例で異常を認めるわけではない。単純X線検査で明らかな異常所見を生じるまでにはある程度の期間を要するため，術後に定期的に単純X線検査を施行して経時的な変化を観察する必要がある。

　CTやMRI検査は，単純X線検査で異常を認めた際に人工関節周囲の状況を把握するために行うことが多く，特にCTは，残存骨量，骨穿孔，人工関節の位置異常，沈み込み，などの評価をするのに優れている。

　骨シンチグラフィー，白血球シンチグラフィー，positron emission tomography(PET)なども診断に有用とされているが，費用が高いことや検査できる施設が限られていることなどから，ルーチンに行う検査ではない。

図2 単純X線検査

図1と同症例の左肩単純X線像。ステムと骨セメント周囲のlooseningと大結節の骨溶解を認める。
a：正面像
b：側面像

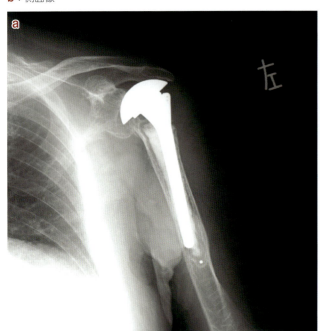
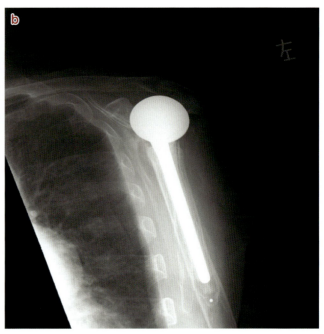

術中診断（病理組織診断，培養）

　関節液の採取ができなかった場合やほかの検査を行ってもなお診断が不確定な場合には，組織学的検査と細菌培養のために関節鏡視下または直視下の生検を行う。感染を疑ってデブリドマンや後述するようなほかの手術を行う場合にも，術中迅速組織診断を行い，術式の検討材料とする。組織採取の2週前から抗菌薬の投与を中止することで，起因菌の検出率を高めることができる。検体は人工関節の周囲や術者が最も感染を疑う部位から少なくとも3個，できれば5〜6個の組織を採取する。組織診断の際には凍結切片を作製し，多形核白血球の数を強拡大（400倍）の1視野ごとに計測するが，人工股関節や人工膝関節の場合には，1視野に5〜10個以上の多形核白血球があった場合に感染を疑うとされている[9]。P. acnesによる人工肩関節置換術後感染の場合には，診断基準を1視野に10個以上の多形核白血球が5視野で観察されることとし，感度72％，特異度100％の診断精度を得たとの報告がある[10]。

　細菌培養に際しては，前述のようにP. acnes感染も念頭に置き，好気培養とともに必ず2週以上の嫌気培養を行う。近年では起因菌の検出率を高めるため，摘出した人工関節そのものを超音波処理（sonication）してインプラント表面から細菌を回収するという方法も行われている[11]。またポリメラーゼ連鎖反応（polymerase chain reaction；PCR）法などの分子生物学的方法を用いて起因菌の検出率を高める方法も報告されているが，まだルーチンで行うべき検査ではない[12]。

人工肩関節感染の診断基準

　人工関節感染の診断は以上のような臨床症状や各種検査結果から総合的に判断されるが，人工股関節と人工膝関節の場合には，Musculoskeletal Infection Society（MSIS）より診断基準が示されている（表1）[13]。人工肩関節感染でもこの診断基準を参考とすることが多いが，肩関節の場合にはP. acnesなどの弱毒菌が起因菌となる場合も多いため，診断基準に当てはまらない感染例も多数存在する。Frangiamoreら[14]はこの点も踏まえたうえで人工肩関節感染を，①definite infection，②probable infection，③probable contamination，④no evidence for infectionの4つに分類する診断基準を示している（表2）。

人工肩関節感染に対する対応法

表1 Musculoskeletal Infection Society (MSIS)による人工股関節感染および人工膝関節感染の診断基準

1. 人工関節と交通する瘻孔の存在；または
2. 異なる部位から採取された組織あるいは関節液の培養で2つ以上の検体から細菌が検出；または
3. 以下の6項目のうち4項目以上が存在する場合
   a. ESRまたはCRPの上昇
   b. 関節液中の白血球数の増加
   c. 関節液中の多形核白血球分画の増加
   d. 関節内の膿の存在
   e. 人工関節周囲組織あるいは関節液の培養で1つの検体から細菌が検出
   f. 病理組織診断で強拡大(400倍)の1視野に5個以上の好中球が5視野以上で観察される

(文献13より)

表2 Frangiamoreらによる人工肩関節感染の診断基準

※感染所見
・術前の臨床所見(腫脹，瘻孔，発赤，排膿)
・ESRまたはCRP陽性
・術中の肉眼所見(排膿，壊死組織)
・術中迅速組織診断で陽性

分類	診断基準
definite infection	少なくとも感染所見1つ以上＋術前・術中培養の陽性2つ以上，または術前培養の陽性1つ＋術中培養で同じ菌の陽性1つ
probable infection	少なくとも感染所見1つ以上＋術前・術中培養の陽性1つ，または感染所見なし＋術前・術中培養の陽性2つ以上
probable contaminant	感染所見なし＋術前・術中培養の陽性1つ
no evidence for infection	感染所見なし＋術前・術中培養の陽性なし

(文献14より)

治療

　人工肩関節感染の治療は，発症からの期間，起因菌の同定の有無，起因菌の種類と感受性パターン，人工関節の安定性，周囲軟部組織の状態，患者の基礎疾患や全身状態，などを総合的に判断して決定する。一般に人工関節感染は，抗菌薬による内科的治療のみでは感染の制御は非常に困難であり，なんらかの外科的治療を要する。

抗菌薬の使用法

　使用する抗菌薬の種類，投与法，投与間隔は感染症専門医にも相談し，症例ごとに検討する必要がある。起因菌とその感受性パターンが判明している場合には比較的容易に治療方針が定まるが，もし起因菌がわからないときにはバンコマイシンとβラクタム系抗菌薬の併用など，P. acnesとグラム陽性菌をカバーする抗菌薬を選択する。IDSAガイドラインによると，P. acnes感染に対する第一選択薬は，ペニシリンG 2,000万単位の静脈内投与(24時間持続静注または6分割投与)，あるいはセフトリアキソン2gの静脈内投与(24時間持続静注)であり，代替薬としてクリンダマイシン600～900mgの静脈内投与(8時間ごと)，またはクリンダマイシン300～450mgの経口投与(1日4回)，またはバンコマイシン15mg/kgの静脈内投与(12時間ごと)が推奨されている[5]。

人工関節温存デブリドマン

　IDSAガイドラインによると，先行する人工関節置換術から30日未満または感染症状の出現から3週間未満の場合で，人工関節にlooseningがなく，瘻孔もなく，感受性をもつ抗菌薬が使用できる場合には，人工関節を温存したままのデブリドマンを行ってもよいとされている[5]。患者の基礎疾患や全身状態などにより侵襲の大きい手術が選択できないときには，上記の基準とは関係なく本法を適用せざるをえないが，その際には感染が持続する危険性が非常に高い。直視下手術ではなく関節鏡手術でデブリドマンを行った場合にも，感染が持続する危険性が高い。

切除関節形成術(resection arthroplasty)

　感染した人工関節の抜去のみを行い，再置換を行わない方法である。残存骨量が少ない場合，被覆に必要な軟部組織に乏しい場合，抗菌薬の選択肢が限られる高度耐性菌の感染の場合，患者

が複数回の手術に耐えられない場合，などに適応となる。本法によって疼痛の改善は期待できるが，肩の機能制限は永続する。感染制御の面でも後述する抗菌薬含有骨セメントを使用した一期的再置換術や，抗菌薬含有セメントスペーサーの留置を行う二期的再置換術よりも成績が劣り，およそ1/3の患者では感染が持続するとの報告がある[15]。

一期的再置換術

本法では人工関節のすべてと骨セメントを抜去し，壊死組織および感染組織のデブリドマンを行った後，そのまま新しい人工関節を再置換する。新しい人工関節の固定の際に抗菌薬含有骨セメントを使用することで，感染が再燃する危険性が低くなる。IDSAガイドラインによると，軟部組織が良好で残存骨量も多く，術前に起因菌が同定されており，バイオアベイラビリティの良好な経口抗菌薬に感受性があり，さらに抗菌薬含有骨セメントが使用でき，骨移植の必要がない場合に本法を適用してよいとされている[5]。二期的再置換術と比べ，治療期間が短く治療コストが低いこと，術後の癒着が少なく機能的改善に優れることなどが利点として挙げられるが，感染の制御という面では二期的再置換術のほうが優れるとの報告が多い。アメリカでは二期的再置換術が好まれ，ヨーロッパでは一期的再置換術が好まれる傾向がある[5]。

二期的再置換術

本法では初回手術で人工関節のすべてと骨セメントを抜去し，壊死組織および感染組織のデブリドマンを行った後，抗菌薬含有セメントスペーサーを関節内に留置して1回目の手術を終える。その後，4〜6週の全身的抗菌薬投与を行い感染の治癒が確認された後に，2回目の手術として抗菌薬含有骨セメントを用いて新しい人工関節を再置換する。1回目の手術後に臨床的に感染が治癒したと判断された後，2〜8週の抗菌薬中止を設け，感染の再燃がないことを確認した後に2回目の手術を行うと成功率が高くなる。この時点で感染が持続または再燃する症例に対しては，追加手術としてデブリドマンや抗菌薬含有セメントスペーサーの入れ替えを行う。IDSAガイドラインでは，軟部組織が不良な場合や起因菌の治療が困難で，先行する手術として二期的再置換術の手術歴がなく，あったとしてもこれが失敗した原因が判明しており，本法が技術的に選択可能で術後に良好な機能的改善が期待できる場合には二期的再置換術を行うとされている。この基準を満たさない場合には，前述した切除関節形成術や関節固定術を選択せざるをえない[5]。

文献

1) Bohsali KI, Wirth MA, Rockwood CA Jr. Complications of total shoulder arthroplasty. J Bone Joint Surg Am 2006；88：2279-92.

2) Zumstein MA, Pinedo M, Old J, et al. Problems, complications, reoperations, and revisions in reverse total shoulder arthroplasty：a systematic review. J Shoulder Elbow Surg 2011；20：146-57.

3) Richards J, Inacio MC, Beckett M, et al. Patient and procedure-specific risk factors for deep infection after primary shoulder arthroplasty. Clin Orthop Relat Res 2014；472：2809-15.

4) Hsu JE, Bumgarner RE, Matsen FA 3rd. Propionibacterium in Shoulder Arthroplasty：What We Think We Know Today. J Bone Joint Surg Am 2016；98：597-606.

5) Osmon DR, Berbari EF, Berendt AR, et al. Diagnosis and management of prosthetic joint infection：clinical practice guidelines by the Infectious Diseases Society of America. Clin Infect Dis 2013；56：e1-25.

6) Bedair H, Ting N, Jacovides C, et al. The Mark Coventry Award：diagnosis of early postoperative TKA infection using synovial fluid analysis. Clin Orthop Relat Res 2011；469：34-40.

7) Bottner F, Wegner A, Winkelmann W, et al. Interleukin-6, procalcitonin and TNF-alpha：markers of peri-prosthetic infection following total joint replacement. J Bone Joint Surg Br 2007；89：94-9.

8) Saltzman MD, Marecek GS, Edwards SL, et al. Infection after shoulder surgery. J Am Acad Orthop Surg 2011；19：208-18.

9) Tsaras G, Maduka-Ezeh A, Inwards CY, et al. Utility of intraoperative frozen section histopathology in the diagnosis of periprosthetic joint infection：a systematic review and meta-analysis. J Bone Joint Surg Am 2012；94：1700-11.

10) Grosso MJ, Frangiamore SJ, Ricchetti ET, et al. Sensitivity of frozen section histology for identifying Propionibacterium acnes infections in revision shoulder arthroplasty. J Bone Joint Surg Am 2014；96：442-7.

11) Trampuz A, Piper KE, Jacobson MJ, et al. Sonication of removed hip and knee prostheses for diagnosis of infection. N Engl J Med 2007；357：654-63.

12) Tunney MM, Patrick S, Curran MD, et al. Detection of prosthetic hip infection at revision arthroplasty by immunofluorescence microscopy and PCR amplification of the bacterial 16S rRNA gene. J Clin Microbiol 1999；37：3281-90.

13) Parvizi J, Zmistowski B, Berbari EF, et al. New definition for periprosthetic joint infection：from the Workgroup of the Musculoskeletal Infection Society. Clin Orthop Relat Res 2011；469：2992-4.

14) Frangiamore SJ, Saleh A, Grosso MJ, et al. Neer Award 2015：Analysis of cytokine profiles in the diagnosis of periprosthetic joint infections of the shoulder. J Shoulder Elbow Surg 2017；26：186-96.

15) Coste JS, Reig S, Trojani C, et al. The management of infection in arthroplasty of the shoulder. J Bone Joint Surg Br 2004；86：65-9.

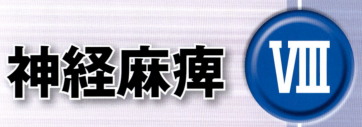

神経麻痺 VIII

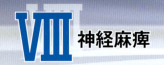

肩甲上神経麻痺に対する鏡視下横靱帯剥離術

聖路加国際病院整形外科・スポーツ総合医療センター　田﨑　篤

術前準備

骨形態の評価

　肩甲上神経は，腕神経叢から分枝して頭・尾側，内・外側方向に走行して肩甲切痕を通過する。その後，肩甲骨上面の棘上窩に沿って走行して棘窩切痕に至る（**Anatomical Key Shot**，p.284 参照）。以前から肩甲切痕の骨形態は正面像で評価され，かつ上肩甲横靱帯が神経に対して絞扼する構造とみなされていた。しかし前記に基づき神経の走行方向に評価すると，肩甲切痕部における神経走行領域の骨形態は，その正面像に影響を受けない形態が観察された[1]。また，上肩甲横靱帯面は神経を障害するというよりも保護するような構造であった。従って，術前の骨形態の評価は神経の走行方向を用いるべきである。

手術適応

　腱板断裂に生じる棘上筋，棘下筋の脂肪変性と肩甲上神経障害との関係が論じられている。筋萎縮による肩甲上神経の牽引が生じた場合，可動性が相対的に限定されている肩甲切痕で絞扼性神経障害が生じうるとされ，上肩甲横靱帯の切離術の効果が期待されている[2]。現時点までその効果を裏付ける臨床研究結果は乏しく，術者の意向によって本術式は施行されている[3]。一方でガングリオンや腫瘍性病変，骨隆起など神経の走行領域を占拠する病変がある場合には，本術式はよい適応となる。

診断に有用な理学所見

　診断に有用な理学所見として，牽引による肩甲切痕での肩甲上神経障害を再現させる肩甲上神経ストレッチテストがある[2]。検者は被検者の後方に立ち，一方の手で頚部を罹患肩と反対に捻転して，もう一方の手で肩甲骨を罹患側に牽引して神経症状の再現を評価する（**図1**）。

手術手技

　本術式の多くは鏡視下腱板修復術と同時になされる。従って，手術体位と麻酔は鏡視下肩関節手術に準じて行う（**図2**）。

肩甲上神経麻痺に対する鏡視下横靱帯剥離術

図1 肩甲上神経ストレッチテスト

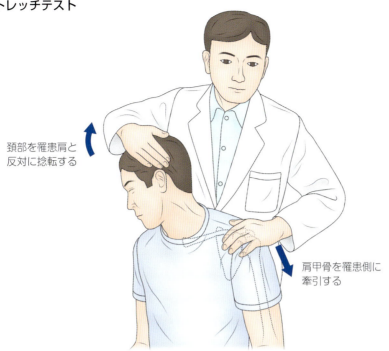

頚部を罹患肩と反対に捻転する

肩甲骨を罹患側に牽引する

図2 症例（30歳，男性）

8年前からの右上肢筋力低下，半年前から上腕近位に痛みあり[3]，来院した。視診上右棘上筋，棘下筋部に筋萎縮あり，MRIプロトン密度強調像で高輝度変化を認めた。

a：右肩甲骨棘の上側にある棘上筋（↑）と下側にある棘下筋（▲）の筋萎縮が認められる。

b，c：MRIプロトン密度強調像で脱神経所見の高輝度変化が認められる。

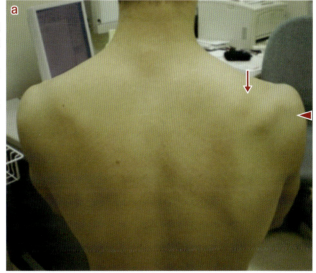

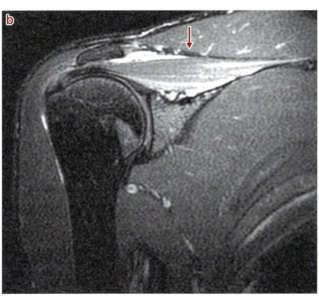

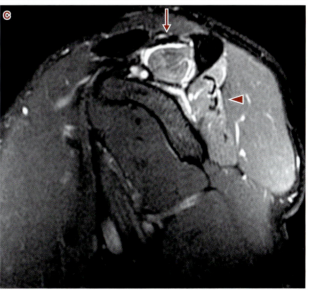

図3 ポータル

通常の外側(viewing)ポータルと前外側(working)ポータルに加えて，上肩甲横靱帯に直接アクセスするGポータルを用いる。

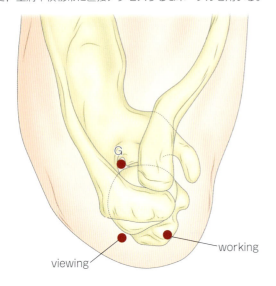

図4 烏口鎖骨靱帯の確認

棘上筋前縁(▲)に沿って内側に進むと，烏口鎖骨靱帯(菱形靱帯，円錐靱帯)が前方に確認できる。

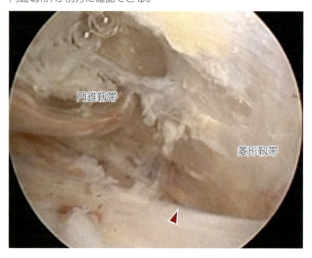

図5 上肩甲横靱帯の確認

円錐靱帯が付着する烏口突起基部(○)から内側方向へ上肩甲横靱帯が確認できる。

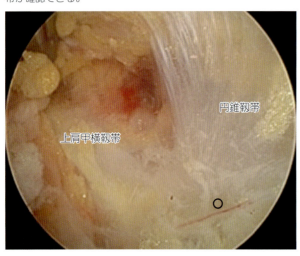

図6 Gポータル

針でGポータルが適切にアクセスできることを確認する。

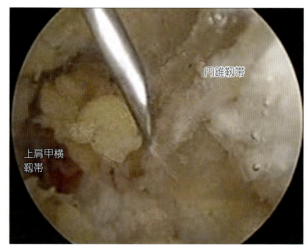

ポータル

外側ポータルから関節鏡視を行い，前外側ポータルから器械を挿入する(図3)。シェーバーやRFデバイスを用いて棘上筋の前縁に沿って内側へ視野を広げる。肩鎖関節より内側へ進むと，肩峰前縁から烏口突起基部へ走行する烏口鎖骨靱帯が認められる(図4)。外側やや前方に位置する菱形靱帯と，その内側後方で烏口突起基部後方内側に付着する円錐靱帯がある。その円錐靱帯が付着する烏口突起付着部の骨面を目指して棘上筋前縁の筋線維深層へと進むと，その付着部のさらに内側に付着する上肩甲横靱帯が確認できる(図5)。

上肩甲横靱帯へ直接到達する位置となる鎖骨の後方に，スパイナル針を用いて至適位置を確認してポータル(Gポータル)を作製する(図3, 6)。

肩甲上動脈は上肩甲横靱帯の上方に位置するとされているが，その下方に存在することもあるので注意が必要である[1]。また，周囲には静脈が走行しているので，それらをトロッカーなど鈍な器具で内側方向へ避ける(図6, 7)。肩甲上神経は，上肩甲横靱帯の深部に直行するように走行している。

図7 肩甲上動静脈の確認
a：肩甲上神経の上方に走行する血管を確認する。
b：鈍棒を挿入して血管を内側に避ける。

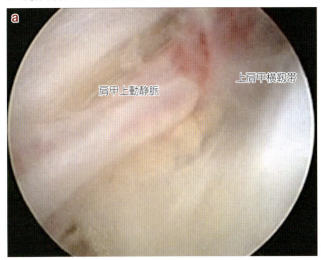
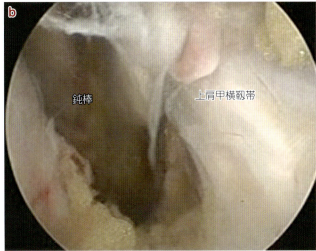

図8 上肩甲横靱帯の切離
Gポータルから挿入したシザースで，直行する位置にある上肩甲横靱帯を切離する。

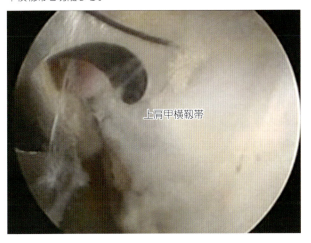

図9 肩甲上神経の確認
上肩甲横靱帯の切離により，発赤した肩甲上神経が確認された。

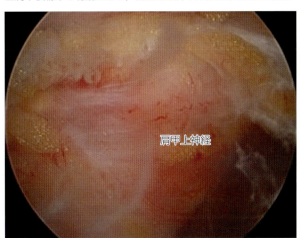

トロッカーの外側に平行にシザースを挿入して，靱帯を烏口突起付着側で切離する（図8）。その下方に神経が露出される。本症例では発赤した肩甲上神経が確認された（図9）。

後療法

術後数日は手術操作による疼痛はあるが，可及的に胸郭肩甲帯のストレッチを開始する。肩関節可動域訓練や筋力訓練も疼痛の改善に伴い開始する。

文献

1) Tasaki A, Nimura A, Mochizuki T, et al. Anatomic observation of the running space of the suprascapular nerve at the suprascapular notch in the same direction as the nerve. Knee Surg Sports Traumatol Arthrosc 2015；23：2667-73.
2) Lafosse L, Piper K, Lanz U. Arthroscopic suprascapular nerve release：indications and technique. J Shoulder Elbow Surg 2011；20(2 Suppl)：S9-13.
3) Collin P, Treseder T, Lädermann A, et al. Neuropathy of the suprascapular nerve and massive rotator cuff tears：a prospective electromyographic study. J Shoulder Elbow Surg 2014；23：28-34.

Anatomical Key Shot

A：左肩を前外側より観察

肩甲上神経（▲）は腕神経叢から分枝して頭・尾側, 内・外側方向に走行して肩甲切痕に至る。棘上筋前縁の深層に上肩甲横靱帯があることに留意する。

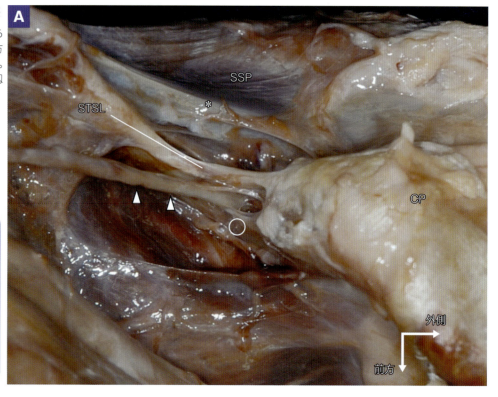

○：肩甲切痕
▲：肩甲上神経
STSL：superior transverse scapular ligament（上肩甲横靱帯）
SSP：supraspinatus tendon（棘上筋）
CP：coracoid process（烏口突起）
SSC：subscapularis（肩甲下筋）

B：右肩を上外側より観察

外側ポータルからの鏡視ではこのような視野となる。肩甲上動脈（↑）は上肩甲横靱帯の上方を走行することが多いが, 下方にある場合もある。

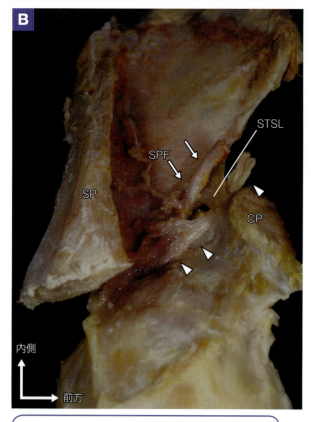

▲：肩甲上神経, ↑：肩甲上動脈
STSL：上肩甲横靱帯, SP：scapular spine（肩甲棘）
SPF：supraspinous fossa（棘上窩）, CP：烏口突起

C：右肩を後方より観察

烏口突起基部の内側後方に上肩甲横靱帯は付着する。肩甲上神経は靱帯の面と平行に走行している。

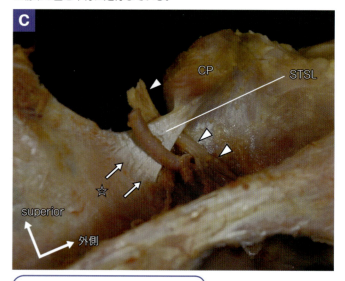

▲：肩甲上神経, ○：肩甲切痕
↑：肩甲上動脈, ☆：肩甲切痕内側縁
STSL：上肩甲横靱帯, CP：烏口突起

（著者による作成）

D：肩甲上神経と上肩甲横靱帯

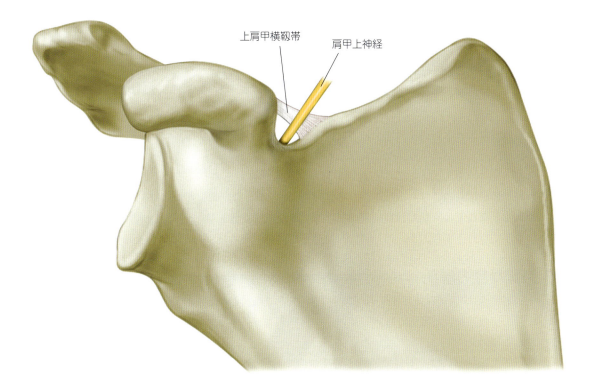

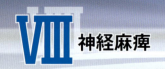

VIII 神経麻痺

鏡視下手術における腋窩神経麻痺のリスクとその対策

船橋整形外科病院スポーツ医学・関節センター肩関節・肘関節部門　**濱田博成，菅谷啓之**

　肩の外傷による腋窩神経障害の多くは，自然経過で回復することがよく知られている。しかし，手術に関連して起こる腋窩神経麻痺は観血的な処置を要する場合も多く，診断・治療の遅れにより恒久的な麻痺を引き起こす可能性もある。早期診断が重要となるが，腋窩神経麻痺の特性上，疑わなければ見過ごされる可能性があり，神経障害による症候を熟知しておくことが大切である。最も重要なことは，腋窩神経の解剖を十分に理解して手術に臨むことであり，神経損傷を生じやすい手技を行う場合には，神経の走行を念頭に置いて細心の注意を払い手術を行うべきである。

腋窩神経の解剖

　腋窩神経は，腕神経叢後束を経て腋窩で3～4本の枝に分岐し，quadrilateral space（四辺形間隙）を後上腕回旋動脈とともに後方へ抜け，小円筋および三角筋への運動枝，肩外側の感覚枝へと分かれる（**図1**）。

　肩甲上腕関節には，右肩で5時から7時の間で関節包に最も接近し[1]，下関節上腕靱帯（inferior glenohumeral ligament；IGHL）から腋窩神経までの距離は2.5～3.2mmと報告されている（**図2**）[2,3]。また，肩関節内旋位では，腋窩神経が関節包に近付くとされる[1]。

図1 腋窩神経の走行

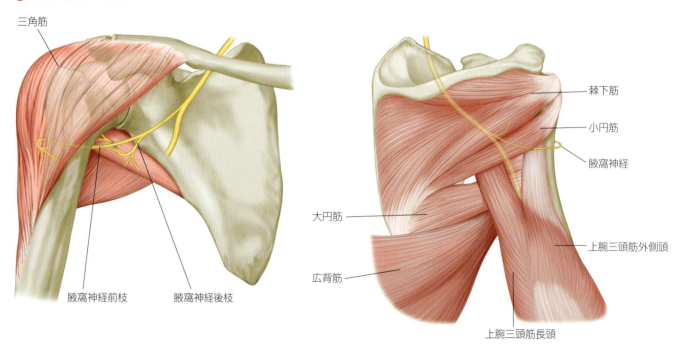

鏡視下手術における腋窩神経麻痺の報告

鏡視下手術における腋窩神経麻痺の報告は少ない。「PubMed」(https://www.ncbi.nlm.nih.gov/pubmed/)および「医学中央雑誌」(http://www.jamas.or.jp/)にて検索しうる鏡視下手術における腋窩神経麻痺の報告は11例である(**表1**)。牽引や熱による障害では，麻痺は自然回復するが，手術手技による障害では，神経剥離などの外科的処置を要することが多い。

図2 腋窩神経の解剖
関節窩6時における冠状断像。赤矢印は腋窩神経。

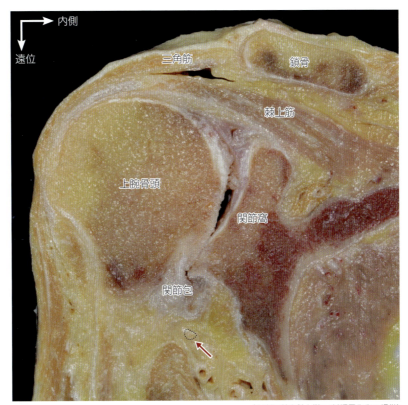

(東京医科歯科大学 二村昭元先生ご提供)

表1 関節鏡手術における腋窩神経麻痺の報告

報告者(報告年)	術式	原因	体位	患者数	腋窩神経障害	経過
Small(1986)[7]	ASD	牽引	不明	522	1	不明
Paulos(1990)[8]	ASD	牽引	側臥位	76	1	不明
Wong(2001)[9]	thermal capsulorrhaphy	熱	ビーチチェア位 側臥位	14,277	196	95％一過性
Mishra(2001)[10]	thermal capsulorrhaphy	熱	側臥位	42	1	一過性
Miniaci(2003)[11]	thermal capsulorrhaphy	熱	ビーチチェア位	19	4(感覚障害4, 三角筋筋力低下1)	9カ月で改善
D'Alessandro(2004)[12]	thermal capsulorrhaphy	熱	ビーチチェア位	84	12(感覚障害のみ)	3カ月で改善
望月(2014)[13]	HAGL修復	腋窩神経周辺結合組織の牽引	ビーチチェア位	1	1(感覚障害, 三角筋筋力低下)	神経剥離
Bruno(2015)[14]	ASD	後方ポータル作製時	側臥位	1	1	後神経幹を神経剥離
Szyluk(2015)[15]	Bankart修復	アンカーの骨外穿破	側臥位	92	1	再手術後4カ月で改善
Athwal(2016)[16]	Latarjet	肩甲下筋処置	不明	83	1	一過性
濱田(自験例)(2016)[17]	HAGL修復 関節包断裂修復	関節包縫合時	ビーチチェア位	1,532	3(三角筋筋力低下)	神経剥離/縫合/移植

ASD：arthroscopic subacromial decompression(鏡視下肩峰下除圧術)
HAGL：humeral avulsion glenohumeral ligament

鏡視下関節包断裂修復・HAGL修復に伴う腋窩神経麻痺（自験例）

● 頻度

2005年1月～2015年8月までに，当院で反復性肩関節脱臼に対して鏡視下手術を行った症例は1,532肩であり，このなかで関節包断裂の修復を行った例が107肩（7％），humeral avulsion glenohumeral ligament（HAGL）病変修復が25肩（1.6％）あった。このうち3肩に腋窩神経麻痺を認めた（0.3％）。関節包修復の1.9％（2肩），HAGL修復の4％（1肩）で腋窩神経麻痺を生じていた。

● 症例①（図3）

28歳，男性。左反復性肩関節脱臼に対しビーチチェア位で鏡視下手術を施行した。Bankart病変と関節包断裂を認め，スーチャーフックを用いて関節包を縫合し，Bankart修復を行った。

術後10カ月で左肩周囲の筋萎縮と脱力の訴えがあり，外転筋力の低下を認めた。針筋電図検査で三角筋の運動単位活動電位（motor unit action potential；MUAP）の消失を認め，腋窩神経麻痺と診断した。

直ちに再手術を施行し，関節包断裂の修復に用いた縫合糸のうち最も骨頭側のものが腋窩神経を貫いていることを確認した。神経のダメージは比較的軽度と判断し，抜糸と神経剥離を施行した。

術後3カ月で三角筋にMUAPの出現を確認し，術後3年では筋萎縮は残存するもののMUAP振幅の増大と外転筋力の回復［徒手筋力テスト（manual muscle testing；MMT）5（normal）］を認めている。

● 症例②（図4）

44歳，男性。右反復性肩関節脱臼に対しビーチチェア位で鏡視下手術を施行した。観血的手術の再手術症例であった。関節包断裂を認め，スーチャーフックを用いて縫合した。

術後11カ月で右肩周囲の筋萎縮と脱力の訴えがあり，外転筋力の低下を認めた。針筋電図検査では三角筋のMUAPが消失しており，腋窩神経麻痺と診断した。

再手術を予定したが気胸を発症したため，状態が回復するのを待って，術後1年1カ月で再手術を施行した。腋窩神経には最も骨頭側の縫合糸がかかっており，同部位では神経が完全断裂していたため，断端を新鮮化し端端縫合を行った。

術後2カ月で三角筋にMUAPの出現を確認し，術後2年では筋萎縮は残存するもののMUAP振幅の増大と外転筋力の回復［MMT 5（normal）］を認めている。

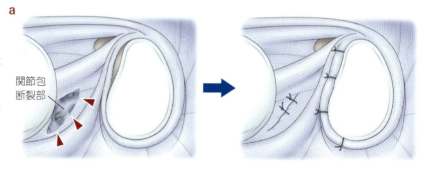

図3 症例1 関節包断裂とBankart病変修復後の腋窩神経麻痺（28歳，男性）
a：修復法。矢頭は関節包断裂部を示す。2本の縫合糸で修復した。
b：前方鏡視での関節包断裂部（矢頭）。
c：再手術時の術中写真。骨頭側の縫合糸（矢頭）が腋窩神経（矢印）を貫いていた。

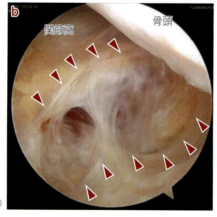
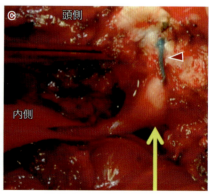

（b, cは文献17より）

鏡視下手術における腋窩神経麻痺のリスクとその対策

● 症例③(図5)

27歳, 男性。左反復性肩関節脱臼に対しビーチチェア位で鏡視下手術を施行した。Bankart病変とHAGL病変を認めた。HAGL修復には, 通常のBankart修復で用いるポータルに加え, 5 o'clockポータルを作製し, 上肢を軽度屈曲内旋位としてスーチャーアンカーを骨頭に2個挿入した。挿入後上肢を軽度外転外旋位にもどし, Caspari™ Suture Punch(Biomet社)やスーチャーフックを用いて縫合糸を断端に通し縫合した。HAGL病変修復後, Bankart病変を修復した。

図4 症例2 関節包断裂修復後の腋窩神経麻痺(44歳, 男性)

a:修復法。矢頭は関節包断裂部を示す。3本の縫合糸で修復した。
b:後方鏡視での関節包断裂部(矢頭)。
c, d:再手術時の術中写真。
c:腋窩神経(矢印)には縫合糸(矢頭)がかかっており, 同部位で完全断裂していた。
d:腋窩神経(矢印)の断端を新鮮化し, 端端縫合(矢頭)を行った。

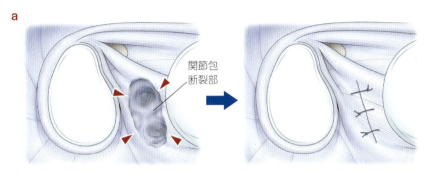
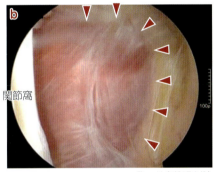

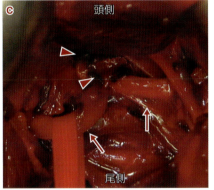
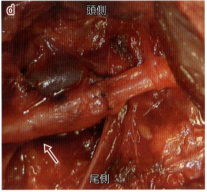

(b, cは文献17より)

図5 症例3 HAGL病変とBankart病変修復後の腋窩神経麻痺(27歳, 男性)

a:修復法。矢頭はHAGL病変を示す。骨頭にスーチャーアンカー2個を挿入し修復した。
b:前方鏡視でのHAGL病変(矢頭)。
c:再手術時の術中写真。縫合糸(矢頭)が腋窩神経(矢印)を貫通し, 部分断裂を生じていた。

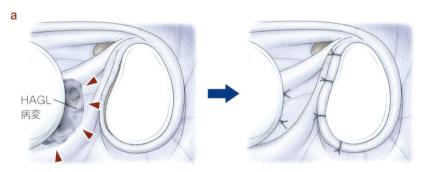
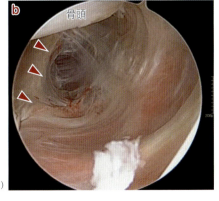
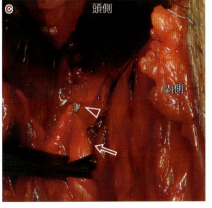

(b, cは文献17より)

術後7カ月で左肩周囲の筋萎縮の訴えがあり，外転筋力の低下を認めた．針筋電図検査では三角筋のMUAPが消失しており，腋窩神経麻痺と診断し，術後10カ月で再手術を施行した．HAGL修復に用いた縫合糸が腋窩神経を貫通しており，神経の部分断裂を認めた．端端縫合が困難なため，腓腹神経を用いて神経移植術を施行した．

術後3カ月で三角筋にMUAPの出現を確認し，術後2年では筋萎縮は残存するもののMUAP振幅の増大と外転筋力の回復[MMT 5(normal)]を認めている．

手術時の注意点

①右肩で5時から7時の骨頭側で腋窩神経は最も関節包に接近し[1]，IGHLから腋窩神経までの距離は2.5～3.2mmと報告されている[2,3]．**関節包修復に際して関節包をフックなどでとらえる場合には，盲目的に関節包より2mm以上深部へ挿入することは避けるべきである．**

②自験例では，いずれも十分に腋窩神経を確認せずに縫合糸を関節包にかけたことが原因と思われた．可能な限り腋窩神経を視認するよう，スコープをさまざまなポータルから挿入してみるなどの工夫を試みるべきである．

③関節包断裂部が周囲の組織と癒着している症例もあり，注意深く観察することが重要である（図6）．**腋窩神経の癒着が疑われる場合には，スイッチングスティックなどで鈍的に剥離して，関節包修復のためのスペースを確保する．**縫合糸を関節包にかけた後には，神経との位置関係を確認するべきである．

④HAGL修復時のアンカー挿入は，肩を内旋位にして骨頭頚部にガイドを押し付けながら挿入するが，この肢位は腋窩神経が関節包に近接する肢位である[1]．アンカー挿入後は軽度外転外旋位に戻して操作することで，神経損傷のリスクを低減することができる．また，術中に筋電図で腋窩神経をモニタリングする方法も報告されている[4]．

術後腋窩神経麻痺の診断

腋窩神経麻痺を疑う症候としては，可動域不良と肩の異常感覚が重要と考えている．術後早期に可動域回復が不良な場合には，腋窩神経麻痺の可能性を考慮して慎重に診察する．**腋窩神経単独麻痺では必ずしも肩挙上不能にはならないので注意が必要である．**当院では，2カ月の時点で

図6 関節包断裂と腋窩神経

a：右肩後方鏡視．前下方の関節包が断裂している（矢頭）．矢印の部分は，一見関節包断裂の断端にみえる．
b，c：関節包断裂部にスイッチングスティック（矢印）を押し当て（b），矢印の方向に引っ張り上げて緊張をかけると，腋窩神経（矢頭）であることがわかる（c）．
d：腋窩神経（矢頭）周囲の組織を剥離した．

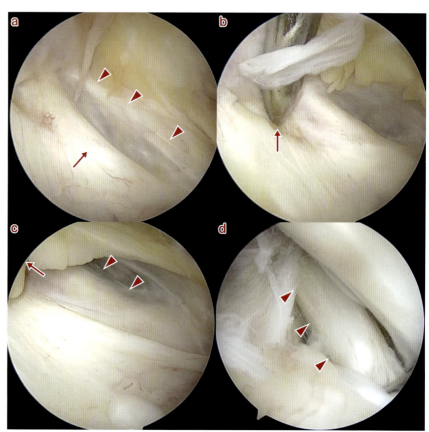

の自動前方挙上の目安を110°以上としている。肩外側のしびれは必ず認めるわけではなく，異常を認めない場合や，「なんとなく違和感がある」という表現をする場合もある。リハビリテーションを行う理学療法士と情報を共有し，異常があれば速やかに連絡があるようにしておくことが，早期診断に有効である。

診断には視診や触診で三角筋の筋萎縮を確認することが肝要である。また，確定診断には筋電図検査を行う。筋電図検査は，予後の予測や再手術後の経過観察にも有用である。

腋窩神経麻痺とよく似た症状を呈する疾患に，neuralgic amyotrophy（神経痛性筋萎縮）[5]がある。肩周辺の重度の疼痛の後，上肢の筋力低下・筋萎縮を認める疾患である。この疾患と腋窩神経麻痺との鑑別は難しい場合が少なくないが，臨床所見や筋電図検査で腋窩神経支配の三角筋，小円筋のみに所見がみられれば，腋窩神経麻痺と診断が可能である。

腋窩神経麻痺の治療

筋電図検査で腋窩神経麻痺と診断した場合は，速やかに局所の展開や神経修復が必要である。腋窩神経損傷の術後予後は，一般的に経過良好とされる。自験例では初回手術より10～13カ月で再手術を行ったが，筋萎縮は残存するものの，術後1年で外転筋力の改善[MMT 5（normal）]を認め，経過良好である。しかし，損傷から6カ月以降の神経移植術の成績は，それ以前に手術を施行した症例より成績が劣るとの報告もあり，より術後早期の診断・治療が望ましいと考えられる[6]。

関節包断裂修復やHAGL修復の際には，できる限り腋窩神経を確認するように努める。腋窩神経麻痺はまれであるが，起こりうる合併症と認識する必要がある。一見挙上できることや，衣服で筋の萎縮がわかりにくいことにより，疑わなければ見過ごしてしまう可能性がある。

確定診断には筋電図検査が有用であり，neuralgic amyotrophyとの鑑別にも有用である。

腋窩神経障害から6カ月以上経過すると術後成績が劣るとの報告もあるため，術後2カ月の時点での自動挙上の不良，三角筋萎縮，肩周辺の違和感に注意し，理学療法士とも連絡を取り合って早期に診断することが重要である。

文献

1) Uno A, Bain GI, Mehta JA. Arthroscopic relationship of the axillary nerve to the shoulder joint capsule: an anatomic study. J Shoulder Elbow Surg 1999; 8: 226-30.
2) Price MR, Tillett ED, Acland RD, et al. Determining the relationship of the axillary nerve to the shoulder joint capsule from an arthroscopic perspective. J Bone Joint Surg Am 2004; 86: 2135-42.
3) Bryan WJ, Schauder K, Tullos HS. The axillary nerve and its relationship to common sports medicine shoulder procedures. Am J Sports Med 1986; 14: 113-6.
4) Esmail AN, Getz CL, Schwartz DM, et al. Axillary nerve monitoring during arthroscopic shoulder stabilization. Arthroscopy 2005; 21: 665-71.
5) Fukushima K. Clinical features and MRI characteristics in neuralgic amyotrophy. Rinsho Shinkeigaku 2014; 54: 1053-5.
6) Wehbe J, Maalouf G, Habanbo J, et al. Surgical treatment of traumatic lesions of the axillary nerve. A retrospective study of 33 cases. Acta Orthop Belg 2004; 70: 11-8.
7) Small NC. Complications in arthroscopy: the knee and other joints. Committee on Complications of the Arthroscopy Association of North America. Arthroscopy 1986; 2: 253-8.
8) Paulos LE, Franklin JL. Arthroscopic shoulder decompression development and application. A five year experience. Am J Sports Med 1990; 18: 235-44.
9) Wong KL, Williams GR. Complications of thermal capsulorrhaphy of the shoulder. J Bone Joint Surg Am 2001; 83 Suppl 2 Pt 2: 151-5.
10) Mishra DK, Fanton GS. Two-year outcome of arthroscopic bankart repair and electrothermal-assisted capsulorrhaphy for recurrent traumatic anterior shoulder instability. Arthroscopy 2001; 17: 844-9.
11) Miniaci A, McBirnie J. Thermal capsular shrinkage for treatment of multidirectional instability of the shoulder. J Bone Joint Surg Am 2003; 85: 2283-7.
12) D'Alessandro DF, Bradley JP, Fleischli JE, et al. Prospective evaluation of thermal capsulorrhaphy for shoulder instability. indications and results, two- to five-year follow-up. Am J Sports Med 2004; 32: 21-33.
13) 鈴木 聡, 若林良明, 吉村英哉, ほか. HAGL病変修復後の腋窩神経麻痺に対し神経剥離を施行した1例. 肩関節 2014; 38: 734-7.
14) Bruno M, Lavanga V, Maiorano E, et al. A bizarre complication of shoulder arthroscopy. Knee Surg Sports Traumatol Arthrosc 2015; 23: 1426-8.
15) Szyluk K, Jasiński A, Widuchowski W, et al. Results of Arthroscopic Bankart Lesion Repair in Patients with Post-Traumatic Anterior Instability of the Shoulder and a Non-Engaging Hill-Sachs Lesion with a Suture Anchor after a Minimum of 6-Year Follow Up. Med Sci Monit 2015; 21: 2331-8.
16) Athwal GS, Meislin R, Getz C, et al. Short-term Complications of the Arthroscopic Latarjet Procedure: A North American Experience. Arthroscopy 2016; 32: 1965-70.
17) 濱田博成, 菅谷啓之, 高橋憲正, ほか. 反復性肩関節脱臼に生じた関節包断裂・HAGL病変修復後に腋窩神経麻痺を認めた3症例. 肩関節 2016; 40: 767-70.

肩関節周辺骨折 IX

IX 肩関節周辺骨折

N分類2-part以上の上腕骨近位端骨折（成人例）に対する骨接合術

元 国立病院機構東京医療センター整形外科　　**高橋正明**

術前準備

問診および理学所見

　問診では受傷機転を聴取する。骨粗鬆症でない患者が比較的弱い外力で骨折を生じた場合は，病的骨折を疑い既往歴を聴取する。

　身体所見では，患側上肢の神経・血管損傷を調べる。特に脱臼骨折例では腋窩神経麻痺の確認が重要である。具体的に運動神経については，疼痛のため肩を動かすことができないので，皮膚の上から三角筋を触れた状態で患者にアイソメトリックに筋肉（前・中・後枝）を収縮させて調べる。知覚神経は肩外側（軍服の腕章）の部位で評価する。

画像検査

　骨折の評価は，単純X線撮影肩関節2R（true AP像，scapular Y像）で行う。骨折部が重なり合い評価が困難な場合や，N分類3-part骨折や4-part骨折で骨頭側の状態（大・小結節残存の有無，頚部内側骨片の大きさ，頚部内側の骨連続性など）を詳細に知りたい場合は，CT画像（3D-CT）が有用なので追加検査を行う。

手術適応

　通常Neer分類（N分類）2-part以上の転位型骨折を手術適応［1cm以上のdisplacement（転位），45°以上のangulation］としている。2-part骨折と3-part骨折では骨接合術，4-part骨折では人工骨頭置換術（humeral head replacement；HHR）が行われる。

手術法の選択（図1）

- ●N分類2-part大結節骨折，または小結節骨折
- ・選択する手術法①：鋼線締結法[1]

　ただし，青年期で骨質がよく，しかも大きな骨片の場合はスクリュー固定を選択する。また，上腕骨頚部骨折（minimal displacement）合併例の場合は，早期リハビリテーションを行うためNCB®-PH（Non-Contact Bridging for the Proximal Humerus）system（Zimmer社）を用いたプレート固定を選択する。

- ●N分類2-part外科頚骨折，または骨頭が外反嵌入しているN分類3-part骨折と4-part骨折
- ・選択する手術法②：NCB®-PHを用いたプレート法[2,3]

　通常Minimally Invasive Solution（MIS™）テクニックで行っている。

図1 上腕骨近位端骨折に対する手術の治療方針

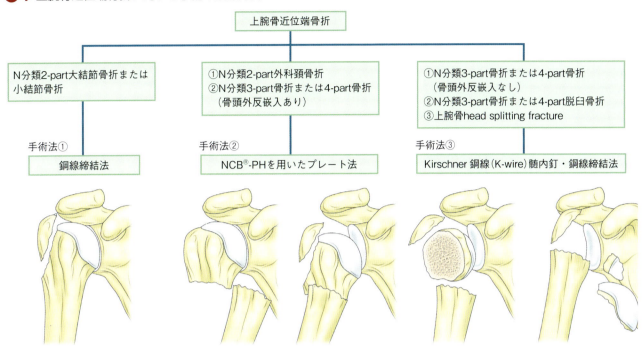

- 骨頭の外反嵌入を認めないN分類3-part骨折と4-part骨折および脱臼骨折[4]，または上腕骨頭割裂骨折[5]
- 選択する手術法③：Kirschner鋼線(K-wire)髄内釘・鋼線締結法[3,6]

ただし，患者が骨接合術以外の手術療法を希望する場合はHHRを選択する。

骨接合術で危惧される骨頭壊死がたとえ生じても，この方法はプレートや横止め髄内釘法と異なり，スクリューによる骨頭穿破を原因とする関節窩損傷の心配がないという大きな利点がある。

麻酔・体位

手術は全身麻酔下で，一般外科用手術台を使い行っている。

体位は約10°頭側を高くした仰臥位で，患側の上肢をフリーにして肩は手術操作時に約90°伸展できるようにベッドサイドの外側端に置く。

手術手技

皮切とアプローチ

鋼線締結法(手術法①)またはK-wire髄内釘・鋼線締結法(手術法③)は，Ollierの皮切からdeltopectoral approachで骨折部に到達する。

NCB®-PHを用いたプレート法(手術法②)は，anterolateral acromial approachで骨折部に到達する。皮切線は，肩峰前外側から上腕骨外側上顆を結んだ線に対し，肩峰前角を頂点とした位置から約15°前内方に約5cmの長さとしている。三角筋縦割部位は，三角筋前枝と中枝の境界(tendinous interval)ではなく，三角筋前枝外側1/4の部位としている。これは，仮に術中操作で腋窩神経にダメージを与えたとしても，より麻痺の影響を少なくするためである。

骨折部到達後の重要な展開

骨折部到達後に行う重要な手技に肩峰下滑液包の展開[1]がある。上腕骨を下方に牽引しながら術者の指（示指）を烏口肩峰靱帯（coracoacromial ligament；CAL）の下から肩峰下滑液包内に入れる手技である。指が滑液包内に入ると、上腕骨頭を容易に下方亜脱臼位にすることができる。このことにより肩峰下腔に十分なスペースができ、その後の手術操作が行いやすくなる。

● 手術法①：大結節骨折に対する鋼線締結法[1]（図2）

転位した大結節骨片は脆いため、直接鉗子でつかむと新たな骨折を生じる危険性がある。そのため、転位した骨片に付着する腱板に糸をかけて骨片を引き出している。また無理な緊張をかけずに骨片を整復するためには、骨片周囲に付着する軟部組織を肩峰下腔に入れた指で丹念に剥離することも忘れてはならない。締結固定する軟鋼線は0.8〜1.0mm径を使用している。

上腕骨骨孔は結節間溝外壁（大胸筋付着部近位約2cm）にK-wire（0.8〜1.0mm径）を使って作製する（図3）。**軟鋼線を上腕骨骨孔に刺入して取り出す手技をスムーズに行うコツは、各操作時での上腕骨の回旋角度にある。**

締結固定時にsubacromial impingementを生じさせないよう、大結節骨片を少し下方（遠位）気味に整復固定するのがよい。

● 手術法②：N分類2-part外科頸骨折に対するNCB®-PHを用いたMIS™テクニックによるプレート法[2]（図4, 5）

Anterolateral acromial approachで縦割した三角筋の間から指を入れ、肩峰下滑液包の展開を行う。その際に指腹で三角筋（tendinous intervalより後方）腹側を横走する腋窩神経（索状物として

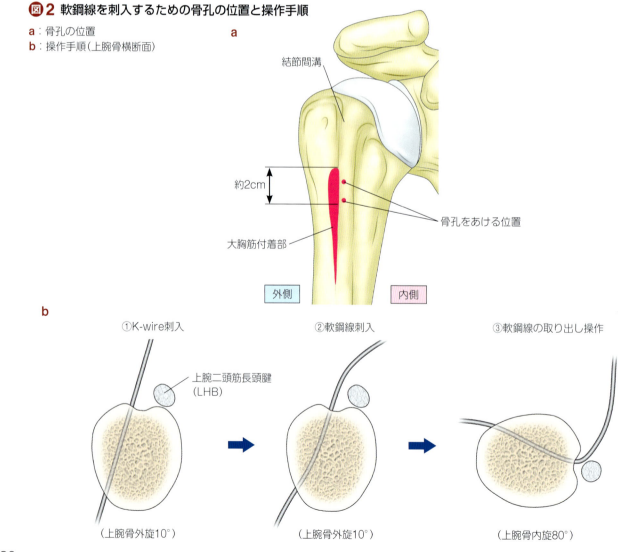

図2 軟鋼線を刺入するための骨孔の位置と操作手順
a：骨孔の位置
b：操作手順（上腕骨横断面）

N分類2-part以上の上腕骨近位端骨折(成人例)に対する骨接合術

触れる)を確認する。腱板に糸をかけて骨折部を整復するが，必要に応じて骨内支柱としての人工骨移植やK-wire仮固定で整復位を保持する。その後は成書に記載された手順で骨接合術を進める。

骨折部の整復位保持が困難な場合，骨内支柱として成形した人工骨[アパセラム®(HOYA Technosurgical)，10×20×50mm]を移植することで安定性が得られ，その後の手術操作が容易になる。

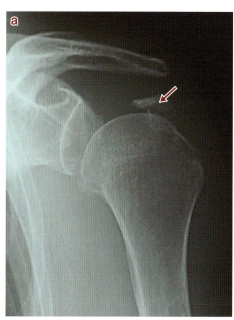
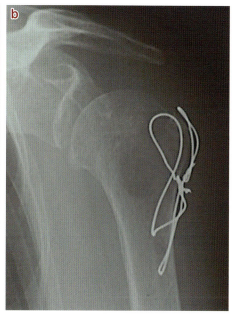

●図3 N分類2-part上腕骨大結節骨折
a：術前単純X線像。大結節骨片が上方に転位している(矢印)。
b：術後単純X線像。大結節骨片が2本の軟鋼線で整復締結固定されている。

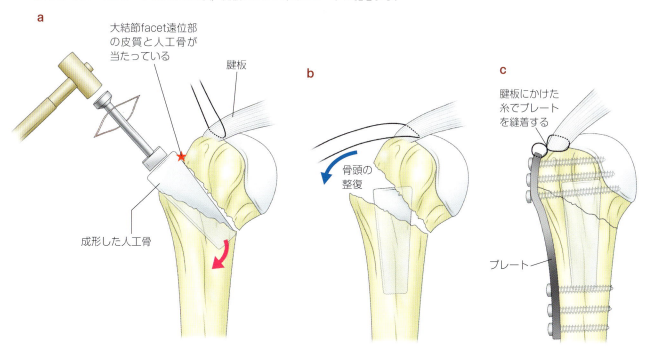

●図4 N分類2-part外科頚骨折に対するMIS™テクニックによるプレート法(骨内支柱として人工骨移植あり)
a：腱板に糸をかけて骨頭を骨移植の邪魔にならない位置に移動させてから，成形した人工骨の先端を骨幹部髄腔内に挿入する。木槌と打ち込み棒を用いて人工骨をさらに奥深く挿入させる。大結節facet遠位部の皮質が人工骨に当たる場合は，スペース確保のために気にせず皮質骨部を破壊する。
b：人工骨挿入後は腱板にかけた糸を使い人工骨近位先端部にキャップをかぶせるように骨頭を整復する。
c：スクリューでプレートを固定した後，腱板にかけた糸をプレートに縫着する。

297

図5 N分類2-part上腕骨外科頚骨折

a：術前単純X線像。上腕骨骨幹部が内側に転位している。
b, c：透視下単純X線像
　b：成形した人工骨(右下枠内)を骨内支柱として挿入し，整復位を保持している。
　c：K-wireで仮固定した後，手順通りプレート固定を実施している。
d：術後単純X線像。プレートを用いて整復固定している。

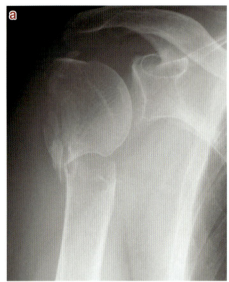
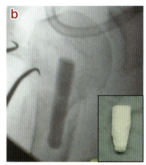
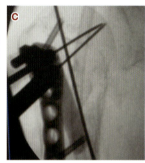
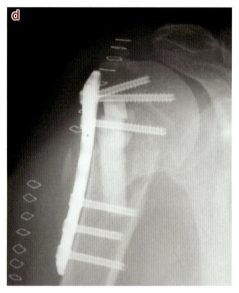

　骨接合時は仮固定用1.6mm径ガイドワイヤーの弯曲に注意する(スクリュー挿入のためのドリリング時のガイドワイヤー折損，骨折部の再転位)[3]。スクリューによる骨頭穿破にも注意する(不用意に骨頭側のスクリューを締めすぎないこと)[3]。

- 手術法③：N分類4-part骨折K-wire髄内釘・鋼線締結法[4～6]（図6, 7）

　手術法①の要領で，人工骨移植前に上腕骨に2本の軟鋼線(0.8mm径)を通しておく。
　大・小結節骨片に付着する腱板に糸をかけた後，成形した人工骨を骨内支柱として移植する。骨幹部から2cmほど近位端を突出させた人工骨にキャップを被せるように骨頭を外反位に置き，打ち込み棒で骨頭を叩き骨幹部に嵌入させる。骨頭頂点部から2.0mm径のK-wire 3本を骨幹部髄腔内に順行性に刺入し，K-wire近位端は180°に折り曲げて上腕骨頭へ打ち込む。転位した大・小結節骨片は，骨片に付着する腱板にかけた軟鋼線を用いて整復位に締結固定する。
　遊離した骨頭の安定性獲得および血流再開を期待して，骨幹部髄腔との接触面積を大きくするために外反位で骨頭を嵌入させる。同時に移植した人工骨近位側先端を，成形した骨頭内髄腔にめり込ませる(骨頭骨片を自家骨移植と考える[4,6])。

後療法

　手術法①～③の後療法はすべて同じである。
　術後3日目より振り子運動，術後2週より自助を含む他動可動域訓練，術後6週より自動運動を開始する。術後3週間は三角巾を装着させる。

N分類2-part以上の上腕骨近位端骨折（成人例）に対する骨接合術

図6 N分類4-part骨折に対するK-wire髄内釘・鋼線締結法（骨内支柱として人工骨移植あり）

a：大・小結節骨片に付着する腱板に糸をかけた後，成形した人工骨を骨幹部髄腔内に挿入する．あらかじめ骨幹部側にあけた骨孔に軟鋼線2本を通しておく．
b：上腕骨骨頭を骨幹部に外反嵌入させた後，K-wireを骨頭軟骨部より刺入し固定する．
c：軟鋼線により大・小結節骨片を整復締結固定する．

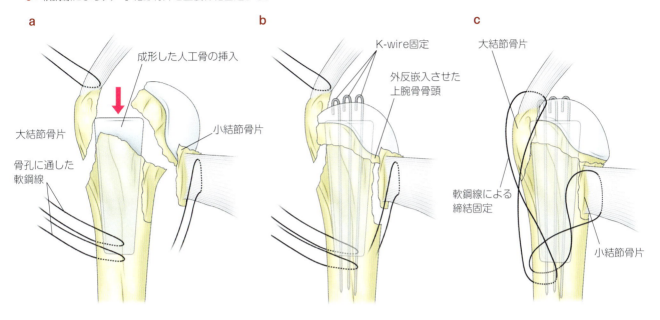

図7 N分類4-part骨折（外反嵌入なし）

a：術前単純X線像．N分類4-part骨折で骨頭は骨幹部に嵌入していない．
b, c：術前3D-CT
 b：正面像．小結節骨片の状態を詳細に確認できる（矢印）．
 c：背面像．大結節骨片の状態を詳細に確認できる（矢印）．
d：術中写真．骨頭を骨幹部に外反嵌入させた後，K-wire3本で固定している．
e：術後単純X線像．K-wire髄内釘・鋼線締結法（人工骨移植あり）で骨接合術が行われている．

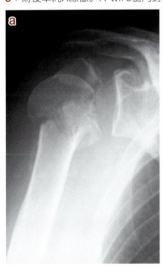
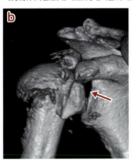
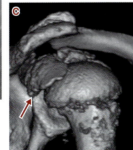
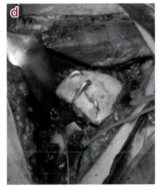
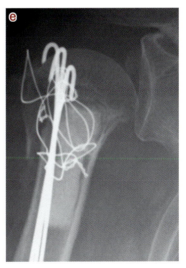

文献

1) 高橋正明．大・小結節骨折に対する鋼線締結法．関節外科 2005；24：16-23．
2) 森岡 健，高橋正明，ほか．NCB-PHを用いたMISテクニックによる上腕骨近位端骨折の治療成績と手術時の工夫．整・災外 2012；55：901-8．
3) 斎藤憲太，高橋正明，斉藤憲太，ほか．上腕骨近位端骨折における骨内支柱としての人工骨使用．整・災外 2013；56：85-90．
4) 加藤知行，高橋正明，堀内孝一，ほか．上腕骨近位端4-part前方脱臼骨折に対して骨接合術を施行した1例．臨整外 2016；51：87-91．
5) 河野友祐，高橋正明，横井秋夫，ほか．上腕骨head splitting fractureの2例．整・災外 2013；56：305-8．
6) 松村 昇，高橋正明，三笠貴彦．上腕骨近位端骨折に対する髄内釘・鋼線締結法の治療経験．肩関節 2008；32：561-4．

Anatomical Key Shot

A：三角筋と腋窩神経走行

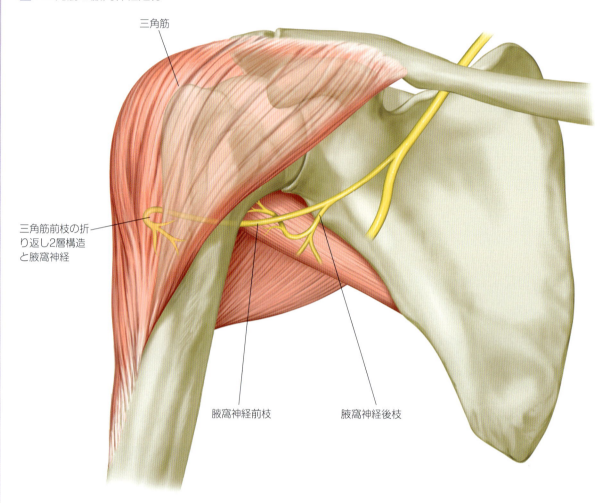

- 三角筋
- 三角筋前枝の折り返し2層構造と腋窩神経
- 腋窩神経前枝
- 腋窩神経後枝

B：腋窩神経の走行と分岐（右肩前面）

腋窩神経の走行①
烏口腕筋は翻転してあり，それを筋皮神経が貫いている。

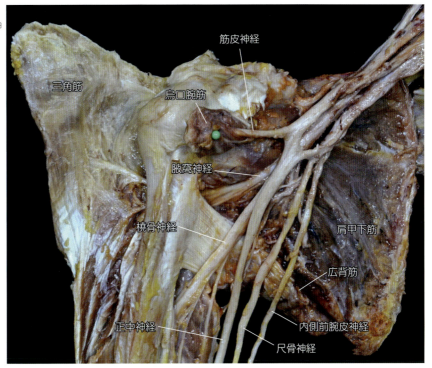

腋窩神経の走行②
広背筋の停止を切断し，翻している。また，腕神経叢の腹側部を内側に寄せている。

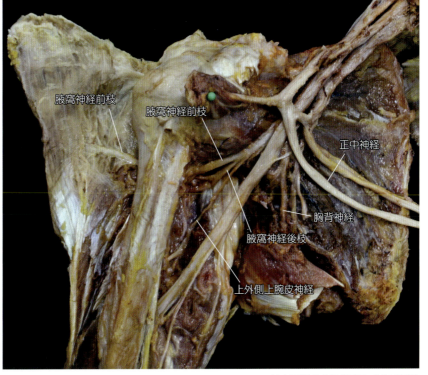

(東京医科歯科大学 秋田恵一先生ご提供)

　三角筋前枝の折り返し2層構造の部位では，三角筋腹側を走行する腋窩神経前枝が途絶えて入るように見える（実際は2層構造内を走行している）。

301

IX 肩関節周辺骨折

上腕骨近位端骨折に対する人工骨頭置換術

千葉大学大学院医学研究院整形外科学　**落合信靖**

　上腕骨近位端骨折に対する人工骨頭置換術(humeral head replacement；HHR)の適応は，骨頭壊死をきたす危険性がある骨折が中心となる。しかし，HHRでは術後大結節の骨吸収や転位，人工骨頭の上方化など，腱板機能不全が起こると術後成績が不良となる。そのため，2014年よりわが国でもリバース型人工肩関節置換術(reverse shoulder arthroplasty；RSA)が使用可能となり，今後高齢者で今まではHHRが適応となっていた症例がRSAへ移行していく可能性がある。一方，RSAでは下垂位での内・外旋や水平内転の可動域が制限される可能性があり，年齢的な要因からHHRを選択する場合も多いと考えられる。

　HHRにおいて良好な術後成績を得るためには，患者選択(年齢活動性，リハビリテーションに対する意欲など)，適切な手術手技とリハビリテーションが重要である。手術手技では腱板機能をしっかり再建することが，良好な術後成績を得るためには最も大切である。そのためには大・小結節の解剖学的な整復と骨癒合，骨頭径，骨頭の高さ，後捻角度を適切に設置することが重要である。

術前準備

問診および理学所見

　受傷機転，内科的合併症の有無を確認し，手指の麻痺の有無，橈骨動脈が触知可能かを確認する。腋窩神経麻痺に関しては受傷直後では判断が不可能であり，術後ある程度落ち着いた時点で自動挙上角度が得られない場合，筋電図検査などで確認する必要がある。

画像検査

　初診時に単純X線像，CTによる骨折系の判断，MRIによる腱板断裂の有無を確認する(**図1**)。

手術適応と禁忌

　適応は骨頭壊死をきたす危険性がある骨折が主となる。Hertelら[1]のcriteriaでは，骨頭骨片と骨幹部の内側hingeの破綻が2mm以上，骨頭骨片内に残る内側部頚部長が9mm以上で，かつ解剖頚骨折を合併している場合97％で骨頭壊死が起こるとされている。転位の大きいNeer分類3・4-part骨折，関節面の40％以上に及ぶhead splitting骨折，impression骨折，20°以上の内反変形が術中残存する例，観血的整復固定により十分な固定性が得られない危険性の高い高齢者，大結節が粉砕していて腱板機能の再建が困難な例，骨粗鬆症例が主となる。また，上腕骨近位端骨折後の変形治癒，上腕骨近位端骨折に対して髄内釘やプレート固定を行った後のimplant failure例，上腕骨近位端骨折後の偽関節症例に対してもHHRの適応となると考えられる。

　禁忌としては，骨頭壊死の危険性の低い外反嵌入型骨折，activeな感染例，medial hingeが残存している症例，腱板の大きな断裂を認める症例である。

図1 上腕骨頚部骨折の画像検査

a：単純X線像。上腕骨頭が前方に脱臼し，大結節の骨折を認める。
b：CT横断像。上腕骨頭の前方脱臼と関節窩への嵌入および大結節の粉砕骨折を認める。
c：CT冠状断像。上腕骨頭の前方脱臼と関節窩への嵌入および大結節の粉砕骨折を認める。
d：3D-CT。上腕骨頭の脱臼および大・小結節の骨折を認め，Neer分類4-part骨折と考えられる。
e，f：MRI冠状断像。大結節骨片の腱板断裂は認められない（黄色円内）。

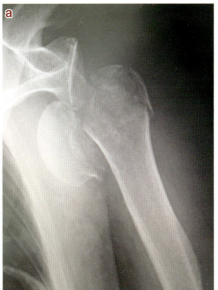
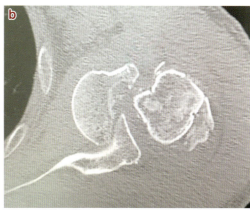
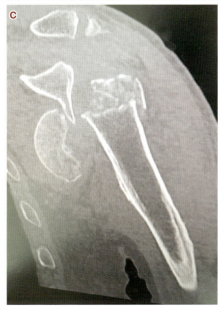
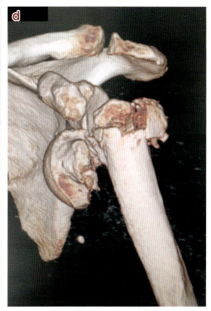
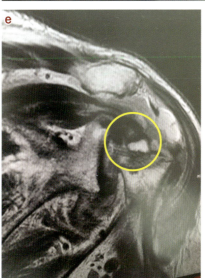
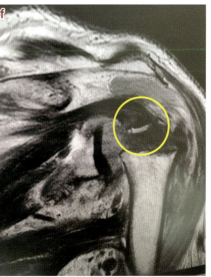

プランニング

　手術のプランニングとして健側の単純X線像を撮影し，骨頭径，髄腔の太さをテンプレートを用いて計測しておくことが重要である（**図2**）。使用する機種は普段使い慣れている機種を使用するのがよいと考えられる。特に骨折用のステムがある機種，ステムと大・小結節の間に骨移植をしっかりすることが可能な機種を選択するのが重要である。また，上腕骨頭摘出の際，通常は前方の皮切部より摘出可能であるが，下方への転位が大きい場合や後方に脱臼している場合は腋窩アプローチや後方アプローチを用いる必要があり，準備しておく必要がある。

麻酔・体位（**図3**）

　麻酔は全身麻酔で行い，術後疼痛に対して斜角筋ブロックを併用する。
　HHRでは30～40°程度のヘッドアップしたビーチチェア位で行う。術中，上腕骨頭の高さや骨頭径を確認できるように，健側よりX線イメージを入れる準備を行う（**図4**）。T-MAX（Smith & Nephew社）は背部が大きくあいており，術中にX線イメージを確認しやすく有用である。モニターは足元側に置き，術前に上腕骨頭と骨幹部をみることが可能か確認しておく。患側上肢は，アームポジショナーなどは使用せずfreeとしている。

図2 術前プランニング

健側の上腕骨X線像をメジャー入りで撮影し，テンプレートを行う。

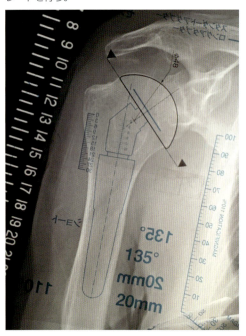

図3 体位

術中にX線イメージが確認できるように，あらかじめ術側と反対側（健側）より挿入する。モニターは足元に置く。

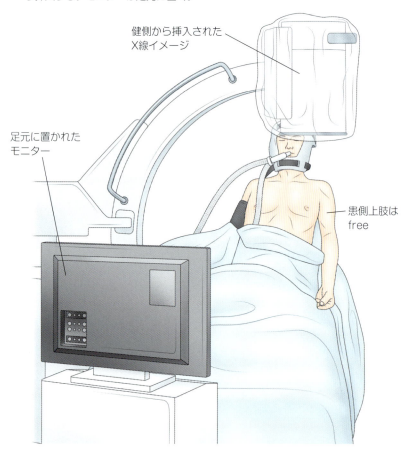

手術手技

皮切とアプローチ

●皮切の作製

烏口突起から三角筋内側縁を通る約10cmの皮切を作製する（図4）。術後創部が腋窩部に入らないように軽度外側に皮切を作製したほうがよい。三角筋と大胸筋間より進入する。橈側皮静脈は三角筋側より分節静脈が多いため，外側によけるのが一般的であるが，実際は進入した際よけやすい方向によけている。

●上腕二頭筋長頭腱の剥離

共同腱の外側縁を分け，開創器を共同腱の背側と三角筋にかけ展開する。烏口肩峰靱帯は切離しないように気をつける。次に結節間溝と上腕二頭筋長頭腱（long head of biceps；LHB）を確認し，LHBを剥離する。その際，助手に上腕骨を軽度外旋してもらうと結節間溝を確認しやすく，またLHBは大胸筋腱の停止部軽度内側を通るため，その部位から展開していってもよい。LHBは大胸筋腱に2号高強度糸で1〜2針縫合し，腱を固定部より近位で切離する（図5）。同部で骨折部を確認し，その後，腱板疎部を関節窩付近まで切離していく。

●大・小結節の分離

次に大・小結節を分離する。大・小結節が一体化している場合や骨折部が結節間溝より後方にある場合があり，その際は結節間溝をノミで骨切りして大・小結節を分離する（図6）。上腕骨頭が下方へ転位している場合，関節窩が確認でき，その部分からLHBの残存部を切除する。

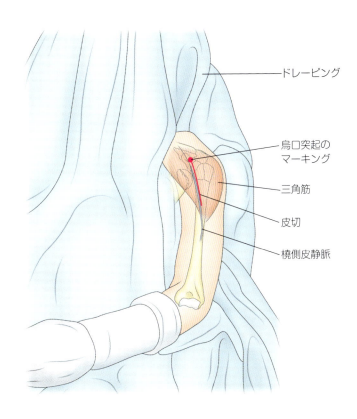

図4 皮切

烏口突起をマーキングして皮切を行う。

図5 上腕二頭筋長頭腱(LHB)の剥離と腱固定

結節間溝よりLHBを剥離し，大胸筋腱に腱固定を行う。

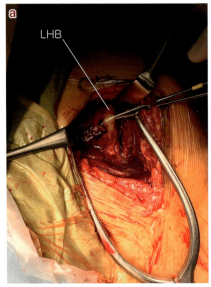

a　LHB

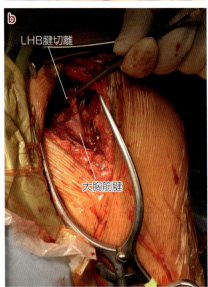

b　LHB腱切離／大胸筋腱

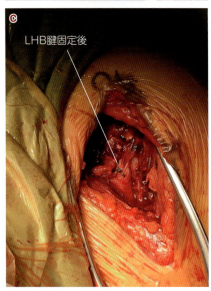

c　LHB腱固定後

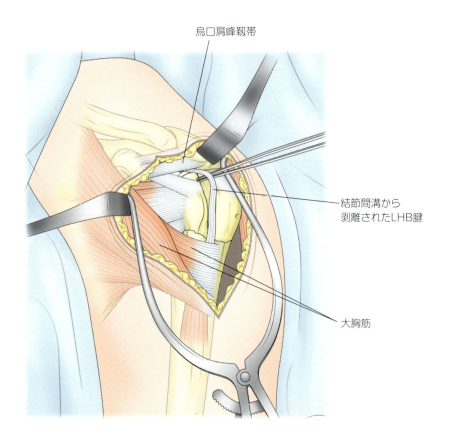

烏口肩峰靱帯
結節間溝から剥離されたLHB腱
大胸筋

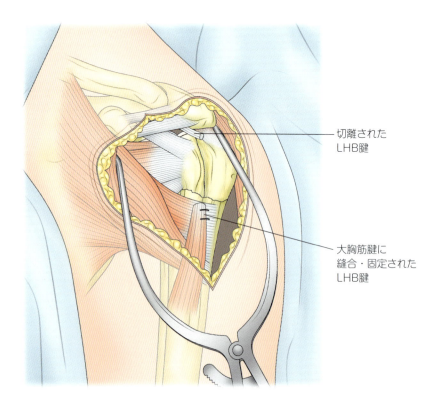

切離されたLHB腱
大胸筋腱に縫合・固定されたLHB腱

図6 大・小結節の分離

a：小結節に付着する肩甲下筋にstay sutureを行い，結節間溝で骨切りの準備を行う。
b：結節間溝での骨切り。
c：腱板疎部を展開して大・小結節を分離し，剥離を行う。

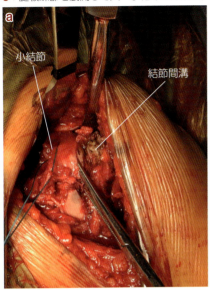
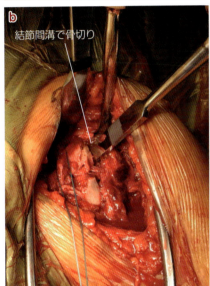
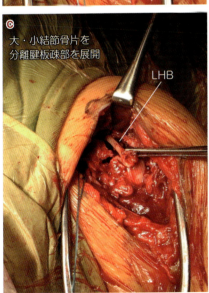
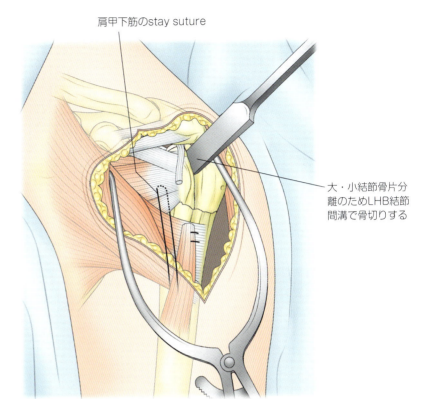
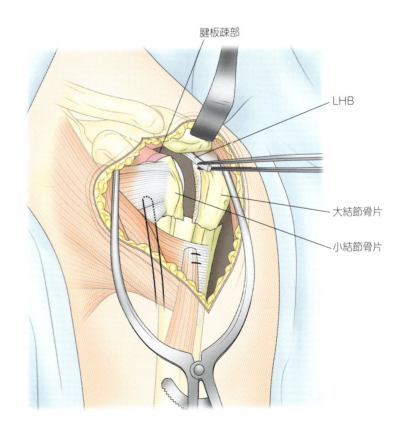

上腕骨頭の摘出と大・小結節への糸かけ

●転位した上腕骨頭を摘出

　小結節や肩甲下筋の下方に上腕骨頭がある場合が多く，**指で骨頭周囲を剥離して愛護的に引っぱり出し，術野に上腕骨頭が確認できたらコッヘルなどで把持して引っぱりだしながら，指で周囲組織を損傷しないように気をつけながら摘出する**（図7）。上腕骨頭が腋窩部に落ちている場合，腋窩より摘出を行ったほうがよい場合や，近位側への転位が大きい場合，烏口突起を骨切りすると摘出しやすい場合もある。腋窩からの摘出の場合，外転外旋位で腋窩の皮線に沿って皮切する。皮下直下に骨頭を触れるため，周囲の軟部組織を用手的に剥離し，関節包を皮切方向に切離して指で周囲組織を保護し，コッヘルなどで把持しながら上腕骨頭を摘出する（図8）。

●大・小結節に縫合糸をかける

　大・小結節の縫合法はBoileauら[2]の方法に準じて行う。大結節は棘下筋と小円筋に，上から下に4針2号の高強度糸を均等にかける。小結節側はstay sutureとして2号の高強度糸を1針肩甲下筋にかける（図9）。小結節側は骨が大きく残存している場合もあり，その際は余剰な骨は切除する。

図7 上腕骨頭の摘出

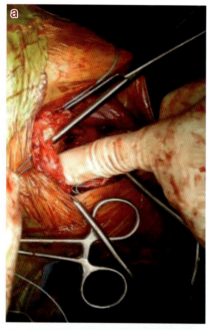
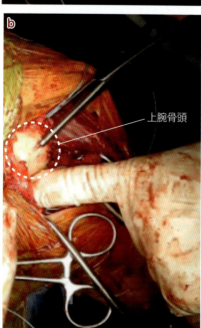
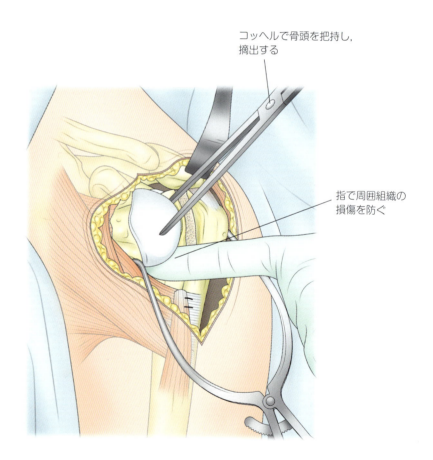

上腕骨近位端骨折に対する人工骨頭置換術

図8 腋窩からの上腕骨頭摘出

腋窩に沿って皮切を置き，皮下組織を剥離した後に骨頭周囲を指で剥離し，周囲を損傷しないように愛護的に上腕骨頭を摘出する。

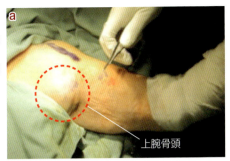
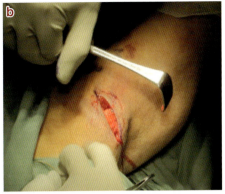
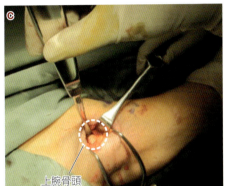
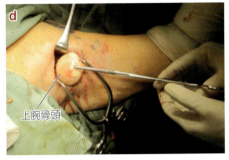

上腕骨頭

上腕骨頭

上腕骨頭

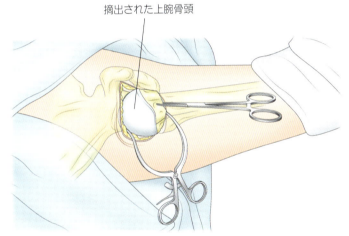

摘出された上腕骨頭

図9 大・小結節に縫合糸をかける

a, b：大結節に小円筋から棘下筋にかけて，2号の高強度糸を等間隔に4本かける。
c：大結節骨片への糸のかけ方。

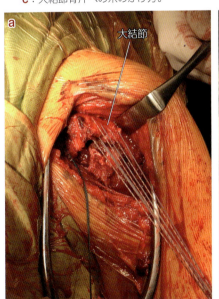
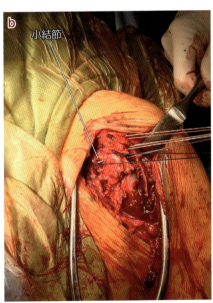
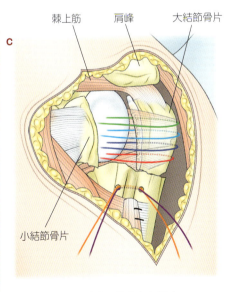

a 大結節

b 小結節

c 棘上筋　肩峰　大結節骨片

小結節骨片

棘下筋と小円筋に均等に縫合糸を通す
上腕骨側に結節間溝をはさんで2本縫合糸を通す

309

また，大・小結節がある程度自由に動かせるように，肩峰下滑液包側の剥離，烏口上腕靱帯を切離しておくと，最後に大・小結節を縫合するときに容易である．関節内の骨片や瘢痕組織などを取り除き，上腕骨側の処置に移る．

ステムの挿入

●リーミング

上腕骨側は上腕骨を伸展して髄腔をリーミングしていく．後捻は肩関節中間位で骨頭が関節窩に向く約20〜30°で挿入する．後捻が大きくなると腱板に緊張がかかり，大・小結節が転位してしまう可能性があり注意を要する．適切な太さまでリーミングを行い，トライアルステムと摘出した上腕骨頭と同サイズまたは1〜2サイズ小さい骨頭を付け，大・小結節をステムに合わせ，X線イメージで，大・小結節の位置，ステムの高さ，骨頭径，骨頭の高さを確認する．

ステムはカラーの部分が骨幹部に当たるまで，なるべく深く入れたほうがよい．**上腕骨頭の高さは骨頭の頂点が大結節より約10mm上に位置し，骨頭の頂点が大胸筋付着部より約5.6cm上で，上腕骨内側のラインと肩甲骨体部外側のラインを結んだgothic archが綺麗に形成される高さにすることが重要である**（**図10**）[3]．

●ステムサイズの決定・挿入

上腕骨頭は計測したサイズより1〜2小さいサイズを使用する場合が多い．サイズが決まれば，移植骨用に摘出した上腕骨頭からリウエルなどでbone chipsを作製しておく．上腕骨側結節間溝をはさむよう2箇所に2mm径のKirschner鋼線（K-wire）で骨孔をあけ，あらかじめ2号の高強度糸を2本ずつ通しておく．機種によりセメントを使用する場合もあるが，基本的にはセメントレスで計測したステムをX線イメージで確認した高さまで打ち込み固定する．その際，引き抜こうとしてもステムが動かないことを確認する．

●大・小結節の固定

ステムを挿入後，あらかじめ棘下筋と小円筋にかけた4本の縫合糸をステム内側にまわし，そのうちの2本同じ高さになるように肩甲下筋に糸を通す（**図11**）．X線イメージで確認した上腕骨頭を固定し，大・小結節の固定に移る．最初に腱板に通した（肩甲下筋を通していない）2本の糸で大結節を前述の高さで固定する（**図12**）．**その際X線イメージでの高さ確認と，棘上筋腱付着部と上腕骨頭の位置と高さを直視下に確認し，適切な高さに固定して解剖学的に再建を行うことが重要である．**

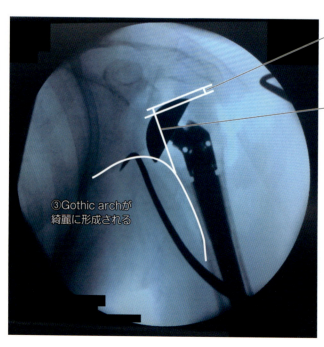

図10 術中X線イメージ
上腕骨頭およびステムの高さの指標．
①上腕骨頭の頂点が大結節より約10mm上に位置
②上腕骨頭の頂点が大胸筋付着部より約5.6cm近位
③上腕骨内側のラインと肩甲骨体部外側のラインを結んだgothic archが綺麗に形成される高さ

①上腕骨頭頂点から大結節までの距離約10mm
②上腕骨頭頂点から大胸筋付着部まで約5.6cm
③Gothic archが綺麗に形成される

上腕骨近位端骨折に対する人工骨頭置換術

図11 大結節にかけた4本の糸をステムの内側に通す

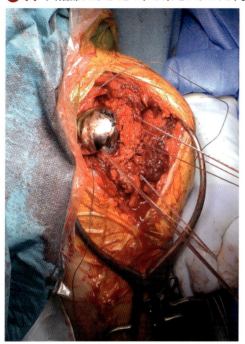
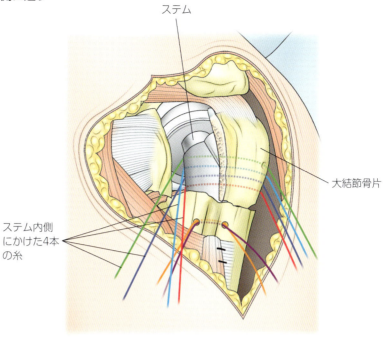

図12 大・小結節の固定

大結節にかけた4本のうち2本を肩甲下筋に通す。残りの2本で大結節を先に固定する。その際，腱板付着部と上腕骨頭の高さを直視で確認し，前述の高さで大結節を固定する。

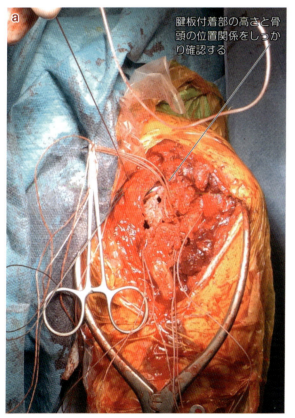
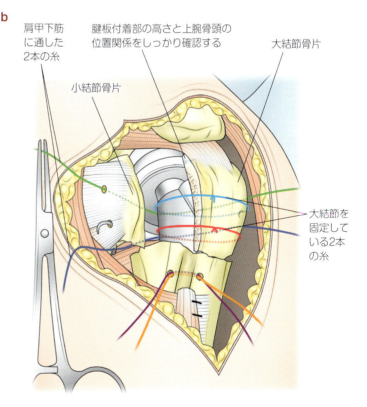

311

●縫合

　肩甲下筋にも通した2本の糸で小結節を縫合する。その際bone chipsをしっかりと大・小結節とステムの間に入れておくことが重要である。固定する際はX線イメージで確認し，トライアルで確認した高さで大・小結節を固定するように心がける。

　次に上腕骨側にかけた縫合糸を，棘上筋と肩甲下筋，棘上筋と棘下筋に縫合し，**最終的にX線イメージで，大結節の高さ，骨頭径，高さ，gothic archを確認する**。問題がなければ，肩甲下筋と棘上筋を2針程度2号の高強度糸で縫合し，腱板疎部を縫縮する（図13）。その後洗浄し，三角筋と大胸筋の縫合，皮下の縫合，皮切部の縫合を行い終刀する（図14）。

図13 腱板疎部の縫縮

小結節を縫合前にbone chipsを可能な限り移植する。小結節に通した2本の糸で大・小結節を縫合する。最後にあらかじめ遠位の骨幹部に通した2本の糸を，肩甲下筋と棘上筋，棘上筋と棘下筋に縫合して補強する。

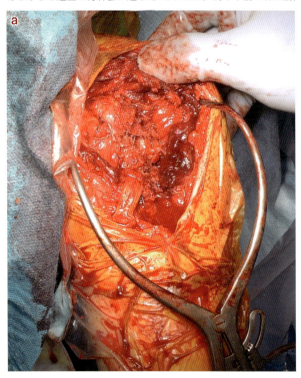
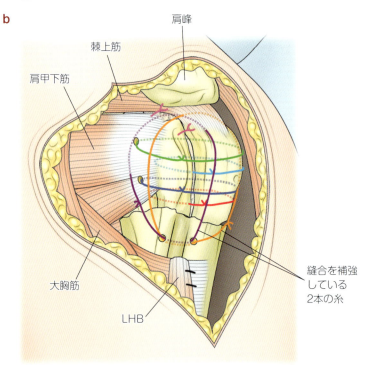

図14 術後X線像

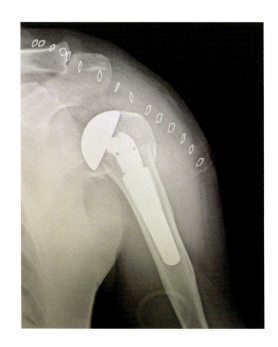

後療法

　大・小結節の固定性にもよるが，術後約3週間はアームスリング固定を行う．術後リハビリテーションで最も大切なのは，大・小結節を解剖学的な整復位に骨癒合させて腱板の機能再建を行い，上腕骨頭の求心性を保つことである．また，術後のリハビリテーションの進行は疼痛に依存する場合が多く，できる限り強い疼痛を出さないように行っていくことが重要である．

　肩関節の場合，肩甲胸郭関節の機能を改善させ，できる限り上腕骨頭の求心性を保つことが術後機能を向上させるうえで重要である．そのため，術後早期より拘縮や浮腫の予防のため，肩関節以外の手指，肘，肩甲帯の運動から開始する．術後1週より骨折部に負荷（特に大・小結節の転位をきたさないように）をかけないように臥位での他動可動域訓練から開始する（主に前方挙上を中心に）．内・外旋方向の運動は，大・小結節に負荷がかからないように術後3週より他動可動域訓練から開始する．術後約3週でアームスリング固定をoffし，X線像で骨癒合，転位の有無を確認しながら，術後約5週から自動介助運動，術後約6週から自動運動を開始している．

コツとPitfall

　最初のポイントは上腕骨頭の摘出である．内側への転位が大きい場合，骨頭摘出時に周囲の組織（特に血管や神経）を損傷しないように，指で保護しながら摘出したほうが安全と思われる．

　次のポイントは，①大・小結節の解剖学的な整復，②適切な骨頭径，③高さ，④gothic arch，⑤ステムの後捻角度で，大・小結節をしっかり骨癒合させるための骨移植をしっかり行う，である．

　これらが術後良好な成績を得るためには最も重要と考えられる．

文献

1) Hertel R, Hempfing A, Stiehler M, et al. Predictors of humeral head ischemia after intracapsular fracture of the proximal humerus. J Shoulder Elbow Surg 2004；13：427-33.
2) Boileau P, Winter M, Cikes A, et al. Can surgeons predict what makes a good hemiarthroplasty for fracture ? J Shoulder Elbow Surg 2013；22：1495-506.
3) Jones RB. Hemiarthroplasty for proximal humeral fractures. Indications, pitfalls, and technique. Bull Hosp Jt Dis(2013) 2013；71 Suppl 2：60-3.

◆◆ 索 引 ◆◆

和 文

あ

アウターマッスル・・・・・・・・・・・・・・ 80
アクネ菌・・・・・・・・・・・・・・・・・・・ 274
アブレーダー・・・・・・・・・・・・・・・・・ 33
アームスリング固定・・・・・・・・・・・・ 313
アンカー・・・・・・・・・・・・・・・・・ 5，94
　―挿入用ポータル・・・・・・・・・・・・ 101

い

移植腱・・・・・・・・・・・・・・・・・・・・ 119
イソジン消毒・・・・・・・・・・・・・・ 216，242
一期的再置換術・・・・・・・・・・・・・・・ 278
インサーター・・・・・・・・・・・・・・・・ 102
インターフェランススクリュー・・・・・ 109
インピンジメント症候群・・・・・・・・・・ 98
インフォームド・コンセント
　・・・・・・・・・・・・・・・・ 82，109，266
インプラント
　―サイズ・・・・・・・・・・・・・・・・・ 238
　―周辺骨折・・・・・・・・・・・・・・・・ 252
　―抜去・・・・・・・・・・・・・・・・・・ 252

う

ウインドワイパー動作・・・・・・・・・・・ 137
烏口肩鎖靱帯・・・・・・・・・・・・・ 154，160
　―再建術・・・・・・・・・・・・・・・・・ 162
烏口肩峰アーチ・・・・・・・・・・・・ 66，126
烏口肩峰靱帯・・・・・ 9，18，34，73，79，126，
　154，160，164，184，244，282，296
烏口鎖骨靱帯・・・・・・・・・・・・・・・・ 184
烏口上腕靱帯・・・・・ 9，21，73，86，126，
　165，172，184，207
烏口突起・・・・・・ 22，41，47，193，218，
　244，284
　―移行術・・・・・・・・・・・・・・・・・・ 3
烏口腕筋・・・・・・・・・・・・・・・・・・ 301

え

腋窩神経・・・・・ 88，139，175，187，193，
　204，286，300
　―後枝・・・・・・・・・・・・・・・・・・ 300
　―前枝・・・・・・・・・・・・・・・・・・ 300
　―損傷・・・・・・・・・・・・・・・・・・ 171
　―の小円筋枝・・・・・・・・・・・・・・・ 61
　―麻痺・・・・・・・・・・・・・・・・ 117，286
腋窩動脈・・・・・・・・・・・・・・・・ 41，204
エラスター針・・・・・・・・・・・・・・・ 267
エレバトリウム・・・・・・・・・・・・・・ 130
円錐靱帯・・・・・・・・・・・・・・ 9，160，282

お

横骨折・・・・・・・・・・・・・・・・・・・ 255
黄色ブドウ球菌・・・・・・・・・・・・・・ 274
応力集中・・・・・・・・・・・・・・・・・・ 255
オーギュメントベースプレート・・・・・ 228
オンセット・・・・・・・・・・・・・・・・・ 52

か

外傷性脱臼・・・・・・・・・・・・・・・・・・ 2

外側胸筋神経・・・・・・・・・・・・・・・ 143
外側ポータル・・・・・・・・・・・・・・・ 282
外転位固定・・・・・・・・・・・・・・・・・ 138
外転外旋位（ABER）・・・・・・・・・・ 2，32
外転装具・・・・・ 78，91，124，146，214
外転枕・・・・・・・・・・・・・・・・・・・ 131
ガイドシャフト・・・・・・・・・・・・・・ 166
ガイドスプーン・・・・・・・・・・・・・・ 165
ガイドピン・・・・・・・・・・ 37，166，211
ガイドワイヤー・・・・・・・・・・・・・・ 236
開放性ドレナージ・・・・・・・・・・・・・ 272
下関節上腕靱帯・・・・・ 60，176，220，286
　―関節唇複合体・・・・・・・・・・・・・・ 2
　―前索・・・・・・・・・・・・・・・・・・ 172
下垂位外旋保持テスト・・・・・・・・・・・ 205
カスパリパンチ・・・・・・・・・・ 5，13，94
肩関節炎・・・・・・・・・・・・・・・・・・ 170
肩関節リウマチ・・・・・・・・・・・・・・ 228
滑車・・・・・・・・・・・・・・・・・・・・・ 84
カットアウト・・・・・・・・・・・・・・・・ 33
滑膜・・・・・・・・・・・・・・・・・・・・ 172
カテラン針・・・・・・・・・・・・・・・・ 132
可動域検査・・・・・・・・・・・・・・・・・ 86
カニューラ・・・・・・・・・・・・・・ 54，94
化膿性肩関節炎・・・・・・・・・・・・・・ 264
下方関節包・・・・・・・・・・・・・・・・・ 175
ガングリオン・・・・・・・・・・・・・・・ 280
関節液貯留・・・・・・・・・・・・・・・・・ 152
関節円板・・・・・・・・・・・・・・・・・・ 165
関節窩・・・・・・・・・・・・・ 23，187，222
　―骨欠損・・・・・・・・・・・・・・・・・ 18
　―コンポーネント・・・・・・・・・・・・ 246
　―前縁骨折・・・・・・・・・・・・・・・・・ 3
　―のミスマッチ・・・・・・・・・・・・・ 202
関節唇・・・・・・・・・・・・・・・ 9，25，188
　―関節包靱帯複合体・・・・・・・・・・・・ 55
　―靱帯複合体・・・・・・・・・・・・・・・ 45
　―損傷・・・・・・・・・・・・・・・・・・ 170
関節穿刺・・・・・・・・・・・・・・・・・・ 264
関節包・・・・・・・ 16，27，79，92，286
　―関節唇複合体・・・・・・・・・・・・・ 268
　―の全周性剥離・・・・・・・・・・・・・ 235
関節リウマチ・・・・・・・・・・・・ 253，274
感染・・・・・・・・・・・・・・・・・・・・ 230
潅流液・・・・・・・・・・・・・・・・・・・ 154
潅流ポンプ・・・・・・・・・・・・・・・・ 154

き

起因菌・・・・・・・・・・・・・・・・・・・ 274
気管チューブ・・・・・・・・・・・・・・・ 230
偽性麻痺肩・・・・・・・・・・・・・・・・・ 205
休薬期間・・・・・・・・・・・・・・・・・・ 230
胸筋神経・・・・・・・・・・・・・・・・・・ 143
胸肩峰動静脈・・・・・・・・・・・・ 182，231
鏡視下
　―一重束烏口肩鎖靱帯再建術・・・・・・ 162
　―関節包前周性切離術・・・・・・・・・・ 170
　―腱板修復術・・・・・・・・・・・・・・・ 134
　―鎖骨遠位端切除術・・・・・・・・・・・ 152
　―腸骨移植術・・・・・・・・・・・・・・・ 42
　―Bristow-Bankart法・・・・・・・・・・ 31
　―Mumford法・・・・・・・・・・・・・・ 152

　―soft tissue Bankart法・・・・・・・・・ 2
共同腱・・・・・・ 18，21，34，41，47，142，
　184，221，305
棘下筋・・・・・ 9，74，79，87，92，109，139
　―断裂・・・・・・・・・・・・・・・・・・ 92
　―腱・・・・・・・・・・・・・・・・・ 16，117
棘窩切痕・・・・・・・・・・・・・・・・・・ 280
棘上窩・・・・・・・・・・・・・・・・・・・ 284
棘上筋・・・・・ 9，74，79，87，109，184，284
　―腱・・・・・・・・・・・・・・・・・・・ 117
筋萎縮・・・・・・・・・・・・・・ 80，108，126
筋間中隔・・・・・・・・・・・・・・・・・・ 119
筋弛緩薬・・・・・・・・・・・・・・・・・・ 268
筋電図検査・・・・・・・・・・・・・・ 117，205
筋皮神経・・・・ 34，41，88，142，193，301
筋腹評価・・・・・・・・・・・・・・・・・・ 126

く

グラスパー・・・・・・・・・・・・・・ 13，94
グラム陽性嫌気性桿菌・・・・・・・・・・・ 274
グレノイドレトラクター・・・・・・ 207，221
グレノスフィア・・・・・・ 211，222，238

け

頚神経叢・・・・・・・・・・・・・・・・・・ 69
頚体角・・・・・・・・・・・・・・・・ 197，222
頚椎症性神経根症・・・・・・・・・・・・・ 117
頚椎神経根障害・・・・・・・・・・・・・・ 193
外科的ドレナージ・・・・・・・・・・・・・ 266
血液検査・・・・・・・・・・・・・・・・・・ 264
結節横靱帯・・・・・・・・・・・・・・・・・ 194
結節間溝・・・・・ 80，84，98，184，207，
　220，305
結節縫合・・・・・・・・・・・・・・・・・・ 90
肩甲下筋・・・・・ 4，9，33，41，139，207，
　284，301
　―機能不全・・・・・・・・・・・・・・・ 135
　―腱・・・・・・・・・・・・・・ 184，202，204
　―断裂・・・・・・・・・・・・・・・ 80，126
肩甲胸郭機能・・・・・・・・・・・・・・・ 214
肩甲挙筋・・・・・・・・・・・・・・・・・・ 130
肩甲棘・・・・・・・・・・・・・・・・ 128，284
肩甲骨・・・・・・・・・・・・・・・・・・・ 18
　―頚部・・・・・・・・・・・・・・・・・・・ 4
肩甲上神経・・・・・・・・・・ 172，280，285
　―剥離・・・・・・・・・・・・・・・・・・ 128
肩甲上動脈・・・・・・・・・・・・・・・・・ 185
肩甲上腕関節・・・・・・・・・・・・・ 84，186
肩甲切痕・・・・・・・・・・・・・・・・・・ 284
腱固定・・・・・・・・・・・・・・・・・・・ 99
肩鎖関節・・・・・・・・・・・・・・・・・・ 163
　―脱臼・・・・・・・・・・・・・・・・・・ 162
　―ブロックテスト・・・・・・・・・・・・ 152
肩鎖靱帯・・・・・・・・・・・・・・・・・・ 9
腱板疎部・・・・・ 172，184，207，305，312
　―縫合・・・・・・・・・・・・・・ 3，15，62
腱板断裂性関節症・・・・・・・・・・ 205，216
肩峰下
　―インピンジメント・・・・・・・・・・・ 176
　―滑液包・・・・・・・ 84，184，207，296
　―除圧・・・・・・・・・・・・ 73，89，119
　―のクリーニング・・・・・・・・・・・・ 73

肩峰後角 ・・・・・・・・・・・・・・・・・・ 256
肩峰骨頭間距離 ・・・・・・・・・・・ 80，133

こ

後外側ポータル・・・・・・ 44，70，74，83，
　101，154，164，268
後下方ポータル ・・・・・・・・・・ 171，267
抗凝固剤 ・・・・・・・・・・・・・・・・・・ 230
抗菌薬 ・・・・・・・・・・・・・・・・・・・・ 277
後上方ポータル ・・・・・・・・・・・ 54，59
後上腕回旋動脈 ・・・・・・・・・・ 204，286
鋼線締結法 ・・・・・・・・・・・・・・・・ 295
後捻
　ー角 ・・・・・・・・・・・・・・・・・・ 197
　ー骨切り角度 ・・・・・・・・・・・・ 222
広背筋 ・・・・・ 139，204，216，301
　ー移行術 ・・・・・・・・・・・・・・・ 133
　ーグラフト ・・・・・・・・・・・・・ 135
　ー腱 ・・・・・・・・・・・・・・・・・・ 224
　ー停止部 ・・・・・・・・・・・・・・・ 184
後方関節包 ・・・・・・・・・・・・・・・・ 175
後方ポータル・・・・・ 4，11，32，44，54，
　59，70，83，134，154，164，171，267
硬膜外針 ・・・・・・・・・・・・・・・ 45，62
抗リウマチ薬 ・・・・・・・・・・・・・・ 231
呼吸補助 ・・・・・・・・・・・・・・・・・・ 139
骨移植 ・・・・・・・・・・・・・・・・・・・・ 255
骨棘 ・・・・・・・・・・・・ 74，186，196
骨接合術 ・・・・・・・・・・・・・・・・・・ 294
骨セメント ・・・・・・・・・・・・・・・・ 200
骨粗鬆症 ・・・・・・・・・・・・・・・・・・ 253
骨頭 ・・・・・・・・・・・・・・・・・・・・・・ 90
　ー壊死 ・・・・・・・・・・・・・・・・・ 302
　ー軟骨 ・・・・・・・・・・・・・・・・・・ 74
骨膜剥離子 ・・・・・・・・・・・・・・・・ 128
骨癒合 ・・・・・・・・・・・・・・・ 15，39
骨溶解 ・・・・・・・・・・・・・・・・・・・・ 275
骨隆起 ・・・・・・・・・・・・・・・・・・・・ 280
コンプレッション重層固定法 ・・・・ 122

さ

再断裂 ・・・・・・・・・・・・・・・・・・・・ 82
サクションドレーン ・・・・ 214，227，250
鎖骨胸筋筋膜 ・・・・・・・・・・・・・・・ 184
鎖骨上神経 ・・・・・・・・・・・・・・・・ 148
サーベルカット ・・・・・・・・・・・・・ 243
三角筋 ・・・・ 20，41，79，137，142，148，
　182，184，189，207，218，300
　ー下滑液包 ・・・・・・・・・・・・・・ 207
　ー大胸筋間アプローチ ・・・・・・ 207
　ー大胸筋溝 ・・・・・・・・・・ 193，231
　ー膜 ・・・・・・・・・・・・・・・・・・ 250

し

自家骨 ・・・・・・・・・・・・・・・・・・・・ 200
自家腸骨移植 ・・・・・・・・・・・・・・・ 258
自己調節鎮痛法 ・・・・・・・・・・・・・・ 69
自殺ポータル ・・・・・・・・・・・ 44，49
四辺形間隙 ・・・・・・・・・・・・・・・・ 286
脂肪浸潤 ・・・・・・・・・・・・・・・・・・ 126
脂肪変性 ・・・・・・・・・・ 66，80，108
斜骨折 ・・・・・・・・・・・・・・・・・・・・ 255

尺骨神経 ・・・・・・・・・・・・・・ 41，301
収縮期血圧 ・・・・・・・・・・・・・・・・ 171
腫瘍性病変 ・・・・・・・・・・・・・・・・ 280
小円筋 ・・・・・・・・・・・・・・・・ 9，139
　ー腱 ・・・・・・・・・・・・・・・ 16，117
上関節上腕靱帯 ・・・・ 47，62，86，187
小胸筋 ・・・・・・・・・・・・・・・・ 21，41
　ーの破格 ・・・・・・・・・・・・・・・・ 88
小結節 ・・・・・・・・・・ 80，244，305
上肩甲横靱帯 ・・・・・・・ 128，282，284
上肩鎖靱帯 ・・・・・・・・・・・・ 155，160
症候性腱板断裂肩 ・・・・・・・・・・・・ 98
小児用硬膜外チューブ ・・・・・・・・・ 69
上方関節包 ・・・・・・・・・・・・ 96，172
　ー再建術 ・・・・・・・・・・・・・・・ 117
小菱形筋 ・・・・・・・・・・・・・・・・・・ 130
上腕骨
　ー近位端骨折 ・・・・・・・・・・・・ 242
　ー頚部 ・・・・・・・・・・・・・・・・・ 186
　ー骨幹部骨折 ・・・・・・・・・・・・ 255
　ー骨切り ・・・・・・・・・・・ 202，234
　ー骨折 ・・・・・・・・・・・・・・・・・ 202
　ーコンポーネント ・・・・・・ 227，248
　ー三角筋粗面 ・・・・・・・・・・・・ 218
　ーの解剖頚 ・・・・・・・・・・・・・ 186
　ーの外科頚 ・・・・・・・・・・・・・ 186
上腕骨頭の骨切り ・・・・・・・・ 197，207
上腕三頭筋 ・・・・・・・・・・・・ 9，256
　ー外側頭 ・・・・・・・・・・・・・・・ 137
　ー長頭 ・・・・・・・・・・・・・・・・・ 139
上腕深動静脈 ・・・・・・・・・・・・・・・ 259
上腕二頭筋短頭 ・・・・・・・・・・・・・ 184
　ー腱 ・・・・・・・・・・・・・・・・・・・・ 4
上腕二頭筋長頭腱・・・・ 9，80，109，170，
　182，207，305
　ーの固定 ・・・・・・・・・・・・・・・ 142
　ーの切腱 ・・・・・・・・・・・・・・・ 142
除痛 ・・・・・・・・・・・・・・・・・・・・・ 178
シリンジ ・・・・・・・・・・・・・・・・・・ 113
神経痛性筋萎縮 ・・・・・・・・・・・・・ 291
神経麻痺 ・・・・・・・・・・・・・・・・・・ 128
人工肩関節全置換術 ・・・・ 117，228，252
人工関節温存デブリドマン ・・・・・・ 277
人工関節感染 ・・・・・・・・・・・・・・・ 274
人工骨 ・・・・・・・・・・・・・・・・・・・・ 200
人工骨頭 ・・・・・・・・・・・・・・・・・・ 230
　ー置換術 ・・・・・・・・・ 242，294，302
人工靱帯 ・・・・・・・・・・・・・・・・・・ 162

す

スイッチングロッド ・・・・ 54，179，267
髄内釘 ・・・・・・・・・・・・・・・・・・・・ 255
水平内転テスト ・・・・・・・・・・・・・ 152
スイング動作 ・・・・・・・・・・・・・・・ 52
スクリュー ・・・・・・・・・・・・・・・・ 260
スターターリーマー ・・・・・・・・・・ 197
スーチャーアンカー ・・ 32，61，130，176
スーチャーグラスパー ・・・・・・・・・ 114
スーチャーフック ・・・・・・ 56，60，76
スーチャーブリッジ ・・・・・・ 77，130
スーチャーリレー ・・・・・・・・・・・・ 7
ステープラー ・・・・・・・・・・・・・・・ 130

ステム ・・・・・・・・・・・・・・ 211，238
　ーサイズ ・・・・・・・・・・・ 201，310
　ーホルダー ・・・・・・・・・・・・・ 198
ステロイド ・・・・・・・・・・・・ 171，230
ストッキネットベルポー固定 ・・・・・ 239
ストロングスーチャー ・・・・・・・・・ 135
スパイナル針 ・・・・・・・・ 54，165，282
スパズム ・・・・・・・・・・・・・ 168，214
スマートスリング ・・・・・・・・・・・・ 116
スライディングノット ・・・・・・ 5，103
スリング外固定 ・・・・・・・・・・・・・ 158

せ

正中神経 ・・・・・・・・・・・・・・ 41，301
切除関節形成術 ・・・・・・・・・・・・・ 277
舌部 ・・・・・・・・・・・・・・・・・・・・・ 187
セメント
　ーガン ・・・・・・・・・・・・・・・・・ 253
　ークラックル ・・・・・・・・・・・・ 200
　ー固定 ・・・・・・・・・・・・・ 248，258
　ープラグ ・・・・・・・・・・・・・・・ 258
　ーレスステム ・・・・・・・・・・・・ 238
前外側ポータル ・・・・・・ 32，44，70，74，
　83，101，154，164，268，282
前下関節上腕靱帯 ・・・・・・・・・・・・ 88
　ー関節唇複合体 ・・・・・・・・・・・・ 33
前上方ポータル
　・・・・・・・ 4，11，44，59，70，134
前上腕回旋動静脈
　・・・・・・・ 184，193，195，207，220
全身関節弛緩性 ・・・・・・・・・・・・・ 31
センターピン ・・・・・・・・・・ 222，246
センターホール ・・・・・・・・・・・・・ 199
前内側ポータル ・・・・・・・・・・・・・ 44
前方関節包 ・・・・・・・・・・・・・・・・ 172
前方脱臼不安感テスト ・・・・・・・・・ 31
前方ポータル ・・・・・ 4，11，32，44，54，
　59，74，83，134，154，164，171，267

そ

層間剥離 ・・・・・・・・・・・・・・ 84，92
僧帽筋 ・・・・・・・・・・・・・・・・・・・・ 128
側側縫合 ・・・・・・・・・・・・・・・・・・ 123
側方ポータル ・・・・・・・・・・・・・・・ 134
ソフトアンカー ・・・・・・・・・・・・・ 32
ソフトスポット ・・・・・・・・・・・・・ 11

た

大円筋 ・・・・・・・・・・・ 139，216，224
大胸筋 ・・・・・・・ 41，148，182，207，218
　ー移行術 ・・・・・・・・・・・・・・・ 140
大結節 ・・・・・・・・・ 74，184，244，305
　ー外側壁 ・・・・・・・・・・・・・・・・ 73
　ー骨折 ・・・・・・・・・・・・・・・・・ 201
大腿筋膜 ・・・・・・・・・・・・・・・・・・ 117
　ーパッチ法 ・・・・・・・・・・・・・ 108
多方向性肩関節不安定症 ・・・・・・・・ 58

ち

チーズカット ・・・・・・・・・・・・ 7，35
力の平衡 ・・・・・・・・・・・・・・ 133，140
中関節上腕靱帯・・ 70，86，127，172，220

315

注射器 ··················· 118
肘頭 ····················· 256
超音波処理 ··············· 276
腸骨
　―移行術 ················· 3
　―採取 ·················· 44
　―ブロック ·············· 44

て

低血圧麻酔 ··············· 171
低出力超音波パルス療法 ····· 261
テーパー ················· 238
デプスゲージ ·············· 25
デブリドマン ············· 268
デルトイドレトラクター ···· 196
電動リーマー ············· 200

と

投球動作 ·················· 52
凍結肩 ··················· 170
橈骨神経 ········· 139, 256, 301
等尺性運動 ··············· 168
橈側皮静脈 ·· 20, 142, 148, 182, 193,
　207, 218, 305
糖尿病 ··············· 170, 274
動揺性 ··················· 202
徒手的マニピュレーション ·· 171
トライアル ···· 211, 238, 248, 310
　―ステム ··············· 197
トリミング ··············· 77
ドリルガイド ············· 166
ドレーピング
　······ 126, 154, 193, 216, 242
ドレーン ················· 239

な

内旋拘縮 ················· 230
内側胸筋神経 ············· 143
内側前腕皮神経 ··········· 301
難治性肩関節拘縮 ········· 170
軟部組織腱固定 ··········· 103

に・の

二期的再置換術 ··········· 278
ノットプッシャー ········· 121
ノットレスアンカー ····· 137, 143

は

敗血症マーカー ··········· 264
バイコーティカル ········· 260
剥離 ····················· 86
バックアウト ·············· 39
バックテンションスーチャー 167
パッチ法 ················· 108
バードビークレトリバー ··· 102
濱田X線分類 ············· 205
反復性肩関節前方脱臼 ····· 2, 18

ひ

ピオクタニン ············· 112
微小外力 ·················· 52
表層感染 ················· 231
表皮ブドウ球菌 ··········· 274
びらん ··················· 192

ふ

ファンクショナルブレース ·· 260
腹臥位 ··················· 256
副甲状腺ホルモン製剤 ····· 261
複合性局所疼痛症候群 ····· 171
プラスチックドレープ ····· 134
振り子運動 ············· 8, 239
ブリッジング ·············· 77
プレスフィット ··········· 200

へ

ペグホール ··············· 200
ベースプレート ······· 222, 236
変形性肩関節症 ········ 81, 192
変形性肩鎖関節症 ········· 152
片麻痺 ··················· 170
ペンローズドレーン ···· 135, 272

ほ

ポパイサイン ·············· 99
ボーンソー ············ 22, 34
ボーンパンチ ·············· 74

ま

マットレス ············ 60, 121
マニピュレーション ······· 178
マレオラスクリュー ········ 25

む・め

無症候性腱板断裂肩 ········ 98
目盛り付きプローブ ···· 112, 119
免疫応答 ················· 231

ら

ライナー ················· 238
ラウンドボタン ··········· 167
ラグサイン ··············· 66
ラスピング ··············· 234
ラスプ ·············· 4, 12, 33
螺旋骨折 ················· 255
ラフカットテクニック ····· 198

り

力学的ストレス ··········· 126
リバース型人工肩関節置換術
　···· 182, 205, 216, 228, 242, 252
リベレーター ·············· 33
リーマー ················· 211
リーミング ·· 166, 197, 211, 234, 310
リモデリング ············· 266
菱形筋 ··················· 132
菱形靱帯 ·········· 154, 160, 282
リング鋭匙 ··············· 5
リングレトラクター ···· 200, 207, 218,
　220, 234

ろ

肋間神経の外側皮枝 ······· 148
ロッキング
　―スクリュー ··········· 260
　―スティッチ ··········· 143
　―パターン ············· 135
　―プレート ············· 259
　―ボルト ··············· 165

わ

ワーキングスペース ···· 47, 74, 126
腕神経叢 ······· 187, 216, 230, 280
　―ブロック ······· 171, 178, 242
　―麻痺 ················· 193

欧　文

A

abduction and external rotation（ABER）
　·················· 2, 10, 32
AC joint ················· 163
AC resistance test ········ 163
acromihumeral interval（AHI）·· 80, 133
active compression test ···· 163
American Shoulder and Elbow Surgeons
　（ASES）スコア ········· 108
ant drawer sign ············ 2
anterior apprehension test ·· 31
anterior inferior glenohumeral ligament
　（AIGHL）········· 9, 88, 172
　―関節唇複合体 ········· 33
anterior labral periosteal sleeve ablusion
　（ALPSA）病変 ··········· 4
anterolateral actomial approach ··· 295
anterolateral approach ····· 189
anterosuperior approach ···· 189
apprehension sign ·········· 2
arthroscopic Bankart-Bristow（ASBB）法
　······················ 31
arthroscopic rotator cuff repair（ARCR）
　······················ 134
atrhroscopic subacromial decompression
　（ASD）················· 89

B

Bankart
　―修復 ················· 39
　―レトラクター ········· 200
bear hug test ············· 140
belly press test ·········· 140
Bennettレトラクター ······· 23
bone marrow bent ·········· 74
Bone Sticher ·············· 13
Bony Bankart病変 ······· 2, 33
buttress効果 ············· 140

C

capsular shift ············ 27
Carter 5徴 ··············· 2
Caspari punch ·············· 3
cephalic vein ············· 218
Chiaワイヤー ··········· 44, 50
Codman体操 ·············· 203
Combined Loss of Active Elevation and
　External Rotation（CLEER）··· 216
Comma sign ··············· 86
complex regional pain syndrome（CRPS）
　······················ 171
Constantスコア ··········· 108
coracoacromial ligament（CAL）·· 18, 27,
　34, 73, 126, 154, 164, 184, 296
coracoclavicular ligament（CA）····· 184

coracohumeral ligament（CHL）··· 21, 73,
　86, 126, 165, 172, 185, 207
coracoidポータル ·················· 32
cross-arm adduction test ·········· 163
cuff tear arthropathy（CTA）··· 205, 216

D

Debeyre-Patte変法 ··············· 126
decortication ···················· 25
deep posterior field ··············· 135
delamination ·············· 84, 90, 92
deltopectoral approach
　············· 20, 142, 182, 295
deltopectoral triangle ············· 182
dog ear ························ 96
double row法 ···················· 111

E

Ehlers-Danlos症候群 ··············· 58
en masse suture法 ················· 96
erosion ························ 192
examination under anesthesia（EUA）
　·························· 10, 86

F

footprint ················ 74, 127, 130
force couple（s）·········· 80, 133, 140
fruclum test ····················· 2

G

general joint laxity ················ 31
glenohumeral joint（GHJ）··········· 84
gothic arch ····················· 310
Goutallier分類 ··············· 66, 108
graft ························· 119
Grammont型 ····················· 228

H

Hamada分類 ····················· 117
hemi arthroplasty（HA）············· 242
Hill-Sachs損傷 ············ 2, 18, 31
Hill-Sachs remplessage ············· 16
Hohmann鉤 ·········· 21, 23, 135, 218
Hornblower's sign ··········· 205, 216
humeral avulsion of the glenohumeral
　ligament（HAGL）·············· 2, 32
humeral head replacement（HHR）
　················· 252, 294, 302

I・J

inferior glenohumeral ligament（IGHL）
　········· 2, 9, 60, 176, 220, 286
　－複合体 ······················ 12
inlay type ················ 228, 234
interference screw ················ 100
Isolated Loss of External Rotation（ILER）
　··························· 216
Jerk test ······················ 52

K

Kim's test ····················· 52
Kirschner鋼線（K-wire）······· 213, 225
knot impingement ················· 90
knot tying ········· 5, 13, 46, 111, 114
Krackow stitch ············· 135, 143

L

Lafosse分類 ····················· 109
lag sign ······················ 205
Langer割線 ····················· 231
Latarjet法 ················· 18, 33
L'Episcopo法 ··············· 205, 216
lift off test ····················· 140
ligament effect ··················· 18
Linkレトラクター ················· 23
load and shift test ············· 3, 52
long head of biceps tendon（LHB）
　····· 4, 80, 98, 109, 170, 182, 207
loosening ················ 200, 275
low intensity pulsed ultrasound（LIPUS）
　··························· 261

M

marrow bent ···················· 130
Mayo剪刀 ······················ 22
middle glenohumeral ligament（MGHL）
　····· 5, 9, 70, 86, 127, 172, 220
mobilization ·········· 12, 33, 45, 86, 127
modified Mason-Allenタイプ ······· 143
multi-directional glenohumeral instability
　（MDI）························ 58
Musculoskeletal Infection Society（MSIS）
　··························· 276

N

nech-shaft angle ················· 222
Neer分類 ······················ 294
neuralgic amyotrophy ············· 291
Neviaserポータル ·········· 95, 113, 154

O

onlay type ················ 228, 234
osteoarthritis（OA）··············· 81
outside-in ··· 11, 35, 54, 101, 155, 171
overhang ······················ 25

P・Q

patient controlled analgesia（PCA）ポンプ
　······················· 69, 178
pectoralis majorポータル ············ 32
posterior inferior glenohumeral ligament
　（PIGHL）······················ 9
posterior stress test ·············· 52
prosthetic joint infection（PJI）······ 274
pulley ···················· 84, 142
quadrilateral space ··············· 286

R

relocation test ···················· 2
remplissage法 ····················· 3
resection arthroplasty ············· 277
reverse shoulder arthroplasty（RSA）
　··· 182, 205, 216, 228, 242, 252, 274
Rockwood分類 ··················· 162

S

scapular Y像 ···················· 31
simple suture ···················· 90
single row法 ·············· 66, 111
sliding knot ······················ 5

sling effect ····················· 18
soft tissue tenodesis ·············· 103
sonication ····················· 276
SpeedBridge™法 ················· 123
speed test ······················ 98
Steinmannピン ··················· 23
stooping ······················ 39
subactomial bursa（SAB）··········· 84
sulcus sign ····················· 31
superior glenohumeral ligament（SGHL）
　············· 9, 47, 62, 86, 187
superior labrum anterior and posterior
　（SLAP）··················· 2, 154
suprapec ······················ 100
　－tenodesis ··················· 109
suture bridge法 ··················· 90
SutureLasso™ ··················· 118

T・U

temporary outside technique ········ 35
tendinous interval ················ 295
tenodesis effect ············· 133, 140
tenodesis screw ·················· 101
total shoulder arthroplasty（TSA）
　············· 192, 228, 252, 274
Trillatレトラクター ············ 23, 27
triple blocking effect ·············· 18
TVウォッチングビュー ·············· 10
UCLA疼痛スコア ·················· 99

W・Y・Z

Wright-Cofield分類 ··············· 252
Yergason test ···················· 98
ZipTight ACガイド ··············· 165

数字

2 finger technique ················ 25
3-sisters ·············· 184, 207, 220

肩関節手術のすべて

2018年 5 月 1 日　第 1 版第 1 刷発行
2021年 8 月20日　　　第 2 刷発行

■編　集　　菅谷啓之　　すがや　ひろゆき

■編集協力　　秋田恵一　　あきた　けいいち
　　　　　　　二村昭元　　にむら　あきもと

■発行者　　三澤　岳

■発行所　　株式会社メジカルビュー社
　　　　　　〒162 - 0845 東京都新宿区市谷本村町 2 - 30
　　　　　　電話　03（5228）2050（代表）
　　　　　　ホームページ https://www.medicalview.co.jp/

　　　　　　営業部　FAX 03（5228）2059
　　　　　　　　　　E-mail　eigyo@medicalview.co.jp

　　　　　　編集部　FAX 03（5228）2062
　　　　　　　　　　E-mail　ed@medicalview.co.jp

■印刷所　　公和印刷株式会社

ISBN978-4-7583-1377-3 C3047

ⓒ MEDICAL VIEW, 2018. Printed in Japan

・本書に掲載された著作物の複写・複製・転載・翻訳・データベースへの取り込みおよび送信（送信可能化権を含む）・上映・譲渡に関する許諾権は，（株）メジカルビュー社が保有しています。
・ JCOPY 〈出版者著作権管理機構 委託出版物〉
本書の無断複製は著作権法上での例外を除き禁じられています。複製される場合は，そのつど事前に，出版者著作権管理機構（電話 03-5244-5088，FAX 03-5244-5089，e-mail：info@jcopy.or.jp）の許諾を得てください。

・本書をコピー，スキャン，デジタルデータ化するなどの複製を無許諾で行う行為は，著作権法上での限られた例外（「私的使用のための複製」など）を除き禁じられています。大学，病院，企業などにおいて，研究活動，診察を含み業務上使用する目的で上記の行為を行うことは私的使用には該当せず違法です。また私的使用のためであっても，代行業者等の第三者に依頼して上記の行為を行うことは違法となります。